TRIAS
EXPERTEN
WISSEN

Fiedler

SIBO & Reizdarm

Liebe Leserin, lieber Leser,

wenn es um die eigene Gesundheit geht, darf man nichts dem Zufall überlassen. »Für eine bessere Medizin und mehr Gesundheit im Leben«: So lautet das Qualitätsversprechen der Marke Thieme. Ärztlich Tätige, Pflegekräfte, Physiotherapeuten oder Hebammen – sie alle verlassen sich darauf, dass sie von Thieme, dem führenden Anbieter von medizinischen Fachinformationen und Services, die entscheidenden Informationen zur richtigen Zeit am richtigen Ort bekommen. So können sie die Menschen, die sich ihnen anvertrauen, bestmöglich unterstützen. Auch Sie können sich auf die TRIAS Ratgeber mit dem Thieme Qualitätssiegel verlassen! Diese Informationsangebote helfen Ihnen dabei, die richtigen Entscheidungen zu treffen, wenn es um Ihre Gesundheit geht, selbst daran mitzuwirken, gesund zu werden, sich gesund zu erhalten oder das Fortschreiten einer Erkrankung zu vermeiden. Mit einem TRIAS Titel aus dem Hause Thieme überlassen Sie Ihre Gesundheit nicht dem Zufall!

Ihr TRIAS Team

Für meine Familie,
die mir die Zeit gegeben hat,
zu schreiben

TRIAS EXPERTEN WISSEN

Dr. med. Thomas Fiedler

Ernährungs- und Rezeptteil in Zusammenarbeit mit
Annika Hochgürtel (BsC Oecotrophologie, DGE-zertifizierte Ernährungsberaterin)

SIBO & Reizdarm

Der Weg zur **sicheren Diagnose**, die **beste Therapie** finden. **Selbst aktiv werden** mit dem **Praxis-Programm**: Ernährung, Medikamente, Mikrobiomtherapie

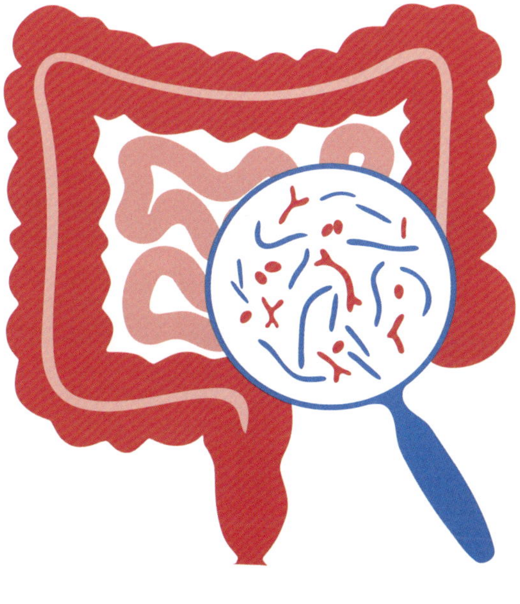

TRIAS

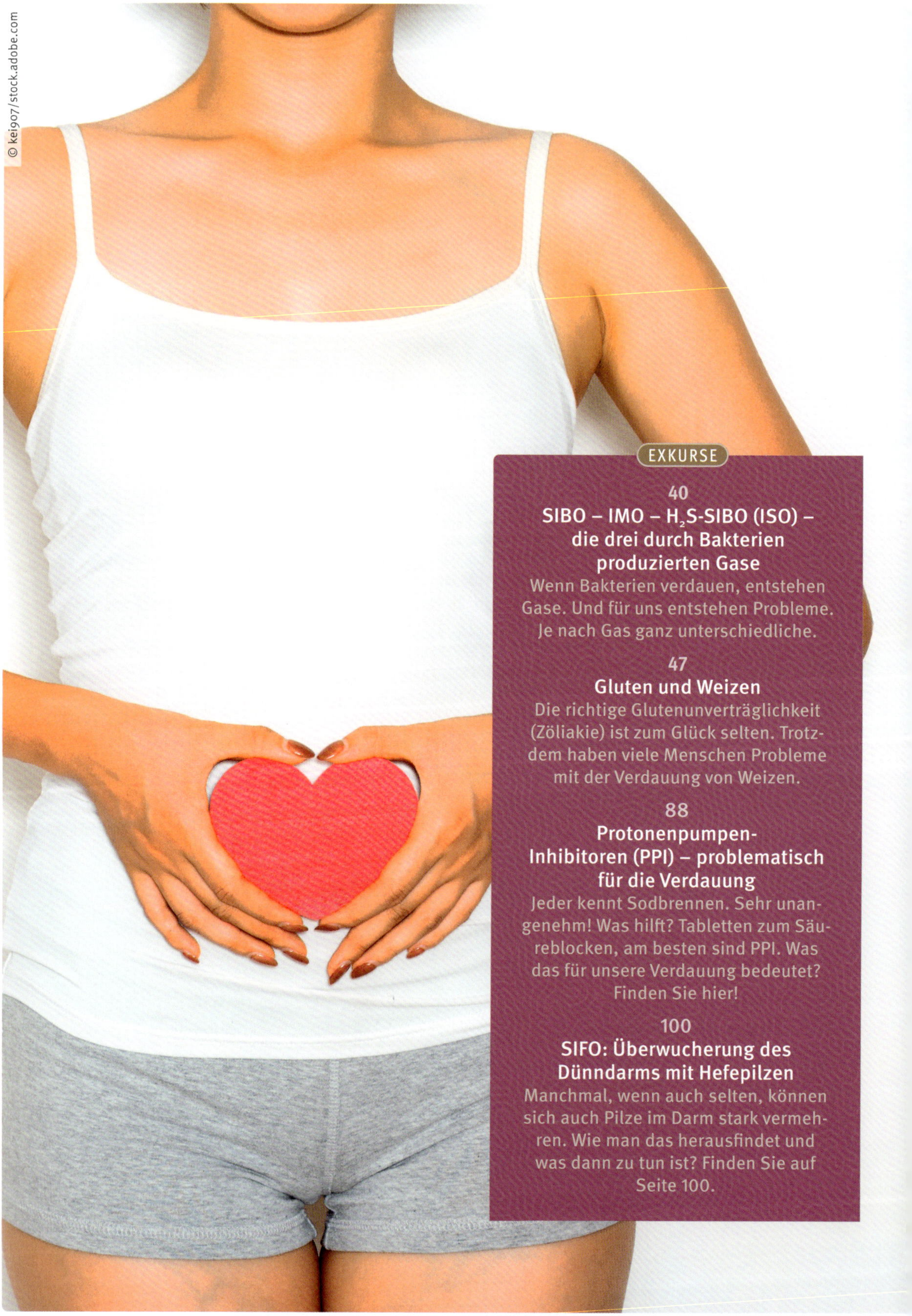

EXKURSE

Vorwort von Dr. med. Sven Georgi

Seit nunmehr 20 Jahren betreibe ich als Facharzt für Allgemeinmedizin und inzwischen auch Ernährungsmedizin eine Praxis in Berlin mit Schwerpunkt auf funktionellen Magen-Darm-Störungen und Reizdarm, seit inzwischen mehr als 13 Jahren zusammen mit Herrn Dr. Thomas Fiedler als meinem Partner. Gemeinsam haben wir inzwischen Hunderte, wenn nicht Tausende Patienten mit typischen Reizdarmsymptomen wie Blähbauch, Durchfall, Verstopfung, Bauchschmerzen und Unverträglichkeiten gegen die verschiedensten Nahrungsmittelgruppen behandelt.

In den letzten Jahren hat sich etwas getan! Es wird immer deutlicher, dass der Reizdarm keine rein psychosomatische Erkrankung aufgrund von Stressbelastung und schlechten Essgewohnheiten ist. Es mehren sich die Daten, dass der Reizdarm in vielen Fällen eine mikrobiologisch (mit-)verursachte Erkrankung darstellt, in den meisten Fällen bedingt durch Aufwuchern eigentlich physiologischer Dickdarmbakterien in Form einer bakteriellen Fehlbesiedlung (SIBO). Neue Erkenntnisse weisen auf eine Motilitätsstörung (Probleme mit dem Weitertransport unserer Nahrung im Darm) mit der Folge einer gestörten Darmreinigung hin. Die Ursachen für diese Störung sind vielfältig, insbesondere das (häufige) postinfektiöse Reizdarmsyndrom scheint jedoch oft eine Autoimmunerkrankung mit Bildung von Autoantikörpern gegen Bestandteile der Steuerung unserer Darmmotilität zu sein.

Diese neuen Erkenntnisse ermöglichen völlig neue Herangehensweisen in der Behandlung des Reizdarms und – insbesondere bei Vorliegen einer SIBO – auch eine Heilung der oft langjährigen Beschwerdesymptomatik. Nur ist dieses Wissen bisher nicht ausreichend in Arztpraxen angekommen. Deswegen haben Dr. Fiedler und ich bereits vor einigen Jahren das Internetportal »Reizdarm-SOS« gegründet, wo wir solchen Patienten und Patientinnen online diagnostische Tests mit anschließender entsprechender Fachberatung durch ausgebildete Ernährungsberaterinnen zur Verfügung stellen.

Und nun gibt es endlich auch ein wissenschaftlich fundiertes Buch, das sich der Thematik annimmt und Ursachen, Diagnosemöglichkeiten sowie die derzeit vorhandenen Therapieoptionen bei Reizdarm und SIBO zusammenfasst. In diesem spannend erzählten Buch nimmt Dr. Fiedler uns mit auf eine Reise in unseren Darm und die Geheimnisse und Fallstricke unserer Verdauung. Er beschreibt, wie uns von Bakterien gebildete Gase belasten, wie man den Verursachern unserer Beschwerden auf die Schliche kommt und sie wieder in ihre natürlichen Schranken weist.

Er vereint dabei aufgrund seiner langjährigen Erfahrung als klinisch tätiger Arzt, Autor und Referent hohe fachliche Kompetenz mit gut verständlicher und anschaulicher Sprache. Nach Lektüre dieses Buch sind Sie in der Lage, SIBO zu erkennen und zu behandeln.

Ein Fachbuch für jedermann.

Es ist zu hoffen, dass viele Betroffene dieses Buch lesen.

Und hoffentlich auch viele Ärzte und Ärztinnen! Es lohnt sich!

Dr. med. Sven Georgi
Facharzt für Allgemeinmedizin und Ernährungsmedizin
Gründer www.reizdarm-SOS.de

ZU DIESEM BUCH

Am häufigsten ist es das Gas. Und Gas ist auch das Schlimmste. Sagen zumindest unsere Patienten. Dabei meinen sie nicht so sehr das Gas, das als Pups, riechend oder nicht riechend, hinten rauskommt. Sie meinen eher das Gas, das drinbleibt und den Bauch aufbläst. Sodass sie sich fühlen wie im sechsten Monat schwanger. Sagen die Patientinnen. Oder dass ihr Bauch sich anfühlt wie ein riesiger Fußball. Das sagen eher die Patienten.

Das Gas ist also irgendwo in der Mitte des Bauches. Und kommt nicht raus. In der Mitte des Bauches ist in der Regel der Dünndarm. Und dort ist auch das Gas. Wie ist es dort hingekommen? Gar nicht! Es ist dort gebildet worden. Von Bakterien, die dort nicht hingehören. Medizinisch spricht man von einer »bakteriellen Fehlbesiedlung des Dünndarms«. Auf Englisch heißt das SIBO, »Small intestinal bacterial overgrowth«.

Meistens werden diese Patienten und ihre Leiden nicht so richtig ernst genommen. »Es ist nicht so schlimm, sie haben einen Reizdarm …« Das ist der Standardsatz, den unsere Patientinnen und Patienten von ihrem Hausarzt oder ihrer Gastroenterologin zu hören bekommen. Sie haben ihren Arzt aufgesucht, weil sie Probleme im Bauch haben. Meistens Gas, meistens nach dem Essen. Und oft Auffälligkeiten beim Stuhlgang: Durchfall, Verstopfung, oft beides. Manchmal kommt ein Teil raus, aber irgendwie nicht alles.

Meistens haben sie das schon lange. Irgendwann sind sie zum Arzt gegangen. Dann werden die klassischen Untersuchungen gemacht, Blutabnahme, ein Ultraschall des Bauches, beim Gastroenterologen dann Spiegelungen, von oben und unten, auf »Medizinisch«: Gastroskopie und Koloskopie. Dabei ist nichts rausgekommen. Zumindest nichts Schlimmes oder etwas, das ihre Beschwerden erklären würde.

Auf der einen Seite sind die Patienten dann natürlich froh, dass es nichts Schlimmes ist. Also kein Krebs oder eine von diesen chronisch entzündlichen Darmerkrankungen, wie z. B. Morbus Crohn, von denen die meisten zumindest schon mal gehört haben. Meistens nichts Gutes.

Am Anfang steht also Erleichterung. Aber dann kommt schnell die Frustration. Denn ihr Arzt weiß in der Regel auch nicht weiter. Er spricht von einem »Reizdarm« und davon, dass sie ein bisschen mit dem Essen aufpassen und weniger Stress haben sollen.

Er ist wie ein großer schwarzer Topf, der »Reizdarm«. Dort fallen alle rein, bei denen nichts so Richtiges gefunden wird. In Deutschland sind es bis zu 11 Millionen Menschen [1]. Und diese Patienten werden in der Regel damit ziemlich allein gelassen. Oder auf eigene Kosten zu Heilpraktikerinnen geschickt, weil Ärzte wenig Zeit haben, nicht mehr weiterwissen und auch wenig Lust haben, sich damit zu beschäftigen. Aber inzwischen gibt es Studien, die zeigen, dass Reizdarmpatienten genauso starke oder sogar stärkere Einschränkungen ihrer Lebensqualität haben als z.B. Migränepatienten [2].

Nach meinem Medizinstudium habe ich etwas mehr als acht Jahre meine Facharzt-Ausbildung für Innere Medizin an mehreren Kliniken der Charité Universitätsmedizin Berlin absolviert, davon die meiste Zeit in der Gastroenterologie, also in der Abteilung für Magen- und Darm-Heilkunde. Dann habe ich mich als Facharzt für Innere Medizin im Rahmen der hausärztlichen Versorgung niedergelassen, aber mit Schwerpunkt auf der Behandlung von »funktionellen Magen-Darm-Störungen«. Das ist ein anderes Wort für »Reizdarm«. Seit über 12 Jahren behandle ich seitdem täglich solche Patienten wie oben beschrieben.

Und irgendwann hatte ich das Gefühl, dass unser bisheriges Konzept des »Reizdarms« irgendwie nicht stimmt. Oder zumindest zu kurz greift. Dass die meisten meiner Patienten eigentlich eine Fehlbesiedelung mit Bakterien haben. Eine SIBO. Dass diese SIBO so etwas wie die fehlende Verbindung sein könnte, der »missing link« zum Verständnis der Probleme meiner Patienten. Dass wir Ärzte den Reizdarm bisher einfach nicht gut diagnostiziert haben. Zum Teil, weil die Tests, vor allem die Atemtests, nicht so gut waren wie heute. Vielleicht auch, weil wir uns nicht genug angestrengt haben. War ja nur »Reizdarm«… Inzwischen behandeln wir in unserer Praxis und über unser Internetportal (S. 182) unsere Reizdarmpatienten erfolgreich mit neuem Konzept und einem erweiterten Verständnis für ihre Beschwerden. So erfolgreich, dass der TRIAS-Verlag sogar bereit war, das Ganze als Buch zu drucken.

Ich wünsche Ihnen viele neue Erkenntnisse beim Lesen, ein besseres Verständnis Ihrer Verdauung und hoffentlich viele neue Ansätze zur Linderung und Heilung Ihrer Beschwerden!

Thomas Fiedler

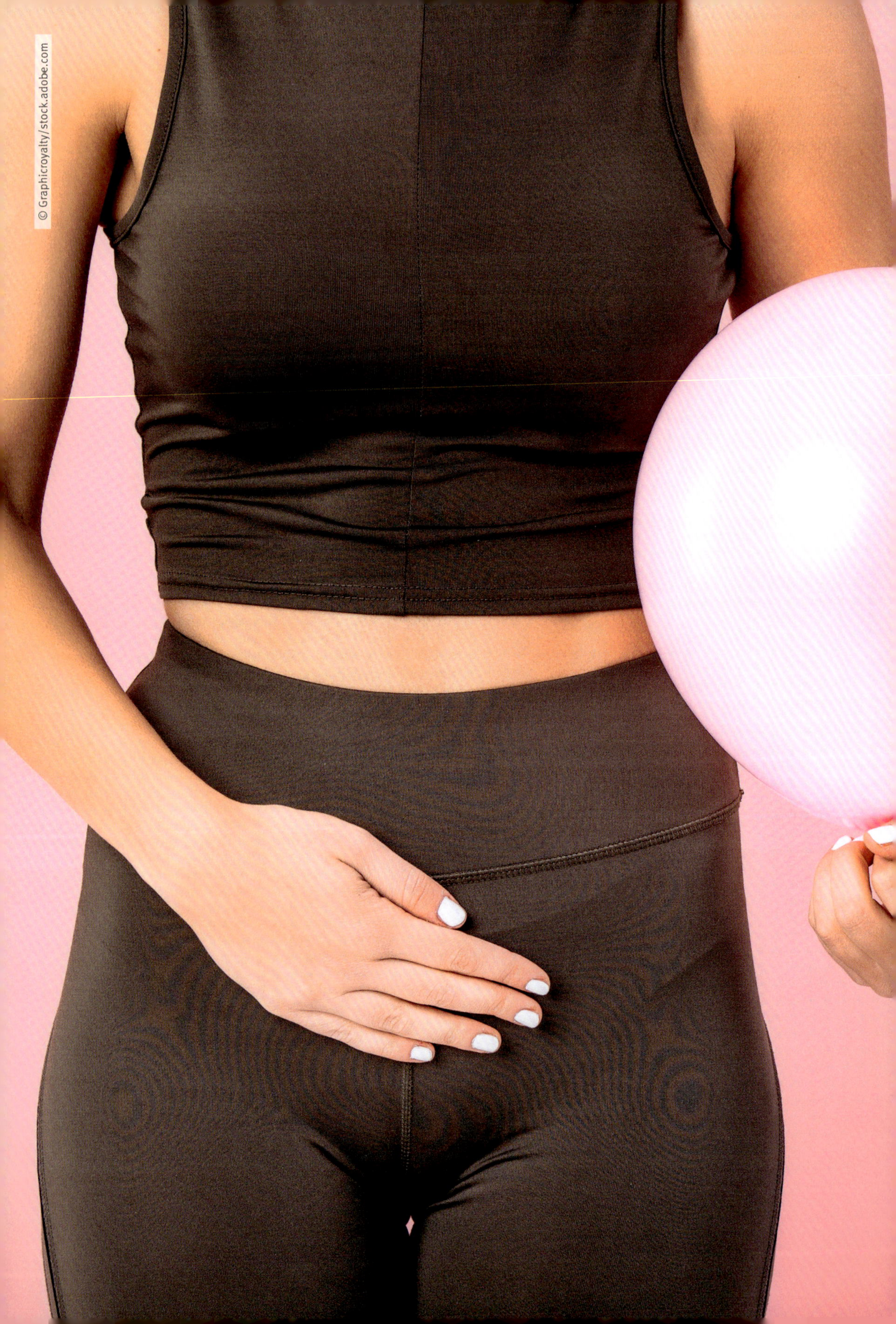

Der Reizdarm – Diagnose und Therapie

»Sie haben Reizdarm«, lautet häufig die Diagnose bei unklaren Darm-Beschwerden. Gut, dass es nichts Schlimmeres ist – aber die Beschwerden wären Sie trotzdem gerne los.

DER REIZDARM: WAS REIZT IHN DENN?

Wenn wir gestresst sind, funktioniert unsere Verdauung nicht richtig. Dann bilden sich mehr Bakterien als nötig. Und die produzieren Gas, das den Darm reizt.

Viele Jahre und oft bis heute wurde der »Reizdarm« als überwiegend psychische oder zumindest psychosomatische Erkrankung angesehen. Wenn bei der Blutabnahme, beim Ultraschall, bei Magen- und Darmspiegelung nichts gefunden wurde, dann spricht man von einer »funktionellen Störung«. Das bedeutet, die Organe sind eigentlich in Ordnung, aber sie funktionieren irgendwie nicht so richtig. Da die Organe unter der Kontrolle unseres vegetativen Nervensystems stehen, das wiederum sehr stressanfällig ist, treten die meisten Symptome tatsächlich auf, wenn die Menschen vegetative Probleme haben. Und das ist dann, wenn sie sich psychisch nicht so gut fühlen oder gestresst oder unglücklich oder einsam oder sonst irgendwie nicht im Einklang mit sich selbst sind. Dann übertragen sie diese Gefühle über ihr vegetatives Nervensystem auf ihren Körper.

Wichtig ist: Das vegetative Nervensystem will uns eigentlich nur helfen. Unser Großhirn, der Teil des Hirns, mit dem wir denken und das über unsere Sinnesorgane ständig die Welt beobachtet und beurteilt – das, was wir auch »Psyche« nennen –, gibt die Information »Stress« oder »Angst« oder »Ärger« oder etwas anderes Unangenehmes weiter an unser vegetatives Nervensystem. Dieses vegetative Nervensystem ist der älteste Teil unseres Nervensystems, der Teil, den Tiere auch schon haben. Dieser Teil steuert all unsere Körperfunktionen, unsere Atmung, unseren Herzschlag, unsere Drüsen und unsere Hormonausschüttung. Er bestimmt, ob wir schwitzen oder nicht, wie viel Speichel wir produzieren, ob wir wach sind oder schlafen. Und dieser Teil reguliert auch unsere Verdauung: Wie viel Magensaft wir produzieren, wie gut die Bauchspeicheldrüse arbeitet, wie viel Galle wir herstellen und wie schnell der Darm alles vorwärtsbewegt. All das wird gesteuert vom vegetativen Nervensystem.

Welche Aufgabe hat das vegetative Nervensystem?

Das vegetative Nervensystem besteht aus zwei Teilen: dem Sympathikus und dem Parasympathikus (Abb. S. 14).

Der Sympathikus ist der sogenannte »Kampf- oder Fluchtnerv«, er springt an, wenn unser Großhirn glaubt, etwas Gefährliches, Anstrengendes oder Stressiges entdeckt zu haben oder bewältigen zu müssen. Dann überträgt es dieses Gefühl über das vegetative Nervensystem auf den Sympathikus. Und der will uns helfen. Er erkennt die Lage und versucht nun, unseren Körper so einzustellen, dass wir aus dieser gefährlichen, anstrengenden oder stressigen Situation möglichst schnell wieder rauskommen. Das bedeutet, der Sympathikus wird Herz und Lunge, also Herzschlag und Atmung, beschleunigen; er wird unseren Muskeln maximale Energie und Blut zur Verfügung stellen; unser Hirn optimal versorgen, sodass wir möglichst schnell eine Lösung finden und wieder zur Ruhe kommen können. Alle Energie wird also verwendet, um uns möglichst bald wieder in den Zustand einer entspannten Gelassenheit zurückzubringen – in den Parasympathikus-Modus.

Die Energie aber, die der Sympathikus dafür benötigt, das Blut, die Nährstoffe, den Sauerstoff, all das kann er nicht selbst erschaffen. Deswegen muss er all das jemandem wegnehmen. Und raten Sie mal, wem? Er nimmt es vom Magen-Darm-Trakt! Dieser Magen-Darm-Trakt ist nämlich in Ruhe, in Entspannung, in entspannter Gelassenheit unser größter Energieverbraucher. Schließlich sind die Nahrungsaufnahme und die Verdauung das, was uns langfristig am Leben hält. Und nicht zuletzt ist der Magen-Darm-Trakt auch unser größtes Organ.

In früheren Zeiten, aus denen unser vegetatives Nervensystem stammt, waren solche gefährlichen, anstrengenden oder stressigen Situationen oft lebensbedrohlich. Das klassische Beispiel ist der Säbelzahntiger, der vor der Höhle auftauchte. Dann musste man kämpfen oder fliehen. In beiden Fällen war keine Zeit für Verdauung. Der Darm war unwichtig, erst mal musste man sein Leben retten. Alle Energie dem Sympathikus!

Bei vielen Reizdarmbetroffenen ist der Sympathikus aber daueraktiviert. Sie sind irgendwie ständig angestrengt, gestresst, gefährdet, selten entspannt und ruhig. Dann feuert der Sympathikus durchgehend. Und sagt dem Darm ständig, dass er eigentlich nicht so wichtig ist. Dass seine Verdauung zumindest heute nicht so wichtig ist. Vielleicht kann er sie ja morgen machen? Dieses »Morgen« kommt aber nie. Und die Verdauung ist immer schlecht.

Das Problem ist nun, dass alles das, was wir nicht oder nicht gut verdauen, nicht einfach hinten wieder rauskommt. Auf seinem weiteren Weg durch den Darm wird das von uns zuvor Verspeiste auf jeden Fall in Kontakt mit Bakterien kommen. Und mit anderen Mikroorganismen. Die freuen sich, wenn wir nicht alles und das meiste nicht so gut verdaut haben. Sie freuen sich, dass sie mehr zu essen bekommen als ihnen eigentlich zusteht. Und dann machen sie mit dem vielen Essen eine Party. Also ordentlich Bakterien-Stoffwechsel. Und kriegen Kinder (naja oder teilen sich, so heißt das »Kinderkriegen« bei Bakterien). Jedenfalls entstehen viele neue Bakterien. Und durch den vielen Stoffwechsel entstehen viele Abbauprodukte. Abbaustoffe mit Namen wie »Kadaverin« – klingt schon irgendwie nicht so gut – oder das den Allergikern gut bekannte Histamin. Und es entsteht Gas. Viel Gas. Bei manchen Menschen jeden Tag

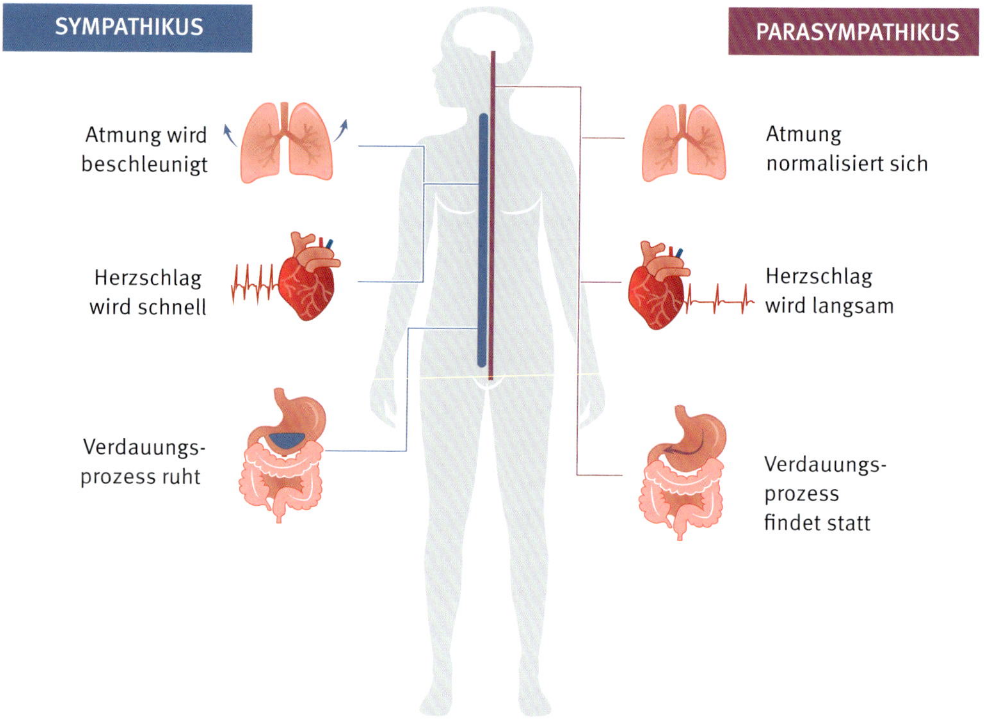

▲ Der Sympathikus und der Parasympathikus sind die beiden Teile des vegetativen Nervensystems. Geraten wir in Stress, ist der Sympathikus aktiv, wenn wir entspannt sind, übernimmt der Parasympathikus die Steuerung unserer Körperfunktionen.

und bei jedem Essen. Für die betroffenen Menschen ist das meistens mit zahlreichen Unannehmlichkeiten verbunden. Nicht nur dieses Aufgebläht-Sein. Dazu kommt meist eine starke Müdigkeit nach dem Essen. Konzentrationsstörungen. Also »Brainfog«. Totale Energielosigkeit. Und oft auch noch Probleme mit dem Stuhlgang [3][4].

Wenn die Bakterien als Gas viel Wasserstoff bilden, bekommen die Betroffenen neben Blähungen meist Durchfall. Wenn dagegen mehr Methan-bildende Bakterien dabei sind, leiden die betroffenen Menschen meistens unter Verstopfung. Und wenn dann auch noch viele Schwefelwasserstoff-bildende Mikroorganismen anwesend sind, dann riecht es auch noch sehr unangenehm. Stichwort: faule Eier.

Ganz wichtig ist es daher, unsere Verdauung zu verbessern, um den Bakterien weniger Nahrung zu geben. Dazu gehört, zumindest beim Essen, einigermaßen entspannt zu sein. Sich Zeit zum Essen zu nehmen. Nicht schlingen. Gut kauen. Kein Fernsehen. Kein Handy. Keine Zeitung nebenbei (S. 151).

Wir müssen versuchen, in den Parasympathikus-Modus zu kommen. Das ist der Konkurrent, der Gegenspieler des Sympathikus. Der Teil des vegetativen Nervensystems, der Entspannung, Ruhe und Gelassenheit vermittelt. Und der alle Energie unseres Körpers in unseren Bauch und unsere Unterleibsorgane leitet. Dann können wir gut verdauen. Und unser Magen-Darm-Trakt, unsere Verdauungsdrüsen, übrigens auch unsere Geschlechtsorgane werden optimal versorgt und werden gut funktionieren.

INFO

HRV-Messung: Zusammenspiel von Sympathikus und Parasympathikus

Die gute Nachricht: Es gibt ein gutes und wissenschaftlich validiertes Modell zur Messung von Sympathikus und Parasympathikus [5][6]. Hierbei macht man sich die sogenannte »Herzratenvariabilität (HRV)« zunutze. Unser Herzschlag wird nämlich von vegetativen Nervenfasern sehr fein gesteuert. Diese beeinflussen die »Variabilität« unserer Herzschläge. Einfach gesagt messen wir, wie lange es von einem bis zum nächsten Schlag dauert. Generell gilt: Je höher die Variabilität, also je unterschiedlicher die Dauer zwischen den einzelnen Herzschlägen (gemessen in Millisekunden) ist, desto entspannter ist unser Herz. Und damit unser ganzer Organismus. Und desto besser wird auch unsere Verdauung funktionieren.

Die Messung dieser »Herzratenvariabilität« hat sich inzwischen so weit durchgesetzt, dass sie in viele moderne Lifestyle-Uhren eingebaut wurde. Die HRV-Messung ermöglicht den Geräten durch Messung der Variabilität der Pulsschläge am Handgelenk eine Schlafanalyse, weil Tiefschlafphasen typischerweise mit einer maximalen Entspannung und damit einer deutlich höheren Variabilität einhergehen.

Genauer noch kann diese Variabilität und damit das Verhältnis zwischen Anspannung und Entspannung (letztlich zwischen Sympathikus und Parasympathikus) durch Geräte mit EKG-Ableitung erfolgen, wie sie inzwischen in vielen (ganzheitlichen) medizinischen Praxen oder teilweise auch in Sportstudios zur Verfügung stehen. Dabei erfolgt die Messung der Variabilität, des sich oft nur in Millisekunden unterscheidendende Abstands der Herzschläge, noch deutlich präziser durch Aufzeichnung des elektrischen Herzimpulses (statt der Druckmessung der Pulswelle am Handgelenk durch die Uhren).

Für Betroffene mit einer starken vegetativen Komponente ihrer Beschwerden, also Auftreten und Verstärkung der Symptome immer in Stress- oder anderen belastenden Situationen, empfiehlt sich die Durchführung einer solchen HRV-Analyse. Die vorhandenen Softwarelösungen ermöglichen dann eine grafische Darstellung von Sympathikus und Parasympathikus, die den Betroffenen ihre auch im vegetativen Bereich liegenden Probleme eindeutig sichtbar machen können. Oft sehr eindrücklich! Und motivierend, Lösungen zu suchen. Dann muss mit dem behandelnden Therapeuten besprochen werden, wie dieses vegetative »Problem« gelöst oder zumindest verbessert werden kann. Sonst ist eine langfristige Heilung oft schwierig bis unmöglich.

Man könnte sagen, die Organe, die das Leben lebenswert machen. Deswegen ist es so wichtig, in den Parasympathikus-Modus, in Entspannung und Gelassenheit zu kommen. Und damit auch die eigene Verdauung zu verbessern.

Aufgrund der Abhängigkeit unserer Verdauung von unserem vegetativen Nervensystem und des Auftretens von Symptomen vor allem dann, wenn wir im Sympathikus-Modus sind, wurde der Reizdarm jahrzehntelang – und oft bis heute – als psychisches Problem angesehen. Oder zumindest als psychosomatisches. Die Behandlung war entsprechend vor allem eine psychosomatische. Empfohlen wurden Psychotherapie, Antidepressiva, Entspannungsverfahren. Und moderate körperliche Betätigung, also Sport, für den Ausgleich.

All das ist auch nicht falsch. Wie gesagt, das über unsere Psyche gesteuerte vegetative Nervensystem bestimmt alle unsere Körperfunktionen und auch unsere Verdauung. Und alles, was wir nicht verdauen, wird Futter für Bakterien und andere Mikroorganismen werden. Und dann entstehen die Symptome.

Symptome entstehen erst durch Bakterien

Aber diesen zweiten Teil, die Bakterien und Mikroorganismen, hat man bis jetzt irgendwie vergessen. Sie verursachen nämlich die Symptome. Und außerdem stehen diese Bakterien und Mikroorganismen in einer Art Konkurrenz mit uns um das, was wir uns oben in den Mund stecken. Weil die Bakterien und Mikroorganismen die Auslöser sind, bekommt nicht jeder, der gestresst und im Sympathikus-Modus ist, automatisch Magen- oder Darmsymptome. Sondern nur der, der gleichzeitig ein Problem mit seinen Darmbewohnern hat. Und dann entwickelt sich leicht so etwas wie ein Teufelskreis. Denn viele Menschen sind durch ihre Darmsymptome oft so gestresst, dass sie gar nicht mehr in die Entspannung, also in den Parasympathikus-Modus kommen. Deswegen bleibt ihre Verdauung weiter schlecht, obwohl sie sich bemühen, Psychotherapie oder Entspannungsübungen machen. Und manchmal sogar Antidepressiva schlucken. Dann reicht es nicht mehr, nur mit dem vegetativen Nervensystem zu arbeiten und den Sympathikus zu beruhigen. Die Bakterien sind dann das Problem, die bakterielle Fehlbesiedelung (SIBO, S. 72), die Dysbiose (S. 119), die dadurch gestörte Darmbarriere (Leaky Gut).

Wenn es so weit gekommen ist, muss neben dem psychosomatischen Ansatz unbedingt auch eine spezifische Darmtherapie erfolgen. Aber wie? Was ist zu tun? Was sollen wir machen? Vielleicht mal Probiotika probieren? Kijimea ist doch ständig in der Werbung ... Meist ist die Therapie leider doch etwas komplexer. Aber dazu kommen wir gleich. Vorher noch ein bisschen Anatomie und Physiologie. Nur ein bisschen, denn dann wird alles viel klarer.

FAZIT

Was wir jetzt wissen

Unsere Verdauung steht unter der Kontrolle unseres vegetativen Nervensystems. Nur wenn wir entspannt sind, werden wir gut verdauen. Alles, was wir nicht verdauen, wird im weiteren Verlauf unseres Magen-Darm-Traktes Futter für Bakterien. Die daraus resultierenden Stoffwechselprodukte und das entstehende Gas sind zum großen Teil für die Probleme beim Reizdarm verantwortlich. Es ist also wichtig, nicht ständig gestresst zu sein, sich Pausen zu gönnen und Entspannung zu lernen. Dieses seit Jahren gepredigte Vorgehen bei Reizdarm reicht aber oft nicht aus. Wir müssen uns auch um die Bakterien kümmern.

DER MAGEN-DARM-TRAKT: AUFBAU UND FUNKTION

Der Magen-Darm-Trakt ist das wichtigste Aufnahmeorgan unseres Körpers. Er ist unsere größte »Haut« und unser größter Kontakt zur Welt.

Wir können uns den Magen-Darm-Trakt als eine nach innen gestülpte Haut vorstellen, mit einem Loch oben, also dem Mund, und einem Loch ganz unten, dem Po. Der Magen-Darm-Trakt ist die größte Haut unseres Körpers, also der größte Kontakt, den wir zu unserer Umwelt haben. Weil er eine Haut ist, ist alles, was wir in ihn hineinstopfen, erst mal noch in der Außenwelt und noch nicht Teil unseres Körpers.

Und diese große Haut – sie ist etwa acht Meter lang und hat eine Oberfläche von etwa zwei Tennisplätzen – hat zwei Aufgaben: Sie hat, wie alle Häute unseres Körpers, eine Barrierefunktion und soll verhindern, dass Dinge ungezielt in unseren Körper eindringen können. Daneben ist die »Darm-Haut« aber auch unser großes »Aufnahme-Organ«, das uns mit Nährstoffen und Energie versorgt, also mit dem, was uns am Leben erhält.

Um diese beiden eigentlich widersprüchlichen Aufgaben erfüllen zu können, hat der Magen-Darm-Trakt eine sehr geschickte Taktik:

- Zunächst zerkleinert, ja zerstört er das, was wir uns in den Mund stecken, sodass es uns nicht mehr gefährlich werden kann.
- Dann nimmt er das auf, was er gebrauchen kann.
- Und den Rest scheidet er weiter hinten einfach wieder aus.

Die Zerkleinerung bzw. die Zerstörung beginnt bereits im Mund. Kauen ist unsere einzige Möglichkeit, unsere Nahrung mechanisch zu zerkleinern. Danach übernimmt die Chemie. Vom Mund wird der – hoffentlich gut zerkleinerte – Nahrungsbrei über die Speiseröhre in den Magen befördert. Dieses Befördern ist übrigens ein aktiver Prozess, kein reines »Runterrutschen«. Deswegen kann man auch im Kopfstand essen, wenn man möchte.

Im Magen geht die Chemie dann richtig los. Magensäure erwartet den Nahrungsbrei und beseitigt mitgeschluckte Bakterien oder andere Mikroorganismen. Auch erste Enzyme, vor allem Pepsin, werden ausgeschüttet. Dadurch wird der Eiweißanteil der Nahrung zerkleinert und schon mal angefangen zu verdauen. Wie das dann aussieht, weiß jeder, der sich mal erbrochen hat. Nicht mehr so lecker. Man kann ganz gut erkennen, dass die chemische Verdauung begonnen hat.

Nach relativ kurzer Zeit geht es weiter Richtung Dünndarm. Er ist der längste Teil unseres Verdauungstraktes, ein etwa sechs Meter langer Schlauch. Und er ist unser wichtigstes Verdauungsorgan. Bereits im oberen Teil, dem Zwölffingerdarm (oder medizinisch: Duodenum), kommen die wichtigen Verdauungssäfte dazu. Das sind die Enzyme unserer Bauchspeicheldrüse (etwa 1,5 Liter pro Tag) sowie die in der Leber produzierte Galle. Die Gallenblase ist nur ein Speicherorgan, in dem der Körper überschüssige Galle eindickt, um sie bei Bedarf, also vor allem bei stark fetthaltigen Speisen, zur Verfügung zu haben (Abb. S. 19).

Die Aufgabe der Bauchspeicheldrüse

Die Bauchspeicheldrüse (Pankreas) hat in unserem Körper zwei Funktionen: Sie reguliert durch die Ausschüttung des Hormons Insulin unseren Blutzuckers. Störungen in diesem Bereich finden sich bei Patienten mit Diabetes. Für die Verdauung ist die zweite Funktion wichtiger, nämlich die Produktion von Enzymen und deren Ausschüttung in den Darm.

Diese Enzyme helfen, unsere Makronährstoffe (Fette, Eiweiße und Kohlenhydrate, also die Energielieferanten und Bausteine unseres Körpers) so aufzuspalten, dass wir sie auch aufnehmen können. Die wichtigsten im Pankreas gebildeten Enzyme sind:

- Lipase zur Aufspaltung von Fett in einzelne Fettsäuren
- Proteasen zur Aufspaltung von Eiweiß in Aminosäuren
- Amylase zur Aufspaltung von Kohlenhydraten in einzelne Zuckermoleküle

Eine Schädigung dieser »exokrinen« Funktion der Bauchspeicheldrüse, also eine verringerte Produktion und Ausschüttung dieser Enzyme in den Darm, hat zur Folge, dass wir insbesondere Fett und Eiweiß nicht gut verdauen können. Häufigste Ursachen hierfür sind eine zumindest teilweise Zerstörung der Bauchspeicheldrüse, klassischerweise durch chronischen Alkoholmissbrauch, oder eine frühere Entzündung der Bauchspeicheldrüse, z. B. aufgrund von Gallensteinen. Dann werden zu wenig Enzyme produziert, wir verdauen schlechter und es bleibt zu viel für die Bakterien in den tieferen Abschnitten unseres Darms übrig.

Was passiert im Dünndarm?

Jetzt hat unser Körper eine ganze Dünndarmlänge – also etwa sechs Meter – Zeit, die von Mund und Magen zerkleinerte und vorverdaute Nahrung so aufzubereiten, dass alles aufgenommen werden kann, was unser Körper braucht. Dazu gehören Makronährstoffe (also das, was Kalorien hat) in Form von Aminosäuren (Eiweiß), Zucker (Kohlenhydrate) und Fettsäuren. Aber auch Spurenelemente, Mikronährstoffe und Vitamine werden im Dünndarm aus dem Nahrungsbrei herausgelöst, aufgenommen und uns zur Verfügung gestellt. Für diesen ganzen Prozess benötigt unser Dünndarm in der Re-

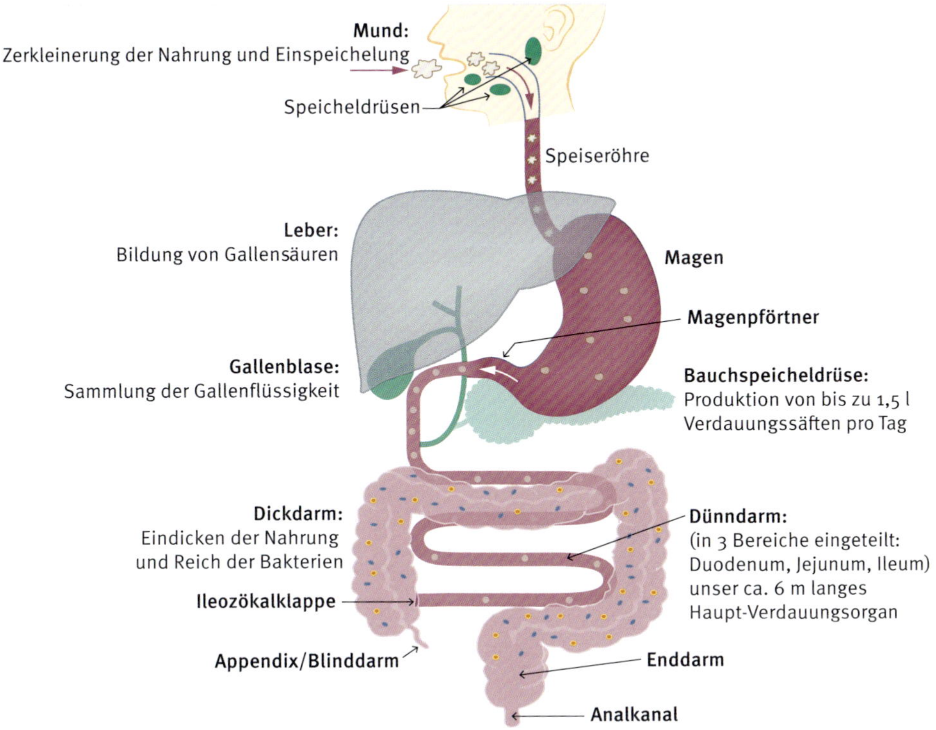

▲ Die Reise unserer Nahrung durch unseren Körper: Der wichtigste Teil unserer Verdauung findet im Dünndarm statt. Der von uns übrig gelassene Rest dient im Dickdarm als Futter für Bakterien.

gel nur vier bis fünf Stunden. Allerdings ist die Verweildauer des Nahrungsbreis im Dünndarm auch vom Zeitpunkt der Nahrungsaufnahme abhängig: Abends bleibt die Nahrung länger liegen als am Morgen, deswegen nicht zu spät essen!

Nach dieser Dünndarmpassage befindet sich jetzt der Rest des Nahrungsbreis, also das, was wir nicht verdauen konnten oder einfach nicht haben wollen, im rechten Unterbauch. Also da, wo der Blinddarm ist. Dort beginnt nämlich, quasi mit dem Blinddarm, der Dickdarm. Und da hinein wird der übriggebliebene Nahrungsbrei jetzt geschoben.

Was passiert im Dickdarm?

Der Dickdarm (Colon), wo der Nahrungsbrei jetzt ankommt, sieht ein bisschen aus wie ein umgedrehtes »U«. Der Dickdarm macht, was sein Name sagt: Er dickt ein, damit nicht zu viel Flüssigkeit verloren geht. Und er ist das Reich der Bakterien und Mikroorganismen. Diese kleinen Bewohner »verwursten« jetzt das, was wir ihnen übriggelassen haben. Das dauert ein bisschen, aber jetzt eilt es nicht mehr. Wir haben bekommen, was wir wollten. Im Dickdarm können unsere Nahrungsreste zwischen einem und drei Tagen verbleiben, bevor sie ausgeschieden werden. Sagen zumindest die Lehrbücher. Aber besser sind maximal 24 Stunden. Sonst haben die Bakterien ein bisschen zu viel Zeit. Und zu viel Bakterienstoffwechsel ist meistens eher ungünstig.

Diese im Dickdarm befindlichen Mikroorganismen haben unter dem Überbegriff »Mikrobiom«, also als Gesamtzahl der in unserem Dickdarm befindlichen Bakterien und Mikroorganismen, in den letzten Jahren viel an Aufmerksamkeit gewonnen. Manche Wissenschaftler und Ärztinnen sehen in diesem Mikrobiom so etwas wie ein eigenes Organ, dessen Wohlbefinden für uns Menschen genauso wichtig ist wie z. B. ein gesundes Herz. Das Mikrobiom besteht aus wahrscheinlich tausenden von verschiedenen Mikrobenarten mit jeweils Milliarden von einzelnen Bakterien. Und auch Pilze, Viren, Einzeller gehören dazu. Diese Vielzahl von kleinsten Lebewesen lebt normalerweise in einer Art Symbiose mit uns. Wir geben ihnen zu essen, sie helfen unserem Körper mit ihren Stoffwechselprodukten. Prinzipiell also eine Win-Win-Situation. Doof nur, wenn es nicht die richtigen Bakterien sind. Oder manche zu sehr wuchern. Das nennt man dann Dysbiose. Aber davon später (S. 119).

Unsere ursprünglich mal oben am Mund aufgenommene Nahrung beendet jetzt ihre Reise. Das Ende unseres Magen-Darm-Traktes befindet sich, von vorne gesehen, im linken Unterbauch. Von hinten gesehen, spricht man vom Anus. Oder Po. Dort, ganz am Ende des Magen-Darm-Schlauchs, kommt der letzte Rest der Nahrung, den wirklich keiner mehr haben will, zusammen mit abgestorbenen Bakterien und abgeschilferten Darmschleimhautzellen als Stuhlgang wieder raus. Idealerweise einmal am Tag. Und wohlgeformt!

Wenn man sich diese lange Reise unserer Nahrung – vom Mund ganz oben bis zur Ausscheidung als Stuhl ganz unten – vergegenwärtigt, dann wird hoffentlich klar, wie wichtig der Prozess unserer Verdauung ist. Es ist also nicht nur wichtig, was wir essen, sondern auch wie gut und ob wir es überhaupt verdauen können.

Viele meiner Patientinnen sind verzweifelt, weil sie sich mit ihrer Ernährung doch eigentlich viel Mühe geben, besonders gesund essen wollen, nur im Bio-Supermarkt kaufen. Trotzdem geht es ihnen schlecht, sie haben Bauchschmerzen, Blähungen, Durchfall oder Verstopfung. Das liegt daran, dass es dem Magen-Darm-Trakt erst mal ziemlich egal ist, ob es gesund ist, was wir essen. Ob es vegetarisch ist oder sogar vegan und biologisch angebaut. Dem Magen-Darm-Trakt geht es immer nur darum, ob und wie gut er es verdauen kann. Und wenn es hier Probleme gibt, wenn unsere Verdauung nicht ausreichend funktioniert, dann bleibt zu viel oder sogar das Falsche übrig für die Mikroorganismen in den tieferen Abschnitten unseres Darms. Und dann entstehen die Probleme. Diesen Problemen wollen wir jetzt auf die Spur kommen.

FAZIT

Was wir jetzt wissen

Der Magen-Darm-Trakt ist eine nach innen gestülpte Haut und als größtes Organ unseres Körpers unser größter, aber nach innen gestülpter Kontakt zur Außenwelt. Durch den Vorgang der Verdauung werden unsere Nahrungsbestandteile zerkleinert und erst dadurch können wir sie aufnehmen. Dieser Prozess findet zum größten Teil im Dünndarm statt. Das, was der Dünndarm übriglässt, wird im Dickdarm Futter für unser Mikrobiom. Wir dürfen diesen Mikroorganismen nicht zu viel oder das Falsche übriglassen, sonst entstehen meist Probleme. Gesundes Essen reicht also nicht, auch die Verdauung muss stimmen!

DIAGNOSE: WO LIEGT DAS PROBLEM?

Mit der Kamera kann sich der Gastroenterologe den Darm anschauen. Aber es gibt noch viele andere Diagnosemöglichkeiten, z. B. Atem-, Stuhl-, Urin- und Bluttests.

Die Diagnose »Reizdarm« ist wie ein großer Topf, in den man hineinfällt, wenn andere, meist als schlimmer angesehene Erkrankungen des Bauchbereichs ausgeschlossen wurden.

Was muss ausgeschlossen werden?

Unbedingt ausgeschlossen werden muss eine bösartige, also eine Krebserkrankung im Bauchbereich. Dazu dienen die Anamnese durch den Arzt (S. 22), insbesondere die Fragen zu den »Red Flags« (S. 23). Außerdem die körperliche Untersuchung (S. 23), eine Blutabnahme (S. 45), die Bildgebung (S. 24) und die Endoskopie (S. 26). Wird in diesen Untersuchungen kein Anhaltspunkt für das Wachstum einer Neoplasie, einer gutartigen – oder schlimmer – bösartigen Tumorerkrankung gefunden, ist man in der Regel auf der sicheren Seite.

Ausgeschlossen werden sollte auch eine entzündliche Erkrankung im Bereich des Bauches, insbesondere des Darms. Meist handelt es sich dabei um akute Erkrankungen mit plötzlich beginnenden schweren Symptomen in Form von Fieber, Schmerzen, meist auch Durchfall und eventuell sogar Blut im Stuhl. Die Schwere der Symptomatik veranlasst die Patienten in der Regel dazu, schnell einen Arzttermin auszumachen. Der Arzt wird dann hoffentlich durch verschiedene Untersuchungen und Tests, die wir gleich noch genauer besprechen, die richtige Diagnose finden und die entsprechende Therapie einleiten.

Ebenfalls zur Diagnostik im Rahmen der Abklärung eines Reizdarmsyndroms gehört der Ausschluss einer Zöliakie (S. 47). Sie zeigt oft unspezifische Symptome. Die Diagnose einer Zöliakie ist durch eine Magenspiegelung mit tiefer Dünndarmbiopsie und/oder die Blutuntersuchung auf spezifische Antikörper leicht möglich, wird aufgrund der nicht eindeutigen Symptomatik und auch der Seltenheit der Erkrankung gelegentlich aber übersehen.

Konnte das alles ausgeschlossen werden, wird der Arzt einen Reizdarm diagnostizieren.

Wie wird ein Reizdarm definiert?

Die Diagnose »Reizdarmsyndrom« wird definiert nach der aktuellen deutschen Leitlinie von 2023 [7] oder den sogenannten Rom-IV-Kriterien [8]. Das war die 4. Konferenz in Rom, auf der über funktionelle, gastrointestinale Störungen als Grundlage des Reizdarmsyndroms diskutiert wurde. Sie fand schon 2016 statt, damals wurden die bis heute gültigen Diagnosekriterien für das Reizdarmsyndrom festgelegt.

Demnach spricht man von einem Reizdarmsyndrom, wenn Patienten über Schmerzen im Bauchraum (abdominelle Schmerzen) durchschnittlich mindestens einmal pro Woche klagen, und das bereits seit über mindestens drei Monate. Mindestens zwei der drei folgenden Faktoren müssen dazukommen:

- Probleme mit der Stuhlentleerung
- Veränderung der Stuhlhäufigkeit
- Veränderung der Stuhlkonsistenz

Und insgesamt muss die Symptomatik vor mindestens sechs Monaten begonnen haben.

Um die Diagnose »Reizdarmsyndrom« zu erfüllen, ist darüber hinaus der Ausschluss anderer Erkrankungen, die kein Reizdarm sind, wichtig. Es muss also sichergestellt sein, dass man (im schlimmsten Fall) keinen Darmkrebs hat, keine chronisch-entzündliche Darmerkrankung, kein Magengeschwür, keine Leber- oder Bauchspeicheldrüsen-Erkrankung, keine Zöliakie (Glutenunverträglichkeit) und keine spezifische Intoleranz. Die Reizdarm-Beschwerden müssen funktional bedingt sein, also ohne Organbeteiligung oder -schaden. Nur an der Funktion darf es hapern.

Wie man andere Krankheiten ausschließt, um dann die Diagnose »Reizdarm« zu stellen, erkläre ich jetzt.

Anamnese: das vielleicht wichtigste ärztliche Tool

Wenn man als Patient mit Magen-Darm-Problemen zum Arzt geht, wird der Arzt in der Regel zuerst durch gezielte Fragen versuchen, das Problem einzugrenzen:

- Was ist das Leitsymptom? Gasbildung? Schmerzen? Durchfall? Verstopfung? Blähungen, also Pupsen?
- Wo sitzen die Beschwerden/die Schmerzen? Oben oder unten? Mehr rechts oder mehr links?
- Gibt es bestimmte Trigger für das Auftreten der Symptome? Haben Sie die Beschwerden nur, wenn Sie etwas essen? Oder auch nüchtern? Gibt es bestimmte Nahrungsmittel, die die Beschwerden auslösen?
- Seit wann bestehen die Symptome? Gab es am Anfang oder kurz vor Beginn ein auslösendes Ereignis, z. B. eine Lebensmittelvergiftung mit Übelkeit, Erbrechen, Durchfall und Fieber? Oder eine andere Erkrankung? Eine Antibiotikatherapie?
- Werden die Beschwerden durch die Einnahme bestimmter Medikamente verursacht, die Sie für andere Erkrankungen verschrieben bekommen haben? Manchmal zeigen sie typischerweise Magen-Darm-Nebenwirkungen. Schmerzmittel wie Aspirin

oder Ibuprofen können die Magen- und Darm-Schleimhaut reizen oder sogar Geschwüre verursachen. Stärkere Schmerzmittel wie Opiate verursachen Verstopfung. Das häufig bei Zuckererkrankung verschriebene Mittel Metformin sorgt oft für Grummeln und Unwohlsein im Bauchbereich. Eisen kann Verstopfung oder Durchfall verursachen. Die Liste ist lang.

— Bestehen Warnsymptome, sogenannte »Red Flags«, die auf eine schwerwiegende und ernste Erkrankung hindeuten können, sodass eine zügige Diagnostik zwingend ist?

TYPISCHE »RED FLAGS« SIND:

— Unerklärlicher Gewichtsverlust: Unerklärlich bedeutet, dass der Gewichtsverlust nicht durch eine Änderung der Nahrungsgewohnheiten oder bewusstes Abnehmen hervorgerufen wird. Wenn man also plötzlich Gewicht verliert, obwohl man nichts verändert hat, dann stimmt in der Regel etwas nicht. Der Körper verliert nicht einfach Gewicht (wie alle mit Übergewicht kämpfenden Menschen bestätigen können). Dann sollte man unbedingt einen Arzt aufsuchen.

— Blut im Stuhl: Blut im Stuhl bedeutet, dass es zu einem Schleimhautschaden gekommen ist und dieser jetzt blutet. Dann sollte man nachsehen, woher das Blut kommt. Oft sind es harmlose Dinge wie Hämorrhoiden (dann ist das Blut in der Regel hellrot, da es von ganz hinten im Darm kommt, noch nicht verdaut wurde und einen hohen Sauerstoffanteil aufweist). Je dunkler das Blut, desto länger war es im Magen-Darm-Trakt und von umso weiter oben muss es kommen. Eine Blutung im Magenbereich zeigt sich im Stuhlgang als tiefschwarzer, oft bröckeliger und blutig gefärbter »Teerstuhl«. Dann sollte man dringend nicht nur von hinten nachsehen (also eine Darmspiegelung machen), sondern auch von oben (also eine Magenspiegelung durchführen lassen). Und zwar schnellstens!

— Stuhldrang, der regelmäßig nachts zum Aufwachen führt. Der Reizdarm lässt Betroffene oft schlecht einschlafen, gibt dann aber Ruhe und ist am Morgen wieder da. Aufwachen aufgrund von Stuhldrang oder Durchfall ist eher ein Hinweis auf eine entzündliche Erkrankung und bedarf einer dringenden Abklärung.

FAZIT

Was wir jetzt wissen

Durch die ärztliche Befragung, die Anamnese, werden schlimme Erkrankungen ausgeschlossen. Dann wird eine Verdachtsdiagnose gestellt, die durch weitere Untersuchungen überprüft und ggf. bestätigt werden muss.

Keine Diagnose durch die Hose! – Körperliche Untersuchung

Nach dieser Anamnese, also dem Abfragen von Symptomen und möglicher Zusammenhänge, wird der Arzt in der Regel eine körperliche Untersuchung durchführen. Der Patient muss sich – möglichst mit freiem Oberkörper – hinlegen. Der Arzt wird den Bauch abtasten, um zu sehen, ob und wo er bestimmte Symptome hervorrufen kann. (Ein Video zur Bauchuntersuchung finden Sie in meinen Empfehlungen, S. 182).

— Besteht ein Druckschmerz unterhalb des Rippenbogens, ist dieser eher dem Magenbereich zuzuordnen.

— Schmerz im rechten Oberbauch deutet auf die Gallenblase.

FAZIT

Was wir jetzt wissen

Im Rahmen der körperlichen Untersuchung, bei der Sie idealerweise, zumindest im Bereich des Oberkörpers, entkleidet sein sollten, versucht der Arzt, weitere Hinweise auf Lokalisation, Ursache und mögliche Zusammenhänge der geschilderten Beschwerden zu finden.

- Schmerz im rechten Unterbauch, also im Bereich des Übergangs von Dünn- zum Dickdarm, lässt an den Blinddarm denken.
- Beschwerden beim Druck auf den linken Unterbauch sind, vor allem bei älteren Menschen, oft ein Hinweis auf eine Entzündung eines Divertikels, also einer durch oft jahrzehntelanges Pressen entstandenen Aussackung im Enddarmbereich.
- Durch tiefes Eindrücken und schnelles Loslassen der Bauchdecke kann ausgeschlossen werden, dass eine schwere Entzündung bereits zu einer Reizung des Bauchfells geführt hat. Dieser »Loslassschmerz« ist das typische Zeichen für eine Entzündung, die bereits auf das Bauchfell übergegriffen hat.
- Um Darmgeräusche zu beurteilen, wird der Arzt den Bauch abhören.
- Zum Schluss wird er den Bauch beklopfen, um zu sehen, wie viel Luft und Gas darin gefangen ist.
- Bei akuten Beschwerden wird auch noch Fieber gemessen, um zu sehen, ob eine erhöhte Temperatur als Ausdruck einer systemischen Entzündung vorliegt, ob also der gesamte Körper schon dabei ist, sich gegen etwas zu wehren, das ihn gerade attackiert.

Manchmal ist die Diagnose jetzt schon klar. Vor allem bei akuten Entzündungen, wie einer Blinddarmentzündung oder einer Divertikulitis (Divertikelentzündung). Oft lässt sich aber, vor allem bei seit längerem bestehenden Beschwerden, durch Anamnese und körperliche Untersuchung noch keine Diagnose finden. Dann bedarf es weiterer diagnostischer Schritte.

Bildgebung: Ultraschall, CT und MRT

Die meisten Ärzte werden sich jetzt für die ein oder andere Bildgebung entscheiden, um den geschilderten Symptomen genauer auf die Spur zu kommen oder eventuell in der körperlichen Untersuchung festgestellten Auffälligkeiten nachzugehen.

Ultraschall (Sonografie)

Die häufigste Untersuchung des Bauchraums ist sicherlich die Ultraschalluntersuchung, bei der der Arzt ohne Strahlenbelastung, nur durch Ultraschallwellen, die parenchymatösen (aus Gewebe bestehenden) Bauchorgane wie Leber, Bauchspeicheldrüse, Nieren oder Milz gut darstellen und beurteilen kann. Auch für Störungen im Bereich der Blutgefäße des Bauchraums, für alle flüssigkeitsgefüllten Hohlorgane wie Harnblase, Gallenblase sowie für die von dort abgehenden, flüssigkeitsgefüllten Gänge ist eine Ultraschalluntersuchung eine geeignete Untersuchungsmethode.

Durch die Sonografie können strukturelle Veränderungen wie Zysten oder Blutschwämmchen bis hin zu Tumoren oder Steinen dargestellt und diagnostiziert werden. Auch Erweiterungen oder ein Aufstau durch mangelnden Abfluss in den Ausführungsgängen von Galle oder Nieren können einfach und sicher entdeckt bzw. ausgeschlossen werden.

Viele Allgemeinärzte und Hausärztinnen führen selbst solche »Abdomen-Sonografien« durch, ansonsten erfolgt eine Überweisung zum Gastroenterologen oder Radiologen. Dabei ist wichtig zu wissen, dass Ultraschall ein Untersucher-abhängiges Verfahren ist. Das bedeutet, dass Können des jeweiligen Arztes hat großen Einfluss darauf, was er im Bauch entdecken wird. Wenn er häufig solche Untersuchungen macht und geübt ist, wird er viel sehen. Wenn er eher unerfahren ist und selten schallt, wird er auch mal etwas übersehen. Insbesondere dann, wenn die Bedingungen nicht ideal sind. So z.B. bei eher adipösen, also dicken Patienten, bei denen die Schallstrahlen stark abgelenkt werden. Oder auch bei Patientinnen mit sehr viel Luft in den Gedärmen, weil Luft die Schallstrahlen zerstreut und eine Diagnostik hinter solchen luftgefüllten Räumen kaum möglich ist. Der gute Untersucher wird in solchen Fällen versuchen, durch Lagerung des Patienten störende Elemente aus seinem Blickfeld zu entfernen oder zumindest zu reduzieren, sodass er eine möglichst gute Sicht bekommt und eventuell eine Diagnose stellen kann.

Bei ungünstigen Bedingungen, unklarem Befund oder einfach weiter bestehenden Unsicherheit erfolgt manchmal die Überweisung zu einer anderen Bildgebung, meist zu einer Computertomografie (CT) des Bauchraums.

Computertomografie (CT)

Bei der Computertomografie wird der Patient mithilfe von Röntgenstrahlen virtuell in Scheiben geschnitten. Der zuständige Radiologe kann dann durch Wiederzusammensetzen der Bilder mögliche krankhafte Veränderungen (Pathologien) erkennen. Das CT ist zumindest im Vergleich mit einem unerfahrenen Ultraschall-Untersucher wahrscheinlich genauer und auch weniger abhängig von der Konstitution des Patienten oder der Menge an Luft im Bauchraum.

Vor allem bei einer Entzündung oder einem bösartigen Prozess kann man im Rahmen der CT-Untersuchung auch noch Kontrastmittel spritzen. Das verteilt sich dann über das Blut und wird sich in solchen – immer gut durchbluteten – Arealen besonders anreichern, sodass in Fällen von Entzündung oder bösartigen Veränderungen (Raumforderungen) oft schon eine Diagnose gestellt werden kann.

Der Nachteil des CTs liegt in der schwierigeren Verfügbarkeit. Man braucht ein CT-Gerät, das deutlich teurer ist als ein Ultraschallgerät und nur beim Radiologen steht. Außerdem kommt es durch die verwendeten Röntgenstrahlen zu einer Strahlenbelastung, die besonders für junge Frauen im gebärfähigen Alter (häufig Reizdarmpatientinnen) aufgrund der im Strahlenfeld liegenden inneren Geschlechtsorganen besonders ungünstig ist. Insbesondere bei solchen Patientinnen wird man deswegen im Falle einer nicht ausreichenden Ultraschall-Bildgebung eher eine Magnetresonanztomografie (MRT) des Bauchraumes durchführen.

Magnetresonanztomografie (MRT)

Die Magnetresonanztomografie basiert nicht auf Röntgenstrahlen, sondern auf Magnetfeldern. Deswegen müssen bei dieser Untersuchung alle metallischen Gegenstände immer abgelegt werden. Entsprechend hat sie keine Strahlenbelastung. Ähnlich wie beim CT können durch die zusätzliche Gabe von Kontrastmittel über die Vene stark durchblutete Bereiche wie Entzündungen oder Raumforderungen besonders gut sichtbar gemacht werden. Das MRT hat aber den Nachteil, dass es in der Regel noch schwerer verfügbar ist, weil die Geräte noch größer und nochmal deutlich teurer sind.

Die MRT-typische, sehr hoch auflösende Bildgebung führt zur Produktion von oft Hunderten von Bildern, die in der folgenden Auswertung oft nur aufwendig und mit großem

FAZIT

Was wir jetzt wissen

Durch Ultraschall, CT oder MRT können wir strukturelle und morphologische Veränderungen im Bauchraum, wie Raumforderungen, Entzündungen, Steine, Ablagerungen oder einen Aufstau, z.B. im Bereich der Galle, feststellen bzw. ausschließen.

Zeitaufwand zu beurteilen sind. Hier kommt es für die Qualität des Untersuchungsbefunds deutlich mehr als beim CT auf die Expertise (und die Geduld) des beurteilenden Radiologen an. Hier wird in Zukunft die Auswirkung der durch künstliche Intelligenz gestützten Auswertung sicherlich am größten sein.

Letztlich gibt es nicht das für alle Patienten eindeutig beste bildgebende Verfahren. In vielen Fällen sollte ein erfahrener Ultraschalluntersucher mit einem guten und modernen Sonografiegerät aber ausreichen.

Allerdings kann der etwa acht Meter lange Magen-Darm-Trakt mit bildgebenden Verfahren nicht ausreichend beurteilt werden. Er ist nur ein Schlauch mit einer dünnen Wand, der gefüllt ist mit Nahrungsresten, Luft, Stuhl und Bakterien. Für eine Beurteilung müssen wir dort rein. Und das macht der Gastroenterologe mit seinem Endoskop.

Endoskopie: die Domäne des Gastroenterologen

Bei den meisten Patienten wird im Rahmen der weiteren Abklärung zunächst der Besuch bei einem Gastroenterologen anstehen. Entweder wird dann eine Magen- oder eine Darmspiegelung gemacht. Manchmal auch beides.

Dabei wird entweder über den Mund (Magenspiegelung, Medizinisch: Gastroskopie) oder über den Anus (Darmspiegelung, Medizinisch: Koloskopie) ein flexibles Rohr in den Magen-Darm-Trakt eingeführt. Das hat vorne eine Kamera und ein Licht, sodass der Gastroenterologe nach Aufpusten des Magens oder des Darms (ist durch das Rohr ebenfalls möglich) die Schleimhaut gut beurteilen kann. Er kann Entzündungen feststellen und bösartige Veränderungen bis hin zu Krebs ausschließen.

Während der Magenspiegelung können Proben genommen werden, um das Vorliegen einer Helicobacter-Infektion (S. 27) und (hoffentlich) eine Zöliakie (S. 47) als glutenspezifische Erkrankung auszuschließen. Bei der Darmspiegelung werden Polypen, die möglicherweise irgendwann zu Krebs werden könnten, mit einer ebenfalls durch das Endoskop einführbaren Zange oder Schlinge gleich entfernt.

In der Regel wird der Patient bei diesen Untersuchungen betäubt und merkt von der Durchführung wenig. Das Unangenehmste der Prozedur bleibt das zumindest für die Darmspiegelung notwendige Abführen am Vortag des Eingriffs. Dieses Abführen vor der Darmspiegelung (bei der Magenspiegelung reicht es, nüchtern zu erscheinen) ist zwingend, damit der Gastroenterologe mit seiner Kamera auch wirklich etwas sieht. Also etwas anderes als Speisebrei und Stuhl. Ziel des Abführens mit meist mehreren Litern Abführlösung ist ein flüssiger Stuhlgang in der Farbe von »Kamillentee«. Ist das erreicht, sollte der Darm ausreichend sauber sein und man kann den Gastroenterologen zur Tat schreiten lassen. Der Kollege wird zufrieden sein und als Patient kann man ein aussagekräftiges Ergebnis erwarten.

Sehr oft – und zum Glück – kommt bei diesen Spiegelungen aber kein relevanter Befund zum Vorschein. Dann verkündet der Gastroenterologe dem Patienten freudestrahlend, dass

INFO

Wissenswertes über Helicobacter pylori

Das Bakterium Helicobacter pylori wurde erst in den 1980er-Jahren als infektiöser Besiedler der Magenschleimhaut und häufige Ursache von Entzündungen und Geschwüren bis hin zu Krebserkrankungen des Magens erkannt[9]. Der Magen ist eigentlich ein mit Salzsäure gefüllter, sackartiger Muskelschlauch. Deshalb dachte man bis dahin, dass er aufgrund seines hohen Säuregehaltes mit einem pH-Wert von 1 so lebensfeindlich ist, dass dort keine Lebewesen, erst recht keine Bakterien längerfristig überleben können. Aber dann konnte man in Proben aus der Magenschleimhaut und von Magengeschwüren plötzlich dieses längliche, meist blau angefärbte Bakterium nachweisen – und wieder war eine Gewissheit der Medizin dahin.

Inzwischen weiß man, dass Helicobacter pylori durch die Produktion des Enzyms Urease Harnstoff in Ammoniak umwandelt, der ihm hilft, die Magensäure zu neutralisieren und so seine Kolonien auch im Magen aufzubauen. Da die Ausbreitung dieses Helicobacters in der Regel keine reine Besiedlung ist, sondern eine invasive Infektion mit Entstehung von Entzündung bis hin zu massiven Schleimhautschäden und starken Magenschmerzen, wird bei Nachweis dieses Bakteriums – entweder direkt im Rahmen der Magenspiegelung oder durch Nachweis seines Antigens, also eines bestimmten Helicobacter-spezifischen Eiweißes im Stuhl –, empfohlen, diesen Helicobacter zu eliminieren. Dabei hat sich für die Bekämpfung von Helicobacter pylori das Wort »Eradikation« durchgesetzt.

Diese Eradikationstherapie besteht meist in der Einnahme von – je nach Resistenzlage – zwei bis drei Antibiotika gleichzeitig über einen Zeitraum von sieben bis zehn Tagen zusammen mit einem Magensäureblocker, in der Regel einem Protonenpumpenhemmer (PPI) wie Pantoprazol. Also ein Doppel- oder sogar Dreifach-Wumms. Mit dieser Behandlung gelingt es bei verlässlicher Einnahme und richtig gewählten Medikamenten in über 90 Prozent der Fälle, den Keim loszuwerden.

Und tatsächlich geht es vielen Patienten, insbesondere denen mit Oberbauchbeschwerden, nach der Eradikation deutlich besser. In der Regel kommt es nach erfolgreicher Eradikation auch nicht zu einer erneuten Besiedlung (die wohl meist bereits im Kindesalter stattfindet). Allerdings wird das zunehmende Verschwinden von Helicobacter in unserer Bevölkerung auch mit dem vermehrten Auftreten von Allergien in Verbindung gebracht, unter der Vorstellung, dass das bisher durch den Helicobacter beschäftigte Immunsystem sich neue, leider unsinnige Aufgabenfelder sucht.

er nichts Schlimmes gefunden hat, alles in Ordnung sei und man sich erst nach 10 Jahren im Rahmen der Krebsvorsorge wiedersehen müsse. Auf die Nachfrage, woher dann die vorhandenen Beschwerden kämen, folgt meist die Antwort, es müsse sich wohl um einen Reizdarm handeln.

Da der Gastroenterologe sein Geld in der Regel mit der Durchführung endoskopischer Untersuchungen verdient, wird man mit dem

FAZIT

Was wir jetzt wissen

Durch eine Magenspiegelung wissen wir, ob eine Entzündung oder gar ein Magengeschwür oder eine Besiedlung des Magens mit Helicobacter pylori vorliegt. Idealerweise wurde auch das Vorliegen einer Zöliakie ausgeschlossen. Durch die Darmspiegelung wissen wir, ob dort eine Entzündung vorliegt, ob es Polypen gab, ob Divertikel eine Rolle spielen. Und hoffentlich konnte eine bösartige Erkrankung des Darms ausgeschlossen werden.

einen oder anderen Ernährungstipp oder der Empfehlung symptomatischer Medikamente zur Verbesserung des Stuhlverhaltens oder Verringerung der Gasbildung nach Hause geschickt.

Das haben die meisten Reizdarmpatienten aber alles schon probiert. Hat irgendwie nicht geholfen. Oder nicht ausreichend. Es bedarf also weiterer Diagnostik. Zum Beispiel im Stuhl.

Stuhltests: Was können sie?

Zunächst einmal das Wichtigste: Stuhltest ist nicht gleich Stuhltest! Man kann im Stuhl sehr viele und sehr unterschiedliche Dinge untersuchen und bestimmen, ähnlich wie im Blut. Deswegen ist es wichtig zu wissen, wonach wir suchen. Und außerdem, dass der Therapeut, der den Anforderungsbogen ausfüllt, sich auskennt.

Der (einfache) Test auf Blut im Stuhl

Der einfachste Stuhltest, den die meisten kennen, ist der auf Blut im Stuhl. Er ist ab dem 50. Lebensjahr eine Krankenkassenleistung im Rahmen der Darmkrebsvorsorge und wird von Hausärzten, Gynäkologinnen oder Urologen durchgeführt. Durchgeführt bedeutet, man bekommt ein entsprechendes Test-Kit mit nach Hause. Die Stuhlprobe wird in ein Röhrchen gefüllt, das dann im Labor auf Blut oder Blutabbauprodukte untersucht wird. Wenn nichts gefunden wird, dann hat – zumindest zum Zeitpunkt der Probe – keine Schleimhautblutung vorgelegen. Da Krebs oder seine Vorstufen in der Regel häufiger bluten als normale Schleimhaut, besteht eine gewisse, wenn auch sehr begrenzte Sicherheit, dass zum Zeitpunkt der Stuhlprobe kein Krebs vorlag. Dieser Test auf Blut im Stuhl hat für die Diagnostik des Reizdarms jedoch keine Bedeutung und ist im Falle einer bereits durchgeführten Darmspiegelung sogar überflüssig.

Im Rahmen der Reizdarm-Diagnostik bedarf es einer umfangreicheren Stuhldiagnostik, die in der Regel zwei Bereiche umfasst: einen biochemischen und einen mikrobiologischen Teil. Dabei ist der biochemische Teil der wichtigere und häufiger durchgeführte.

Die biochemische Untersuchung des Stuhlinhalts

Im Rahmen einer biochemischen Stuhlanalyse werden vor allem Marker untersucht, die Aufschluss über die Leistung unserer Verdauungsdrüsen geben und aufzeigen, ob die Schleimhäute unseres Verdauungstrakts intakt sind (Abb. S. 31).

TYPISCHE PARAMETER SIND:

- Calprotectin: ein Marker zum Ausschluss oder Nachweis von Entzündung irgendwo im Magen-Darm-Trakt (S. 29).
- Pankreaselastase: ein Marker, der quantitativ anzeigt, ob die Bauchspeicheldrüse ausreichend Enzyme produziert, damit die Nahrung auch verdaut werden kann (S. 29).
- Sekretorisches Immunglobulin A (sIgA): ein Antikörper, der potenziell gefährliche Nah-

rungsbestandteile bereits im Darm bindet (s. rechts).
- Gallensäuren im Stuhl: sollten eigentlich nicht oder kaum vorhanden sein (s. rechts).
- Zonulin: ist der am häufigsten eingesetzte Marker zur Diagnose eines Leaky-Gut-Syndroms (S. 30).
- Alpha-1-Antitrypsin (S. 30)
- Verdauungsrückstände (S. 31)
- Helicobacter-Antigen: ein spezifischer Marker, der bei Vorhandensein auf die Besiedlung des Magens mit Helicobacter pylori (S. 27) hinweist.

Calprotectin

Bei einer Entzündung der Darmschleimhaut wandern Immunzellen ein, die Calprotectin freisetzen. Deshalb ist es ein etablierter und zuverlässiger Marker zur Überprüfung, ob eine solche Entzündung im Magen-Darm-Trakt vorliegt. Insbesondere deutlich über dem Grenzwert von 50 µg/g liegende Werte sollten immer Anlass für eine Darmspiegelung sein.

Pankreaselastase

wird von der Bauchspeicheldrüse produziert, in den Darm abgegeben (S. 18) und dient im Stuhl als Marker ihrer Funktion. Ein Elastasewert unterhalb des Normbereichs spricht für eine mangelnde Pankreas-Enzymausschüttung. Dabei gilt allerdings, dass eine einmalige Erniedrigung im Stuhl noch nichts beweist. Durchfall, sehr dünner Stuhlgang oder eine nicht homogene Verteilung im Stuhl können die Elastase auch nur niedrig erscheinen lassen. Deswegen sollte man zur endgültigen Diagnose einer mangelhaften Funktion der Bauchspeicheldrüse den Elastasewert mindestens dreimal in verschiedenen Stuhlgängen bestimmen. In der Regel sollte man dann im Stuhl auch erhöhte Nahrungs-Rückstände von Fett und Eiweiß als Zeichen einer mangelhaften Verdauung finden.

Stellt sich als Ursache der Bauchbeschwerden (meist vor allem Durchfall) tatsächlich eine Verringerung der Bauchspeicheldrüsenenzym-Produktion heraus, kann man sie durch die Einnahme von Enzym-Präparaten zu jeder Mahlzeit (typische Präparate sind beispielsweise Kreon oder Pankreatin) ersetzen und die Verdauungsleistung wiederherstellen. (In diesen Enzym-Präparaten ist übrigens keine Elastase enthalten, sodass auch unter Enzymtherapie dieser Wert bestimmt werden kann und Auskunft über die Funktion der Bauchspeicheldrüse gibt!) Dann ist man aus dem Reizdarmtopf entlassen und hat eine neue Diagnose: exokrine Pankreasinsuffizienz.

Sekretorisches Immunglobulin A (sIgA)

sIgA ist ein vom Immunsystem auf die Schleimhaut abgesonderter Antikörper, der als eine Art erste Verteidigungslinie potenziell gefährliche Nahrungsbestandteile bindet und verhindert, dass sie in den Körper eindringen können. Eine verminderte Bildung von sIgA kann deswegen mit einer erhöhten Infektanfälligkeit in Verbindung gebracht werden. Dabei ist jedoch die mangelnde homogene Verteilung von sIgA im Stuhl zu beachten, sodass eine einmalige Verminderung nicht zwingend krankhaft sein muss. Darüber hinaus ist die Menge an sIgA auch abhängig von der Menge des im Darm vorhandenen Schleims, sodass die Ursache auch eine Verringerung der schleimbildenden Darmbakterien sein kann.

Gallensäuren im Stuhl

Die Galle wird von der Leber produziert und im Zwölffingerdarm gleich hinter dem Magen in das Dünndarmrohr abgegeben. Während der Passage und Verdauung im Dünndarm hilft sie uns, insbesondere Fett zu binden und dadurch verdaubar zu machen. Im letzten Teil des

Dünndarms (Ileum) wird die Galle dann wieder aufgenommen und über das Blut zurück in die Leber transportiert, um für die erneute Ausschüttung zur Verfügung zu stehen. Man spricht von einem »enterohepatischen Kreislauf«, also einer Art Recycling der Galle. Im Dickdarm oder gar im Stuhl hat Galle nichts zu suchen. Kann man sie trotzdem im Stuhl nachweisen, muss etwas mit diesem Kreislauf nichts stimmen. Der Patient leidet unter einem sogenannten »Gallensäureverlustsyndrom«. Leitsymptom ist meistens starker Durchfall, verursacht durch die Gallensäuren selbst und mitbedingt durch eine Reizung der an die aggressive Gallenflüssigkeit nicht gewöhnten Dickdarmschleimhaut sowie eine durch den ungewohnten Reizstoff verursachte Veränderung des Mikrobioms des Dickdarms.

Oft kann man durch die Verordnung von Gallensäure-bindenden Medikamenten (typischerweise Colestyramin oder Cholestagel) schnell und effizient Abhilfe schaffen. Zu beachten ist, dass diese Gallensäurebinder eigentlich zur Cholesterinsenkung zugelassen sind, weil die Galle bei der Cholesterinausscheidung hilft und man durch die Bindung der Gallenflüssigkeit im Darm die Cholesterinaufnahme und damit den Cholesteringehalt im Blut senken kann. Das macht heute jedoch kaum mehr jemand, zur Cholesterinsenkung gibt es deutlich bessere Medikamente. Bei den Gallensäurebindern steht die Cholesterinsenkung aber immer noch als Indikation auf der Packung, davon darf man sich nicht irritieren lassen. Denn beim »Gallensäureverlustsyndrom« helfen diese alten Medikamente oft sehr gut. Meist besser als einfache Bindemittel wie Heilerde oder aus Vulkangestein gewonnener Zeolith, die man aber auch (zusätzlich) probieren kann.

Der Patient ist jedenfalls aus dem Reizdarm-Topf entlassen und hat eine neue Diagnose: Gallensäureverlustsyndrom. Jetzt kann man sich der Ursachenfindung widmen, warum die Gallensäuren nicht so recycelt werden, wie sich das gehört.

Zonulin

Zonulin wird häufig als Marker zur Diagnose eines Leaky-Gut-Syndroms (S. 122) eingesetzt. Eine vermehrte Ausschüttung von Zonulin bewirkt eine Öffnung der Tight Junctions, sodass zumindest vorübergehend ein »Leak« (Loch), eine Öffnung dieses Zellverbundes, entsteht. Da diese Öffnung eine Folge einer erhöhten Zonulinausschüttung ist, kann Zonulin in einer zu diesem Zeitpunkt entnommenen Stuhlprobe vermehrt im Stuhl nachgewiesen werden. Und weil Zonulin nicht nur in den Darm übertritt, sondern – auf der anderen Seite der Schleimhaut – auch ins Blut, kann man Zonulin in einer solchen Situation auch im Blut vermehrt nachweisen. Wird Zonulin im Stuhl nachgewiesen, spricht man in der Regel von einem Leaky-Gut-Syndrom. Aber Zonulin wird nicht nur in der Darmschleimhaut gebildet, sondern in allen Schleimhäuten unseres Körpers. Somit beweist zumindest im Blut nachgewiesenes Zonulin nicht unbedingt ein Problem des Darms.

Alpha-1-Antitrypsin (AT1)

Alpha-1-Antitrypsin ist ein weiterer Marker für das Vorliegen eines Leaky-Gut-Syndroms. Bei AT 1 handelt es sich um ein größeres Eiweißmolekül, das unser Körper in der Leber bildet. Es befindet sich normalerweise im Blut und wird von der intakten Darmschleimhaut allein aufgrund seiner Größe vom Übertritt in den Darm abgehalten. Bei einer eingeschränkten Barrierefunktion unserer Darmschleimhaut kann es dagegen vom Blut in den Nahrungsbrei übertreten und lässt sich dann vermehrt im Stuhl nachweisen. Ein solcher vermehrter Nachweis von AT 1 weist auf eine zumindest zum Zeitpunkt der Stuhlentnahme bestehende Schädigung des Darmepi-

Untersuchung	Wert	Referenzbereich	
pH-Messung	**7,5**	5,5–6,5	erhöht
Verdauungsrückstände:			
Eiweiß	**1,6 %**	< 1	erhöht
Fett	**4,2 %**	< 3,5	erhöht
Wasser	76,1 %	75–85	normal
Zucker	2,0 %	< 2,5	normal
Gallensäuren	2,48 µmol/g	0,84–6,55	normal
Pankreaselastase	**118 µg/g**	> 200	vermindert
Calprotectin im Stuhl	23 µg/g	< 50	normal
sektorisches IgA	618 µg/g	510–2040	normal
Alpha-1-Antitrypsin	**332 µg/g**	< 268	erhöht
Zonulin im Stuhl	115 ng/g	< 145	normal

Daten basieren auf IMD Berlin Mikrobiomdiagnostik

▲ Beispiel für eine biochemische Stuhlanalyse mit Nachweis einer verringerten Bauchspeicheldrüsensekretion (Verringerung Pankreaselastase), eingeschränkter Fett- und Eiweiß-Verdauung sowie eines leichten Leaky-Gut-Syndroms (erhöhtes Alpha-1-Antitrypsin). Gleichzeitig ist der Stuhl-pH-Wert erhöht, was für eine Dysbiose spricht.

thels hin und ist diagnostisch höher zu bewerten als der alleinige Nachweis von Zonulin.

Verdauungsrückstände im Stuhl

Durch quantitativen Nachweis von übriggebliebenen Nahrungsbestandteilen im Stuhl können Rückschlüsse auf Qualität und Defizite unserer Verdauung erfolgen. Insbesondere von den »Makronährstoffen« – Kohlenhydrate, Eiweiß und Fette –, die wir für unsere Energiegewinnung, unseren Stoffwechsel und unseren Körperaufbau benötigen, sollten sich keine oder nur äußerst geringe Mengen im Stuhl finden lassen. Sind solche Stoffe trotzdem vermehrt nachzuweisen, spricht das für eine eingeschränkte Aufspaltung und Aufnahme dieser Stoffe und kann dem Therapeuten helfen, mögliche Ursachen für Verdauungsbeschwerden einzugrenzen. Findet sich vermehrt Wasser in der Stuhlprobe, spricht das für wässrigen Stuhl und ein Durchfallproblem. Ein Mangel an Wasser spricht für zähen Stuhlgang und entweder zu geringes Trinken oder einen Mangel an Ballaststoffen, die Flüssigkeit eigentlich im Darm festhalten sollten. Der vermehrte Nachweis von Zucker bedeutet meist ein Verdauungsproblem im Dünndarm, entweder im Rahmen einer spezifischen Unverträglichkeit (typischerweise Laktose- oder Fruktoseintoleranz) oder einer SIBO. Dazu mehr im Kapitel über Atemtests (S. 37).

Generell bietet die quantitative Analyse der Verdauungsrückstände einen interessanten Einblick in die Verdauungsleistung. Wichtig zu be-

FAZIT

Was wir jetzt wissen

Durch die biochemische Analyse des Stuhls wissen wir, ob unsere Bauchspeicheldrüse und das Recycling unserer Gallensäuren funktionieren, ob eine Entzündung vorliegt und ob wir ausreichend gut verdauen. Und wir haben einen Einblick in die Barrierefunktion unserer Darmschleimhaut bzw. wissen, ob ein Leaky-Gut-Syndrom vorliegt.

denken ist jedoch, dass es sich um eine Momentaufnahme dieses einen Stuhlgangs handelt. Zur ganz exakten quantitativen Abschätzung müsste eigentlich die Gesamtstuhlmenge exakt bestimmt werden (was selten geschieht, wer wiegt schon seinen Stuhl?).

Test auf pathologische Erreger im Darm

Bei diesem Test sucht man nach pathologischen Keimen, also Bakterien oder auch anderen Mikroorganismen, die im Darm nichts zu suchen haben und immer krankhaft sind. Diese häufige, von nahezu allen Hausärzten und Gastroenterologen durchgeführte und (schul-)medizinisch anerkannte Diagnostik wird angewandt, wenn Patienten sich mit akuten Magen-Darm-Beschwerden in Form von Durchfall, Übelkeit, Erbrechen, Bauchschmerzen und Fieber vorstellen.

Dann wird mithilfe einer Stuhlprobe versucht, die dafür verantwortlichen pathologischen Erreger im Stuhl nachzuweisen, um eventuell eine spezifische Therapie beginnen zu können. Die Diagnostik umfasst in der Regel Viren, am häufigsten Noroviren, sowie Bakterien, klassischerweise (zumindest in Mitteleuropa) Salmonellen, Campylobacter, Yersinien, Shigellen und eventuell noch bösartige E.coli-Varianten. In speziellen Fällen, insbesondere nach Auslandsaufenthalten, guckt man eventuell auch noch nach Parasiten, z.B. Amöben oder Würmern.

Im Falle eines Nachweises hat man den Übeltäter höchstwahrscheinlich gefunden und kann ggf. eine spezifische Therapie, meist mit Antibiotika, beginnen. Häufig kann man aber auch einfach abwarten, eine ausreichende Flüssigkeitszufuhr durch orale Rehydratationslösungen oder durch die Gabe von Elektrolytlösungen als Infusion über die Vene vorausgesetzt. Dann reinigt sich der Körper selbst – letztlich ist das der Sinn des Durchfalls, dass der Körper sich von den ihn attackierenden Keimen wieder befreit. Nach Abklingen der Infektion sollte es dem Patienten wieder gutgehen, eine weitere Behandlung ist nicht notwendig.

Clostridium difficile

Etwas spezieller, aber auch in diese Kategorie der Akutdiagnostik fällt der Versuch des Nachweises des Toxins des Bakteriums Clostridium difficile bei akuten, meist mit Fieber und starken Allgemeinsymptomen einhergehenden Magen-Darm-Entzündungen. Eine solche Clostridien-Enteritis, bei der es zu einer massiven Überwucherung des Dickdarms mit einer speziellen, Toxin-bildenden und deswegen sehr gefährlichen Form von bestimmten Stämmen des Bakteriums Clostridium difficile kommt, gibt es in der Regel nur nach Einnahme von Antibiotika (aufgrund welcher Indikation auch immer). Aufgrund der starken Veränderung der normalen Dickdarm-Flora, z.B. durch das wegen einer Lungenentzündung eingenommenen Antibiotikums, kann sich diese bösartige Clostridien-Unterform durchsetzen und den Darm entzünden.

Die betroffenen Patienten sind in der Regel schwer krank und leiden unter massivsten, oft stark blutigen Durchfällen. Die wichtigste Maßnahme ist der zügige Stopp des bisher eingenommenen Antibiotikums, zusätzlich muss oft mit speziellen, nur gegen Clostridien gerichteten Antibiotika deren weitere Ausbreitung gezielt unterdrückt werden, um Heilung zu erreichen. In einzelnen Fällen, bei zu stark angegriffenem »normalen« Mikrobiom, gelingt aber auch hierdurch keine ausreichende Kontrolle des Infektionsgeschehens. Hier hat sich inzwischen in der Medizin das Verfahren der Stuhltransplantation als überaus erfolgreiche Therapie-Option etabliert [10].

Besser ist natürlich die Prophylaxe, also das vorzeitige Verhindern dieser Infektion mit Clostridium difficile als Folge der Antibiotika-Behandlung. Das gelingt oft durch die zusätzliche Einnahme von Probiotika zu einer antibiotischen Therapie. Damit kann das Entstehen dieser zwar seltenen, aber gefürchteten Antibiotikakomplikation oft vermieden werden [11]. Es sollten idealerweise Probiotika mit der speziellen Indikation zur Antibiotikabegleittherapie gewählt werden. Wichtig ist die Einnahme unmittelbar mit dem Beginn der Antibiose. Eine nachträgliche Einnahme nach Ende der Antibiotikatherapie unter der Vorstellung des »Wiederaufbaus« der Darmflora hat sich als unwirksam erwiesen. Auch der früher propagierte zeitliche Abstand zum Antibiotikum scheint nicht zwingend zu sein, aus Praktikabilitätsgründen kann die Einnahme des Probiotikums direkt zusammen mit dem Antibiotikum erfolgen.

Florastatus und Mikrobiomanalyse der Darmflora

Die als »Florastatus« (Anzuchtverfahren) oder als höherwertige »Mikrobiomanalyse« (molekulargenetische Analyse der ausgeschiedenen Darmbakterien) von inzwischen zahlreichen Laboren betriebene und angepriesene Diagnostik analysiert die (ungefähre) Anzahl der gesunden und gewollten Bewohner unseres

INFO

Fäkale Stuhltransplantation

Die Möglichkeit zur Übertragung von (gesundem) Spenderstuhl in den Darm von Patienten hat in den letzten Jahren für viel Aufsehen und Hoffnung gesorgt. Dabei wird in der Regel Stuhl von gesunden (und mehrfach bezüglich des Vorliegens diverser Krankheiten getesteter) Spender in sogenannten »Stuhlbanken« gesammelt und dann gezielt Patienten eingepflanzt. Die Applikationswege reichen vom Einspritzen in den Dünndarm mithilfe einer Sonde im Rahmen einer Magenspiegelung bzw. über den Anus im Rahmen einer Darmspiegelung bis hin zum Schlucken von mit Stuhl gefüllten Kapseln, die (hoffentlich) erst im Darm aufgehen.

Diese Therapieform wurde inzwischen bei diversen Magen-Darm-Erkrankungen untersucht, ein signifikanter Therapieerfolg konnte jedoch bisher nur bei der oben beschriebenen Clostridium-difficile-Enteritis nach durch Antibiotika verursachter Schädigung des Dickdarms-Mikrobioms sicher bewiesen werden. Bei allen weiteren Magen-Darm-Erkrankungen stellt die Therapie deshalb weiterhin einen individuellen Heilversuch dar, der in der Regel zumindest in Deutschland aufgrund des Einbringens von biologischem Material eines anderen Menschen in den Körper des Patienten dem Transplantationsgesetz (mit entsprechend hohen Auflagen) unterliegt.

Dickdarms. Oder zumindest die, die mit dem Stuhl ausgeschiedenen wurden.

Denn ungeachtet der faszinierenden Möglichkeit der Betrachtung der Vielzahl unserer kleinen Darmmitbewohner besteht bei der Interpretation der Stuhldiagnostik immer die Unsicherheit, inwieweit der ausgeschiedene Stuhl mit der Realität im Darm übereinstimmt. Sind die ausgeschiedenen Bakterien auch die, die wirklich im Darm am häufigsten vorkommen? Und sind die Mikroorganismen, die sich im Stuhl nicht oder nicht ausreichend nachweisen lassen, auch wirklich im Darm unzureichend vorhanden? Vielleicht ist es auch genau andersherum, dass nur die ausgeschieden werden, die sich nicht zurechtfinden oder unter den dortigen Bedingungen leiden und deswegen von anderen verdrängt und mit dem Stuhlgang hinausbefördert wurden. Und dass die, die sich im Stuhl nicht finden lassen, sich im Gegensatz dazu im Darm umso wohlerfühlen. Das kann man nicht sicher wissen.

Darüber hinaus besteht bei der Stuhlanalyse auch immer das Problem der Prä- und Peri-Analytik, d. h. der möglichen Veränderungen in der Stuhlprobe vom Zeitpunkt des Verlassens des Darms bis zur Analyse im Labor. Ist dieser Zeitraum zu lang, kommt es zu Veränderungen in der untersuchten Stuhlprobe, sodass sie eventuell nicht mehr repräsentativ ist.

Floraanalyse

Das gilt insbesondere für die ältere Methode dieser Stuhlanalyse, den sogenannten Florastatus. Bei dieser Analyse wird versucht, die physiologischen Stuhlbakterien in klassischen Kulturmedien anzüchten, also zu sehen, welche Bakterien wachsen, wenn man den Stuhl mit einer entsprechenden Nährlösung versetzt. Das sind aber generell leider nur sehr wenige Arten. Erst einmal wachsen nur die, die den plötzlichen Sauerstoffschock nach dem Austritt aus dem Darmkanal überlebt haben. Das sind die wenigsten, denn etwa 95 Prozent der Bewohner unseres Darms sind sogenannte Anaerobier, also Keime, die in einem Milieu ohne Sauerstoff leben und oft genug auch nur in einem solchen Milieu überlebensfähig sind (sogenannte »obligate Anaerobier«). Diese toten Bakterien können nicht mehr angezüchtet werden. Insofern gibt ein Anzuchtverfahren wie der Florastatus immer nur Auskunft über noch lebende Bakterien und damit über einen sehr geringen Teil der Bewohner unserer Darmflora.

Mikrobiomanalyse

Aus diesem Grund hat sich inzwischen im Rahmen der modernen molekularbiologischen Diagnostik die sogenannte »Mikrobiomanalyse« durchgesetzt. Hier gelingt es, durch Einsatz von genetischen Verfahren sowohl lebende als auch tote Bakterien im Stuhl nachzuweisen und, je nach Aufwand, semiquantitativ oder sogar quantitativ zu bestimmen. Diese werden dann zu Daten ins Verhältnis gesetzt, die man aus Stuhlanalysen gesunder Probanden gewonnen hat. So versucht man, Rückschlüsse zu ziehen, ob zu viele oder zu wenige von dieser oder jener Art oder Untergruppe im Stuhl des Patienten vorhanden sind (Abb. S. 35).

Diese Methodik bedeutet einen deutlichen Fortschritt im Vergleich zum klassischen Anzuchtverfahren, unterliegt aber ebenfalls dem beschriebenen Problem der Prä- und Peri-Analytik, zumindest bei langen Transportwegen und eventuell hohen Temperaturschwankungen im Fall der oft per Post verschickten Stuhlproben. Einzelne Labore sind aufgrund dieser Problematik inzwischen dazu übergegangen, die Stuhlproben per Kurier abholen zu lassen, um einen möglichst schnellen Eingang ins Labor zu gewährleisten. Das ist sicher zu begrüßen.

Die Interpretation der dann vorliegenden Befunde in Form von langen Listen mit zahlrei-

Untersuchung	Wert	Referenzbereich
Dysbiose-Index	**4**	1
bakterielle Diversität	**1,9**	> 2,5
Butyratbildung	**vermindert**	normal
Mukosaprotektion	**vermindert**	normal
Kolonisationsrestistenz	normal	normal
Proinflammatorische Bakterien	**erhöht**	normal
Histaminbildner	normal	normal
Candida-Pilz	**erhöht**	normal
pH-Messung	**7,0**	5,5–6,5

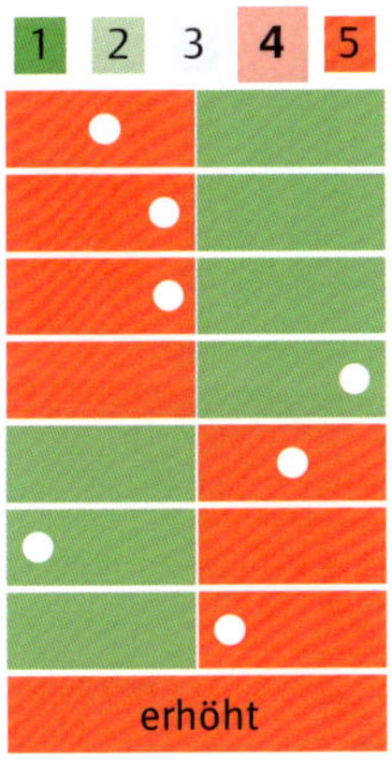

Daten basieren auf IMD Berlin Mikrobiom Diagnostik

▲ Zusammenfassung einer Mikrobiomanalyse mit Nachweis einer deutlichen Dysbiose (Dysbiose-Index 4) bei eingeschränkter bakterieller Diversität. Die Gruppe der schützenden Bakterien (Butyrat-Bildner und Mukosaprotektoren) ist verringert, proentzündliche Bakterien zeigen sich erhöht. Außerdem findet sich eine vermehrte Candida-Besiedlung und der Stuhl-pH-Wert ist etwas zu basisch.

chen Bakterienarten mit bisher nie gehörten Namen und daneben befindlichen, meist nach dem Ampelprinzip grünen oder roten Balken (rot: eher zu wenig oder auch zu viel, grün: eher günstig oder im richtigen Maße vorhanden) ist dann auf jeden Fall herausfordernd und oft genug uneinheitlich. Auf der Abbildung oben sehen Sie bereits zusammengefasst einen Befund.

Interpretation der Befunde

Die Labore, die solche Analysen durchführenden, versuchen, bei der Interpretation zu helfen. Deswegen enthält jeder Befund mehrseitige Anhänge aus zusammengeführten Textbausteinen mit Angaben von Studien, in denen für Vermehrung oder Verringerung dieses oder jenes Keimes Vor- oder Nachteile für die Gesundheit von Patienten gezeigt wurden. Oft genug vergrößert das aber nur die Verunsicherung der Patienten, weil die Textbausteine nur generelle Informationen über bestimmte Bakterienarten enthalten, ohne Bezug zur eigentlichen Beschwerdesymptomatik des Produzenten des untersuchten Stuhls.

Die beste Hilfe bieten meist die auf der ersten Seite der Befunde dargestellten Grafiken zur Einteilung der generellen Diversität des Mikrobioms und des Ausmaßes einer möglichen Dysbiose. Dabei bedeutet eine hohe Diversität immer eine hohe Vielfalt und Anpassungsfähigkeit

INFO

Blastocyists hominis

Der formal zu den Parasiten zählende Einzeller Blastocystis hominis ist sicherlich der häufigste Fund in einer Stuhlanalyse auf Parasiten. Er findet sich häufig auch im Stuhl gesunder Probanden. Man geht von einer Besiedelung des Darms von bis zu 15 Prozent der Weltbevölkerung durch diesen Keim aus. Während früher bei entsprechendem Nachweis oft sofort eine spezifische, antibiotische Therapie erfolgte, ist man inzwischen deutlich zurückhaltender, insbesondere bei fehlendem Nachweis gleichzeitiger Entzündungsaktivität [12]. Meist scheint es sich bei Blastocystis hominis um einen harmlosen Mitbewohner unseres Mikrobioms zu handeln, der nur etwas anders aussieht und deswegen anders klassifiziert wird. Eine Therapie ist höchstens bei exzessiver Vermehrung mit dann beschriebener Durchfallneigung gerechtfertigt.

der Flora, man sieht also eher einen Mischwald als (wie im Fall einer sehr geringen Diversität) eine Monokultur. Und Monokultur ist nicht nur in der Landwirtschaft, sondern auch im Darm eher ungünstig. Das gilt auch für einen hohen Dysbiose-Index, d.h. einer starken Verschiebung der Bakterienflora hin zu einzelnen Keimen, die sich stark ausgebreitet haben.

Beide »Kennzahlen« lassen eine grobe Einschätzung über das Milieu und die Gesundheit der Dickdarm- oder zumindest der Stuhlflora zu. Bei entsprechender Erfahrung kann man sich dann auch die einzelnen Bakteriengruppen ansehen und wird Muster erkennen, die wiederum eventuell therapeutische Maßnahmen rechtfertigen. Hier sollte man sich aber Hilfe eines in der Interpretation von Stuhlanalysen erfahrenen Therapeuten holen.

Suche nach Parasiten und Würmern

Spannend erscheint die molekulargenetische Stuhldiagnostik auf jeden Fall im Rahmen der Suche nach Parasiten und Würmern. In diesem Bereich gab es bisher nur die mikroskopische Stuhldiagnostik, bei der eine kleine Menge verdünnter Stuhl unter dem Mikroskop auf das Vorhandensein von Parasiten oder Wurmeier untersucht wurde. Meistens fand man nichts, außer gelegentlich Blastocystis hominis, der aber keiner Behandlung bedarf (s. Kasten). Entweder waren wirklich keine Wurmeier oder Parasiten in dieser Stuhlprobe enthalten oder die Probe war ein zu kleiner Ausschnitt, der leider nichts enthielt. Oder aber der vor dem Mikroskop sitzende Untersucher war nicht gut genug ausgebildet oder einfach zu müde, die Wurmeier oder die Parasiten im Stuhlgemisch zu entdecken.

Hier bietet die molekulargenetische Analyse deutlich bessere Erkennungsmöglichkeiten, weil man jetzt Parasiten- oder Wurm-spezifische Gene unabhängig vom Untersucher direkt im Stuhl nachweisen kann. Allerdings muss man wissen, wonach man sucht. Denn man gibt sogenannte »Primer«, die gezielt bestimmte genetische Sequenzen nachweisen können, die von bestimmten Mikroorganismen stammen. Gibt man die falschen Primer, wird man leider nichts finden.

Trotzdem ist diese Art Analyse zumindest für die häufigeren Parasiten- oder Wurmarten

FAZIT

Was wir jetzt wissen

Mithilfe von Stuhltests kann festgestellt werden, ob wir unter bösen Bakterien leiden. Wir bekommen eine Ahnung davon, ob die Zusammensetzung unseres Mikrobioms so vielfältig ist, wie sie sein soll, oder ob eine Dysbiose vorliegt. Hoffentlich konnten wir auch ausschließen, ein Zuhause für (übermäßig viele) Pilze, Parasiten oder Würmer zu sein.

sicherlich die deutlich bessere Methode. Zum Glück sind Parasiten oder Würmer nicht so häufig und nur selten die Ursache der Beschwerden meiner Patienten.

Pilzbesiedlung des Stuhls

Für die meist in der Stuhlanalyse auch enthaltene Bestimmung des Ausmaßes einer Pilzbesiedlung gelten die gleichen Anmerkungen bezüglich Prä- und Peri-Analytik, eventuell sogar im besonderen Ausmaß. Das gilt insbesondere beim vermeintlichen Nachweis von Schimmelpilzen, die im Darm eigentlich nichts zu suchen haben, aber auch für die vermehrte Überwucherung mit typischen Darmpilzen wie Candida. Möglicherweise stammen diese Pilze aber auch gar nicht aus dem Darm, sondern haben den Stuhl erst auf dem langen Transportweg zum Labor als Futter entdeckt. Generell gilt der Nachweis geringer Mengen von Hefepilzen (Candidaspezies) im Stuhl nicht zwingend als unnormal. Deshalb sollten neben der Stuhldiagnostik eventuell noch weitere Marker, z.B. D-Arabinitol im Urin, bestimmt werden (S.52).

Atemtests: oft die wichtigste Diagnostik

Der Dünndarm ist unser Hauptverdauungsorgan. Er liegt in der Mitte zwischen Magen und Dickdarm, deswegen kommt man nur mühsam an ihn ran. Bei einer Magenspiegelung (also von oben) sieht man nur das oberste Stückchen (den Zwölffingerdarm). Bei einer Darmspiegelung (von unten) wird nur das letzte Stückchen (das terminale Ileum) des Dünndarms sichtbar. Dazwischen gibt es ungefähr fünf bis sechs weitere Meter Dünndarm. Dort findet unsere ganze Verdauung statt und dort wird alles aufgenommen, was wir zum Leben brauchen. Davon sehen wir bei der Spiegelung leider nichts. Deswegen müssen wir uns was anderes überlegen. Und es gibt auch schon was: Atemtests. Genauer gesagt: Zuckerbelastungstests (Abb. S.42). Für einen Zuckerbelastungstest kann man verschiedene Zuckerlösungen verwenden.

Lactulose-Belastungstest

Die wichtigste Zuckerlösung für die Dünndarmdiagnostik ist Lactulose. Das ist ein Kunst-Zucker, der nicht verdaut werden kann. Deshalb läuft er auf jeden Fall den ganzen Darm entlang durch. Immer weiter. Bis zum Dickdarm. Oder zumindest, bis er irgendwann in Kontakt mit Bakterien kommt. Im Gegensatz zu uns können Bakterien die Lactulose in der Regel verdauen. Dann wird sie langsam verschwinden. Aber wie immer, wenn Bakterien etwas verdauen, produzieren sie Gas. Und dieses Gas lässt sich in unserer Atemluft messen. Dafür muss man in bestimmten Abständen pusten, entweder in ein Messgerät oder in eine Art Ballon, aus dem mithilfe eines Vakuumröhrchens die Atemluft angesaugt wird. Dann kann sie später in dem Vakuumröhrchen analysiert werden.

INFO

Kapselendoskopie

Kann ich nicht einfach eine Kapsel schlucken und dann wissen, was los ist? Gute Idee! Klappt in der Regel aber nicht. Bei der Kapselendoskopie schluckt der Patient eine Kapsel mit einer eingebauten Kamera (inklusive Leuchte, damit man auch was sieht!), die zwei oder mehr Bilder pro Sekunde aufnimmt und nach außen sendet. In der Regel muss der Patient dazu einige Stunden lang eine Art Empfänger am Bauch tragen, damit die Bilder gespeichert und später ausgelesen werden können. Dadurch wird auch eine ungefähre Lokalisation der Kapsel im Bauchraum ermöglicht. Die Kapsel wird nach dem Schlucken einige Stunden Bilder senden, irgendwann ist ihre Batterie verbraucht. Dann wird sie mit dem nächsten Stuhlgang ausgeschieden und als Einweg-Gerät weggeworfen. Recyclen ist bei der mit dem Stuhl ausgeschiedenen Kapsel leider keine Option.

Auf ihrer Reise durch den Darm kann die Kapsel aber – wie der Gastroenterologe mit seinem Endoskop mit der Kamera vorne dran – nur die Schleimhaut des Darms gut beurteilen. Das bedeutet, sie kann Bilder von Entzündungen aufnehmen, von Blutungen oder von etwas, das dort wächst, aber nicht da sein sollte. Eine zu enge Passage sollte idealerweise vor dem Schlucken der Kapsel ausgeschlossen werden, weil sonst die Kapsel stecken bleiben könnte. Dann geht nichts mehr durch und der Patient hat ein ganz neues Problem. Schlimmstenfalls wird er beim Chirurgen auf dem OP-Tisch landen, der die Kapsel dann per Darmschnitt rausholen muss, um die Darmpassage wieder zu ermöglichen.

Die Kapsel kann aber keine Aussage über die Funktion des Darms treffen, z. B. wie er seine eigentlichen Aufgaben der Verdauung und der Aufnahme von Nahrung erfüllt. Sie kann auch nicht erkennen, ob und wie viele mikroskopisch kleine Bakterien sich im Darm tummeln. Im Gegensatz zum Endoskop kann sie kein Gewebe entnehmen. Und – wieder im Gegensatz zum Endoskop – kann sie nicht von außen gesteuert werden, um sich vielleicht besonders interessante Bereiche noch einmal genauer anzuschauen. Und wird das (Darm-)Rohr zu weit, z.B. im Magen oder auch später im Dickdarm, ist selbst die Beurteilung der Schleimhaut durch die Kapsel nur noch unzureichend. Aus all diesen Gründen hat sich die Kapsel lediglich im Bereich der Dünndarmdiagnostik bei der Frage nach einer Entzündung oder einer bisher nicht erkannten, aber dort vermuteten Blutung durchgesetzt [13].

Vor dem Schlucken der Kapsel sollte unbedingt eine spezielle Dünndarm-Bildgebung von außen erfolgen, in der Regel eine »MRT-Untersuchung nach Sellink«. Dabei färbt man den Dünndarm mit Kontrastmittel an und schließt aus, dass es eine Engstelle oder Raumforderung gibt, wo die Kapsel stecken bleiben könnte.

Ablauf des Tests

Für den Lactulosetest muss man nüchtern sein. Bevor der Test beginnt, pustet man zum ersten Mal. Dieser erste Wert ist in der Analyse der sogenannte »Nullwert«, also der Wert, bevor der Darm mit dem Zucker »belastet« wurde.

Dann trinkt man diese süße Mischung (schmeckt lecker!) und schickt den Zucker so auf die Reise. Zunächst fällt die süße Lösung in den Magen. Weil man noch nüchtern ist und die Lösung flüssig, bleibt sie dort nicht lange. Sie läuft die im Magen extra für Flüssigkeiten vorhandene Magenrinne (»Magenstraße«) entlang und gelangt ohne große Verzögerung weiter in den Dünndarm und durch diesen hindurch.

Um einen Überblick über die gesamte Länge des Dünndarms zu bekommen und wo dort eventuell Bakterien sind, muss man drei Stunden lang alle 20 Minuten immer wieder pusten. Insgesamt zehnmal.

Auswertung des Tests

Analysiert wird, ab welchem (Puste-)Zeitpunkt in der Atemluft nicht nur von uns selbst produziertes und abgeatmetes Kohlendioxid zu sehen ist, sondern auch bakterielle Gase (Abb. S. 42). Meist sehen wir zuerst Wasserstoff. Oft auch noch Methan. Diese Gase müssen von Bakterien stammen, weil der Mensch sie nicht produzieren kann. Ab dem Zeitpunkt, wo diese Gase in der Atemluft zu finden sind, ist der Zucker also in Kontakt mit Bakterien gekommen.

Finden sich diese Gase in den ersten 90 bis maximal 120 Minuten, die seit dem Schlucken der Zuckerlösung vergangen sind, dann befinden sich diese Bakterien in der Regel noch im Dünndarm. Denn so lange braucht die Zuckerlösung, um durch den Dünndarm durchzukommen. Dort, im Dünndarm, haben sie aber nichts zu suchen. Wir sprechen deswegen in einem solchen Fall von einer »bakteriellen Fehlbesiedlung«. Also von Bakterien, die an der falschen Stelle sind. Die eigentlich in den Dickdarm gehören, sich von dort aber ausgebreitet haben bis in den Dünndarm. Keine bösen Bakterien. Keine Infektion. Nur eine Fehlbesiedlung. Aber eine mit oft unangenehmen Folgen. Diese Fehlbesiedlung führt nämlich dazu, dass unsere Verdauung gestört wird. Der Dünndarm gehört eigentlich uns und unserer Verdauung, den Bakterien gehört der Dickdarm weiter hinten. Und, noch schlimmer, diese hoch gewanderten Bakterien bekommen jetzt einfach immer zu viel zu essen. Sie sind zu weit oben, an Stellen im Darm, wo wir selbst noch gar nicht fertig sind mit unserer eigenen Verdauung.

Bakterielle Fehlbesiedlung

Patienten mit so einer bakteriellen Fehlbesiedlung haben in der Regel fast nach jedem Essen Symptome. Fast egal, was sie essen. Die Bakterien futtern immer mit und machen Gas. Leitsymptom der Patienten ist entsprechend: Gas. Starke, bei besonders schwer verdaulichem Essen stärkste Gasbildung in der Mitte des Bauchs. Gas, das nicht abgeht. Medizinisch: Meteorismus, also im Bauch gefangenes Gas, klassisches Aufgeblähtsein. Keine Flatulenz, das wäre (vermehrtes) Pupsen. Und das Gas macht meistens dann auch noch Probleme mit dem Stuhlgang. Je nach Gas entweder Durchfall oder Verstopfung.

Aber mithilfe des Atemtests haben wir jetzt eine Diagnose: bakterielle Fehlbesiedlung des Dünndarms. Meist benutzt man die englische Abkürzung SIBO (Small intestinal bacterial overgrowth, S. 72).

Die gute Nachricht: Das können wir behandeln! Nicht nur symptomatisch, wie beim »Reizdarm«, sondern kausal. Wir müssen die Bakterien halt dort wieder wegkriegen. Wie? Kommt noch! (S. 82)

SIBO – IMO – H_2S-SIBO (ISO) – die drei durch Bakterien produzierten Gase

Bakterien können im Rahmen ihres Stoffwechsels nicht nur Wasserstoff, sondern auch Methan und Schwefelwasserstoff produzieren. Das Gas entscheidet über die Therapie.

Bis vor wenigen Jahren beschränkte sich die Bestimmung von bakteriellen Gasen in Atemtests und die damit verbundene Bestimmung von bakterieller Aktivität im Darm auf die Analyse von Wasserstoff. Dem Patienten wurde eine Zuckerlösung verabreicht und dann in regelmäßigen Abständen gemessen, ob in seiner Atemluft ein signifikanter Wasserstoffanstieg zu sehen war. War dies der Fall, wusste man, dass ab diesem Zeitpunkt eine vermehrte bakterielle Fermentation mit entsprechender Produktion von Wasserstoff stattgefunden haben musste. Denn Wasserstoff ist das typische, im Rahmen des Bakterienstoffwechsels entstehende Gas, das dann wegdiffundiert und über die Lunge abgeatmet wird.
Fand man in der Atemluft der Patienten beim regelmäßigen Pusten im Rahmen der Testdauer keinen Wasserstoff, war der Test entweder negativ oder man sprach von einem »Non-Responder«. Ein solcher »Non-Responder« war ein Patient, der die typischen Symptome im Form von Gasbildung, Völlegefühl und Stuhlgangs-Auffälligkeiten entwickelte, aber nicht vermehrt Wasserstoff abatmete. Dann ging man davon aus, dass die vorhandenen Bakterien keinen Wasserstoff produzierten.
Atemtests der neueren Generation, wie wir sie in unserer Praxis verwenden oder auch über unsere Internetplattform vertreiben (S. 182), sind inzwischen in der Lage, nicht nur Wasserstoff, sondern auch Methan zu messen. Dadurch ist eine Unterscheidung zwischen einer klassischen (Wasserstoff-)SIBO und einer inzwischen als IMO klassifizierten Fehlbesiedlung möglich [14][15].

Klassische (Wasserstoff-)SIBO

Bei der klassischen (Wasserstoff-)SIBO ist dabei der Nachweis eines signifikanten Wasserstoff-Anstiegs in den ersten 90 bis maximal 120 Minuten nach Testbeginn entscheidend. Kommt es in diesem Zeitfenster zu einem Anstieg der Wasserstoffkonzentration von mehr als 20 ppm (Parts per Million) im Vergleich zum Ausgangswert, liegt eine klassische (Wasserstoff-)SIBO vor, bei der sich Dickdarmbewohner, in der Regel Klebsiellen und/oder E. coli, in den Dünndarm ausgebreitet haben [16].

IMO

Häufig haben Patienten aber zusätzlich zu den übermäßig Wasserstoff herstellenden Klebsiellen oder E. coli-Bakterien weitere Keime, die in der Lage sind, den zuerst produzierten Wasserstoff zu Methan (CH_4) weiter zu verarbeiten. Dann sieht man – zusätzlich oder auch nur noch – einen entsprechenden Anstieg von Methan. Als relevante Grenze gilt hier ein Anstieg von mindestens 10 ppm im Vergleich zum Ausgangswert. Da man festgestellt hat, dass die übermäßige Produktion von Methan immer unnormal ist, auch wenn sie in tieferen Darmabschnitten stattfindet, spricht man nicht mehr wie noch anfangs von einer »Methan-dominanten SIBO«, sondern stattdessen von einer »IMO«, einer »Intestinal Methanobacter Overgrowth«, also einer intestinalen Überwucherung mit Methanbildnern [17].

Das hat praktische Konsequenzen vor allem im Rahmen der Therapie, weil die typischerweise Methan-bildenden Keime keine klassischen Bakterien, sondern Arachaeen sind, die eine andere antibiotische Behandlung notwendig machen. Und Methan führt in der Regel zu einer krankhaft erhöhten Muskelspannung (Spastik) des Darmschlauchs, sodass die Betroffenen in der Regel nicht unter Durchfall, sondern unter Verstopfung leiden.

Schwefelwasserstoff-SIBO (ISO)

Neuere Forschungsergebnisse konnten inzwischen Schwefelwasserstoff (H_2S) als drittes von Darmkeimen produziertes Gas identifizieren. Man spricht dann von einer »H_2S-SIBO« oder neuerdings von einer ISO, also einer »intestinalen Schwefel-Überwucherung (overproduction)«. Auch hier ist es wieder eine Weiterverarbeitung des ursprünglich produzierten Wasserstoffs durch andere Darmbewohner, die den übelriechenden (!) Schwefelwasserstoff entstehen lassen.

Leider gibt es bisher zumindest in Europa keinen Atemtest, der das leicht zerfallende und schwierig zu messende Gas Schwefelwasserstoff analysieren kann. Ein erster Test ist in den USA aber bereits verfügbar (Triosmart-Test) und wird in den nächsten Jahren sicherlich auch in Europa und Deutschland zu haben sein. Bis dahin kann man sich aber oft mit der einfachen Frage nach dem Geruch von gelegentlich abgehenden Gasen weiterhelfen. Wasserstoff und Methan sind nämlich beide geruchlose Gase, die Pupse stinken also nicht. Schwefelwasserstoff hingegen hat den typischen Geruch nach faulen Eiern.

Wenn man also nicht nur an der Gasbildung, sondern gleichzeitig auch noch unter dem üblen Geruch der Pupse leidet (und vielleicht trotz Symptomen der Atemtest einen nur geringen oder gar kein Befund zeigt, eine sogenannte »Flatline«), sollte im Rahmen der Differenzialdiagnose (und der Therapie) auch das Vorliegen einer Schwefelwasserstoff-SIBO berücksichtigt werden.

Untersuchung	Wert	Referenzbereich
H_2 (max. Anstieg bis Minute 100)	**92 ppm**	< 20 (Steigerung über Basalwert bis Minute 100)
CH_4 (max. Anstieg)	**60 ppm**	< 10 (Höchstwert innerhalb 180 Minuten)
CO_2-Kontrolle (min. Wert)	3,3 %	≥ 2

Minute	H_2	CH_4	CO_2 (%)
0	4	19	3,6
20	5	20	3,7
40	8	20	3,7
60	33	36	3,5
80	96	51	3,4
100	84	50	3,5
120	115	60	3,3
140	119	55	3,5
160	109	51	3,5
180	60	36	3,9

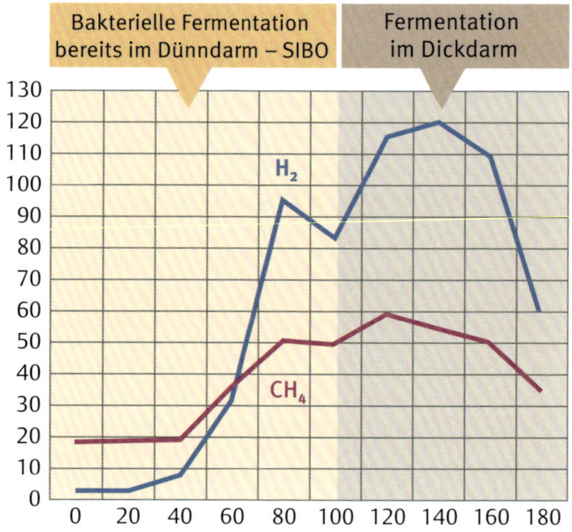

Daten basieren auf www.reizdarm-SOS.de

▲ Dieser Atemtest zeigt eine deutliche Fehlbesiedlung mit Wasserstoff (H_2) und Methan (CH_4) bildenden Keimen. Das in der Tabelle rechts aufgeführte (und von unserer eigenen Atmung stammende) Kohlendioxid (CO_2) dient nur der Kontrolle, ob ausreichend Atemluft aufgefangen wurde, um die Atemgasproben verwerten zu können.

Gibt es noch andere Atemtests?

Aufgrund seiner Lage in der Mitte zwischen Magen und Dickdarm müssen wir den Dünndarm indirekt prüfen (S. 37). Am besten durch Atemtests, bei denen wir einen Zucker auf die Reise schicken. In der Regel nehmen wir – zumindest, um einer SIBO auf die Spur zu kommen – Lactulose, weil dieser Zucker von uns nicht verdaut werden kann und somit ein Bild des gesamten Dünndarms liefert. Es gibt aber auch noch andere Zuckerlösungen, die verwendet werden [16][17].

Glukosetest

Häufig wird auch Glucose (Einfach-Traubenzucker) verwendet, um nach einer SIBO zu suchen. Viele Ärzte, vor allem in Deutschland, glauben sogar, dass Glukose eigentlich besser ist als Lactulose. Denn Glukose hat einen großen Vorteil: Alle Bakterien lieben Glukose! Lactulose lieben auch viele Bakterien, aber nicht alle, deswegen können im Lactulosetest eventuell auch mal einzelne Bakterienarten übersehen werden. Glukose hat aber auch einen Nachteil: Unser Darm liebt sie nämlich auch! Glukose ist der schnellste, einfachste und beliebteste Energielieferant für Bakterien, aber eben auch für uns. Deswegen sind wir und unser Darm so gebaut, dass wir Glukose sehr schnell aufnehmen können. Nichts fällt dem Darm leichter, als flüssige Glukose über die Darmwand direkt ins Blut zu bringen. Deswegen ist die Glukose schnell wieder weg. Und deswegen kann man mit ihr nicht den ganzen Darm prüfen, sondern nur die obe-

INFO

Herzrhythmusstörungen durch zu viel Gas?

Manche Patienten mit starker Gasbildung im oberen Magen-Darm-Trakt leiden nicht nur unter Völlegefühl, Aufstoßen oder Reflux von Magensäure, sondern tauchen immer wieder in der Notaufnahme von Krankenhäusern auf. Weil ihr Herz stolpert und sie verständlicherweise beunruhigt sind. Jedes Mal wird dann zur Sicherheit ein EKG geschrieben und eine Blutabnahme zum Ausschluss eines Herzinfarktes durchgeführt. Zum Glück jedes Mal ohne Ergebnis oder Auffälligkeiten. Irgendwann wird dann (hoffentlich) die Diagnose eines Roehmheld-Syndroms gestellt.

Das bedeutet, dass der mit Gas gefüllte Magen auf der unteren Seite des Zwerchfells so stark gegen das auf der anderen Seite des Zwerchfells gelegene Herz drückt, dass dieses in seiner Ausbreitung behindert wird und Stolperer oder Extra-Schläge entstehen. Dieses Phänomen ist störend und oft beängstigend, medizinisch aber harmlos. Das Herz ist gesund. Die Ursache liegt im Bauch. Und hier sollte auch die weitere Diagnostik erfolgen.

ren Dünndarmabschnitte. Und deswegen ist der Standardtest eben doch der mit Lactulose. Also der, der den ganzen Darm testet.

Für manche Patienten ist der Glukosetest aber durchaus sinnvoll. Vor allem für die mit vorherrschenden Oberbauch-Symptomen, also Symptomen fast direkt nach dem Essen, oft verbunden mit Aufstoßen, Rülpsen, Magendrücken. Manchmal führt das bis hin zu Herzrhythmusstörungen, weil der Magen bis hoch zum Herzen drückt und dadurch das Herz ins Stolpern gerät. Es gibt sogar einen eigenen medizinischen Namen dafür: Roemheld-Syndrom. Für diese »Oberbauch-Patienten« ist oft auch der Glukosetest sinnvoll. Eventuell anstelle oder zumindest zusätzlich zum Lactulosetest.

Laktose und Fruktose

Viele Therapeuten benutzen Atemtests auch zur Bestimmung einer klassischen Kohlenhydrat-Intoleranz. Also um zu gucken, ob man spezielle Zucker wie Laktose (Milchzucker) oder Fruktose (Fruchtzucker) »verträgt«, d.h. verdauen kann.

Das Test-Prinzip ist das gleiche wie bereits beim Lactulosetest beschrieben (S.37). Allerdings sollten nach Gabe von Laktose oder Fruktose eigentlich nie bakterielle Gase in der Atemluft zu finden sein. Zumindest dann nicht, wenn man diese Zucker verdauen kann. Nur wenn man es nicht kann – wie man es vielleicht schon vermutet hat, z.B. weil es einem nach Milch immer schlechtgeht –, dann bleibt der Zucker im Darm, weil man ihn nicht wegbekommt. Im Falle von Laktose deswegen, weil ein bestimmtes

FAZIT

Was wir jetzt wissen

Durch Atemtests kann festgestellt werden, ob wir eine Fehlbesiedlung unseres Dünndarms mit eigentlich in den Dickdarm gehörenden Bakterien haben. Also eine SIBO. Oder eine IMO. Und wir haben (hoffentlich) ausgeschlossen, dass wir Laktose und Fruktose prinzipiell nicht vertragen.

Enzym zur Aufspaltung des Milchzuckers fehlt, die Lactase. Sie fehlt übrigens bei über 60 Prozent aller Menschen weltweit. Oder, im Falle von Fruktose, weil bestimmte Transporter fehlen, die die Fruktose vom Darm ins Blut bringen müssen. Dann kommen diese Zucker auch in Kontakt mit Bakterien und man findet in der Atemluft der Betroffenen bakterielle Gase, die da eigentlich nicht hingehören. Man hat dann eine spezifische Unverträglichkeit gegen diesen einen Zucker.

INFO

Ist ein FoodMarble Aire sinnvoll?

Immer mal wieder werde ich gefragt, ob das in vielen Lifestylemagazinen beworbene Device FoodMarble Aire ein geeignetes Werkzeug sei, um den Bakterienstoffwechsel im Darm nach Mahlzeiten zu messen. Und ob man damit den aufwendigen Atemtest nicht umgehen oder ihn ersetzen könne.

FoodMarble ist ein seit einigen Jahren auch in Deutschland über das Internet verfügbares, mit einer Handy-App verbundenes Gerät, mit dem man zu jedem beliebigen Zeitpunkt bakterielle Gase in der eigenen Ausatemluft messen kann. Der Hersteller bewirbt das Gerät damit, dass SIBO- oder auch generell Reizdarmpatienten mit gastrointestinalen Symptomen, insbesondere bei starker Gasbildung nach dem Essen, damit messen können, wie stark die von ihnen aufgenommene Nahrung Futter für Bakterien im Darm wird. Dazu müssen sie nach jeder Mahlzeit die von den Bakterien produzierten Gase in ihrer Ausatemluft messen. Eigentlich eine bestechende Idee und in vielen Fällen tatsächlich hilfreich. Man kann beliebig oft messen, ohne großen Aufwand, und einen Eindruck davon gewinnen, wie gut man einzelne Lebensmittel oder Mahlzeiten verdaut hat bzw. wie viel die Bakterien im Darm davon abbekommen.

Nachteile des Geräts

Leider kann aber das rechte teure Gerät (knapp 170 € für die Messung nur von Wasserstoff bzw. knapp 230 € für die Messung von Wasserstoff und Methan) die Durchführung eines (Lactulose-)Atemtests zur Sicherung der Diagnose einer SIBO nicht ersetzen. Es fehlt die genaue Validierung anhand von Grenzwerten für die einzelnen Gase zu bestimmten Zeitpunkten. Und vor allem ist im Gegensatz zum Atemtest, wo man über drei Stunden alle 20 Minuten pusten muss, keine Lokalisierung der Bakterien im Darm möglich. Man weiß also nicht, an welcher Stelle die Bakterien sich befinden, ob man bereits eine Fehlbesiedlung im Dünndarm hat oder ob man unter einer übermäßigen Fermentation im Dickdarm leidet. Eine diagnosebezogene Therapie ist somit kaum möglich.

Trotzdem kann das kleine Gerät – wenn man es sich leisten kann – zum Austesten einzelner Lebensmittel in manchen Fällen hilfreich sein. Aber zumindest einmal am Anfang wird die Durchführung eines medizinisch validierten Atemtests mit genauer Lokalisationsdiagnostik der bakteriellen Darmbesiedlung nötig sein.

Wichtige Bluttests in der Magen-Darm-Diagnostik

Blut abnehmen – eine der häufigsten Tätigkeiten in Arztpraxen. Eine der wichtigsten Säulen der modernen Medizin. Viele Ursachen von Symptomen und Krankheiten, viele Zusammenhänge lassen sich im Blut erkennen. Gesundheitliche Probleme lassen sich Körperregionen oder Organen zuordnen und Ergebnisse der Blutanalyse bilden die Grundlage für die Durchführung und Erfolgskontrolle zahlreicher Therapien.

Was ist Blut überhaupt?

Blut ist eine Mischung. Ungefähr je zur Hälfte aus Körperzellen (Blutkörperchen) und Flüssigkeit (Blutplasma). Alle Zellen des Blutes, die Blutkörperchen, werden im Knochenmark, dem Inneren unserer Knochen gebildet. Dort entstehen rote und weiße Blutkörperchen sowie die Blutplättchen.

DIE ROTEN BLUTKÖRPERCHEN haben den größten Anteil an diesen im Blut schwimmenden Zellen (Medizinisch: Erythrozyten). Deswegen ist das Blut auch rot. Die Hauptaufgabe dieser roten Zellen ist der Transport von Sauerstoff.

DIE WEISSEN BLUTKÖRPERCHEN sind so eine Art Polizei des Körpers (Medizinisch: Leukozyten). Sie benutzen das Blut als eine Autobahn, um schnell von einem Ort zum anderen zu kommen und immer dort einzugreifen, wo sie gebraucht werden. Im Falle einer schweren Infektion mit hohem Fieber finden sich deswegen in der Regel besonders viele solcher Leukozyten auf der Autobahn, sie wollen schnell an den Ort des Geschehens kommen. Die hohe Anzahl lässt sich dann im Blut nachweisen. Die weißen Blutkörperchen teilen sich noch einmal in verschiedene Untergruppen auf, wie die Polizei in verschiedene Abteilungen mit unterschiedlichen Spezial-Aufgaben. So sind z. B. die Neutrophilen eher für Bakterien zuständig, die Lymphozyten eher für Viren.

DIE BLUTPLÄTTCHEN sind viel kleiner und keine wirklichen Zellen mehr (Medizinisch: Thrombozyten). Man kann sie sich wirklich wie Plättchen vorstellen, die sich im Falle einer Wunde blitzschnell über den Defekt legen, um ihn zu verschließen.

DAS BLUTPLASMA ist eine Flüssigkeit, die andere Hälfte des Blutes, der Teil ohne Zellen. Dessen Zusammensetzung gibt Auskunft darüber, was im Körper gerade los ist. Man kann an Boten- und Signalstoffen eine Entzündung erkennen, die der Körper in solchen Fällen produziert. Man kann Notlagen einzelner Organe erkennen, die ihre spezifischen Stoffe dann oft in großer Menge ins Blut abgeben. Man sieht Hormone und Enzyme und bekommt eine Einschätzung über die Verteilung der vielen vom Körper selbst gebildeten Eiweiße, z. B. Antikörper. Und man kann die in der Flüssigkeit enthaltenen Nährstoffe analysieren, weswegen Blutabnahmen in der Regel nüchtern stattfinden sollten, um nicht einen falschen Eindruck zu bekommen. Man erhält einen Einblick über die Versorgung (manchmal auch Überversorgung) mit Makronährstoffen wie Eiweiß, Fett oder Zucker, hofft auf die richtige Verteilung der Elektrolyte und analysiert den Gehalt von Vitaminen und Mikronährstoffen.

Auch für Magen-Darm-Patienten bedarf es im Rahmen der Abklärung ihrer Beschwerden immer auch einer Blutabnahme. Zuallererst muss ausgeschlossen werden, dass ein einzelnes Organ der Übeltäter und damit für alle Probleme verantwortlich ist.

Die »Hausarzt-Blutanalyse«

Das ist die typische Blutabnahme, die jeder Hausarzt macht. Man bestimmt Leber- und

Gallewerte, bestimmte Enzyme der Bauchspeicheldrüse sowie die sogenannten »Retentionswerte«, um einen Überblick über die (ausreichende?) Entgiftungsleistung der Niere zu bekommen. Man macht ein »Blutbild«, um die im Blut schwimmenden Zellen zu beurteilen, und analysiert zum Ausschluss einer Entzündung das C-reaktive Protein (CRP). Zur Beurteilung der Stoffwechselsituation werden in der Regel auch der Blutzucker (Glukose), der Langzeitzucker-Wert (HbA1c) und das für die Prävention von Gefäßschäden wichtige Cholesterin beurteilt.

Sorgfältige Ärzte geben manchmal sogar noch einen Teil des ihnen zur Bestimmung von Laborparametern zur Verfügung stehenden Budgets zur Bestimmung von Hormonen. Zumindest die regelrechte Funktion der Schilddrüsen-Hormon-Achse sollte bei jedem Reizdarmpatienten überprüft werden (Minimum: Bestimmung des TSH-Wertes). Sinnvoll ist auch die Analyse des in der Nebenniere gebildeten Cortisols als Einblick in die Stresshormonachse des Körpers.

Wenn all diese Parameter unauffällig sind, ist der Arzt meist zufrieden, eine schwerere, Organ-spezifische Erkrankung weitgehend ausgeschlossen (und jetzt auch endgültig das von den Krankenkassen zugestandene Budget erschöpft). Wie schon nach der Endoskopie beim Gastroenterologen wird dem Patienten freudig verkundet, dass er gesund sei und sich keine weiteren Sorgen zu machen brauche.

Nun macht sich der typische Reizdarmpatient meist keine Sorgen vor einer schlimmen Erkrankung. Aber er hat trotz der unauffälligen Blutentnahme weiter Beschwerden. Deswegen bedarf es in der Regel einer weiteren Abklärung. Auch im Blut.

Spezifische zusätzliche Parameter beim Reizdarmsyndrom

Bei Reizdarmpatienten sollten unbedingt zusätzliche Parameter im Blut geprüft werden, vor allem sollten durch Gluten und Histamin ausgelöste Beschwerden ausgeschlossen werden.

Gluten

Zum Ausschluss einer Zöliakie, einer durch Gluten verursachten Entzündung (S. 47), sollten die Antikörper bestimmt werden, die diese Entzündung verursachen. Im minimalen Fall ist das die Bestimmung der hochspezifischen Transglutaminase-2-Antikörper des Typs IgA, zusammen mit dem Gesamt-IgA-Wert. Den Gesamtwert benötigt man, um einen genetisch bedingten Mangel an Immunglobulinen des Typs A auszuschließen, was immerhin zwei Prozent der Bevölkerung betrifft und was dann die Antikörper-Diagnostik wertlos macht. Im Falle eines solchen IgA-Mangels müssen alternativ die Transglutaminase-2-Antikörper vom Typ IgG bestimmt werden.

Idealerweise sollten als Hinweis auf eine eventuelle Sensibilisierung gegenüber Gluten auch noch die Gliadin-Antikörper (typischerweise wieder vom Typ IgA, bei entsprechendem Mangel ebenfalls IgG) gemessen werden, die zwar unspezifischer, aber deutlich sensitiver sind. Bei neurologischen Symptomen, wie kognitiven oder motorischen Problemen im Zusammenhang mit dem Verzehr von Getreideprodukten, sollte auch eine Diagnostik von Transglutaminase-6-Antikörpern erfolgen, die sich bei solchen Patienten vermehrt nachweisen lassen.

Gluten und Weizen

Gluten ist ein Eiweiß-Gemisch in Körnern und Mehl der am häufigsten bei uns verwendeten Getreidesorten, besonders in Weizen. Bei manchen Menschen kann es Probleme auslösen.

Gluten wird oft »Klebereiweiß« genannt und findet sich vor allem in Weizen, Dinkel, Roggen und Gerste. In geringen Mengen lässt es sich oft auch in Hafer nachweisen (als Verunreinigung, wenn Hafer in denselben Getreidemühlen wie die anderen Sorten verarbeitet wurde). Auch zahlreiche »Ur-Getreide« enthalten Gluten, z.B. Emmer. Meist aber in geringeren Mengen, weil Gluten in die modernen Getreidesorten gezielt hineingezüchtet wurde. Gluten lässt sich nämlich aufgrund seiner Klebeeigenschaften sehr gut backen.

Auf der anderen Seite ist Gluten aber ein Reizstoff für den menschlichen Darm. Im Extremfall, bei einer Zöliakie, werden Antikörper gegen Bestandteile des Proteingemischs gebildet und führen zu einer schweren Entzündung. Insbesondere die Dünndarmschleimhaut in ihrem oberen Bereich, dem Zwölffingerdarm, ist betroffen. Die Entzündung führt zu einer deutlich eingeschränkten Aufnahmefähigkeit, entsprechenden Mangelzuständen bis hin zu Gewichtsverlust und einem starken Krankheitsgefühl. Auch Gluten-bedingte Hautveränderungen und neurologische Symptome sind bei solchen Patienten beschrieben.

Aber auch nach Ausschluss einer Zöliakie durch entsprechende Blutdiagnostik sowie – im Verdachtsfall – einer Probenentnahme der Schleimhaut im Zwölffingerdarm im Rahmen der Magenspiegelung bleibt Gluten ein Stoff, der zwar schöne Backwaren produziert, für den Darm aber reizend wirkt. Insbesondere das Leaky-Gut-Syndrom (S.122) findet sich in geringem Ausmaß bei vielen Menschen nach nahezu jeder glutenhaltigen Mahlzeit. Deshalb muss aber nicht jeder zwingend auf Gluten verzichten, besonders nicht, wenn keine Beschwerden auftauchen. Bei unseren Magen-Darm-Patienten führt allerdings eine Verringerung von glutenhaltigem Getreide – insbesondere von meist stark glutenhaltigen Weizenprodukten – oft zu einer Verbesserung ihrer Symptome. Glutenfreie Alternativen für Back- und Teigwaren sind z.B. Kartoffeln, Reis, Hirse, Quinoa, Amaranth und Buchweizen. Weitere Hinweise finden Sie auf der Homepage der Zöliakiegesellschaft (S.182).

Weizen – das schlimmste aller Getreide?

Tatsächlich nimmt Weizen eine Sonderstellung bei den Getreiden ein. Zumindest hinsichtlich seiner Verträglichkeit für Reizdarmpatienten. Dafür gibt es verschiedene Gründe. Weizen hat einen hohen Glutengehalt und ist außerdem das Getreide, gegen das am häufigsten klassische Allergien entwickelt werden (im Blut: positiver IgE-Nachweis gegen Weizenprotein).

Darüber hinaus beschreibt sogar die Deutsche Reizdarm-Leitlinie eine Nicht-Zöliakie-Weizen-Sensitivität (NZWS) [7]. Dabei kommt es nach Genuss von Weizen zu Bauchbeschwerden in Form von Durchfall oder Schmerzen. Aber auch Kopfschmerzen oder Müdigkeit können durch eine Weizenmahlzeit ausgelöst werden. Da diese Symptomatik nur bei Weizen auftritt, wird vermutet, dass es neben Gluten noch weitere weizenspezifische Auslöser gibt. Hauptverdächtig und wahrscheinlich zumindest mitverantwortlich sind sogenannte »Amylase-Trypsin-Inhibitoren« (ATIs), die im Weizen besonders häufig vertreten sind und Immunreize bis hin zu Entzündungsreaktionen triggern können.

Biomarker im Blut–wie bei der Zöliakie–existieren für die NZWS leider nicht, sodass es eine Ausschluss-Diagnose bleibt. Wenn eine klassische Zöliakie ausgeschlossen ist, Patienten aber nach Genuss von Weizen immer über Durchfall, Bauchschmerzen oder auch Allgemeinsymptome wie Abgeschlagenheit, Müdigkeit oder Kopfweh klagen, sonst aber nie, dann ist eine NZWS ziemlich wahrscheinlich. Und dann ist es sicher eine gute Idee, Weizen eher zu meiden. Nicht alle glutenhaltigen Getreide, aber zumindest Weizen.

Weizen hat noch mehr Besonderheiten. Denn es gibt auch noch die »Wheat Dependent Exercise Induced Anaphylaxis« (WDEIA), auf Deutsch: weizenabhängige, anstrengungsinduzierte Anaphylaxie. Diese Spezialform der Allergie tritt nur auf, wenn nach dem Verzehr von Weizen eine körperliche Anstrengung erfolgt, meist nur bei starker Anstrengung. Und auch nicht immer. Manchmal auch nur, wenn der Patient zusätzlich Medikamente nimmt oder Alkohol getrunken hat. Insofern schwer zu diagnostizieren. Die Symptome können allerdings dramatisch sein: Es handelt sich nicht um Magen-Darm-Beschwerden wie Bauchschmerzen oder Durchfall (wie bei der NZWS), sondern um klassische Allergiesymptome mit Ausschlag, Quaddelbildung (Urtikaria) bis hin zu Luftnot und anaphylaktischem Schock. Zur Vorbeugung solch drastischer Symptome ist es hilfreich, sich bezüglich der Auslöser sicher zu sein. Deswegen ist es in solchen Fällen wichtig, eine Diagnose zu bekommen.

Ein starker Hinweis auf das tatsächliche Vorliegen einer WDEIA ist der Nachweis spezifischer IgE-Antikörper gegen Omega-5-Gliadin, was wahrscheinlich das Hauptallergen bei WDEIA ist. Manchmal hilft auch ein Prick-Hauttest, wie ihn Allergologen durchführen: Man gibt Weizenextrakt auf die Haut des Unterarms und ritzt die Haut mit einer kleinen Nadel an, um den Kontakt des Immunsystems mit dem Extrakt zu fördern. Kommt es dann zu einer Quaddelbildung, hat das Immunsystem reagiert. Je größer die Quaddel, desto stärker. Aber auch bei negativem Test gilt: Treten allergische Symptome immer nach Weizengenuss plus Sport auf, braucht es keine Biomarker oder Tests. Dann sollte man Weizen einfach meiden.

Histamin

Wichtig für Patienten mit Darmsymptomen ist auch noch die individuelle Verträglichkeit eines weiteren Reizstoffs aus der Natur: Histamin. Gemessen im Blut werden in der Regel die Aktivität der Diaminooxidase (DAO) als wichtigstes Abbauenzym für Histamin und idealerweise gleichzeitig die damit in Verbindung stehende Menge an Histamin im Blut. So hat man – zwar als Momentaufnahme zu diesem Zeitpunkt, aber immerhin – einen Einblick, ob bei dem Patienten eine Histamin-Problematik mit zu berücksichtigen ist:

- Bei deutlich verringerter DAO- und erhöhten Histaminwerten besteht der Verdacht auf eine klassische Histaminintoleranz. Sie kann entweder genetisch bedingt sein (kann im Blut ebenfalls nachgewiesen werden) oder – häufiger – als Folge einer Unterversorgung mit Mikronährstoffen und Vitaminen (vor allem Kupfer, in gewissem Maß auch Zink und Vitamin B_6) auftreten.
- Findet sich hingegen eine normale (oder sogar über den Normbereich hochregulierte) DAO bei trotzdem erhöhtem Histamingehalt des Blutes, stellt sich die Frage nach einer spezifischen Allergie (S. 132) oder einer Überforderung der (eigentlich intakten) Abbaukapazitäten des Körpers durch eine maximale Histaminbelastung (S. 135). In den meisten Fällen ist der Übeltäter dann der Darm.

Doch eine spezifische Nahrungsmittelallergie?

Im Rahmen einer Blutabnahme zur Abklärung von Magen-Darm-Problemen sollte auch eine Basisdiagnostik bezüglich des Vorliegens einer spezifischen Lebensmittelallergie erfolgen. Dazu gehört die Bestimmung des Gesamt-IgE-Wertes, der darüber Auskunft gibt, ob eine generelle allergische Empfindlichkeit (Prädisposition) des Patienten besteht. Man guckt also, ob die Gesamtzahl der für eine Allergie typischen IgE-Antikörper erhöht ist. Außerdem

INFO

Alpha-Gal-Syndrom

Bei der »Fleisch«-Allergie namens Alpha-Gal-Syndrom (AGS) gegen rotes Fleisch kommt es bei Betroffenen zur Bildung von Antikörpern gegen »Alpha-Gal«, einem bestimmten Eiweiß in rotem Fleisch von Säugetieren. Diese Antikörper (können) entstehen nach dem Stich durch Zecken. Aber nur dann, wenn diese zuvor bereits eine Blutmahlzeit eines Rindes genossen haben und jetzt, beim Saugen am Menschen, den Rest dieser Mahlzeit als »Antigentrigger« in den Körper des Menschen bringen. Dann bilden diese gestochenen Personen Antikörper gegen Alpha-Gal, das eigentlich aus dem (zuvor gestochenen) Rind kommt. Und dann vertragen sie in Zukunft kein Rindfleisch mehr. Entsprechende Symptome treten bei den Betroffenen oft erst einige Stunden nach dem Verzehr von rotem Fleisch auf, können aber sehr vielfältig sein. Von Magen-Darm-Beschwerden über Quaddelbildung (Urtikaria) bis Anaphylaxie, die schwerste Form der allergischen Reaktion, ist alles möglich [18]. Deswegen sollten Antikörper gegen Alpha-Gal ebenfalls zumindest beim ersten »Work-up« eines möglichen Reizdarmpatienten mitbestimmt werden.

sollte eine spezifische IgE-Testung auf die klassischen Lebensmittelantigene erfolgen – also die, die auf den Speisekarten in den Restaurants immer erwähnt werden.

Diese häufigsten »Klassiker« sind: Erdnuss, Soja, Fisch, Milcheiweiß, Ei und natürlich der Weizen. Das sind »Sofort-Typ-Allergien«, die in der Regel direkt nach Genuss der jeweiligen Lebensmittel zu Symptomen führen. Am häufigsten kommt es zu einem harmlosen oralen Allergiesyndrom, mit Jucken, Kratzen oder Brennen der Mundschleimhaut. Dann werden die Betroffenen wahrscheinlich automatisch das entsprechende Lebensmittel meiden. Manchmal finden sich diese Stoffe aber auch in Lebensmitteln, in denen man sie nicht vermuten würde. Stichwort: Fertigprodukte.

Und nicht immer beschränkt sich die Reaktion auf harmlose Symptome im Mundbereich. Im schlimmsten Fall kann ein Patient auch röchelnd zusammenbrechen. Dann spricht man von einer schweren anaphylaktischen Reaktion. Tritt am häufigsten übrigens bei Erdnuss auf, in der Regel schon im Kindesalter. Um solche Reaktionen zu verhindern, weisen Restaurants diese Allergene immer in ihren Speisekarten extra aus. Und wegen solcher möglicher Reaktionen sollte man auch wissen, ob sich die Neigung zu einer allergischen Reaktion im Blut erkennen lässt. Dann sollte man ausprobieren, ob das simple Weglassen dieses einen spezifischen Lebensmittels bereits mit einer Besserung der Symptomatik einhergeht.

Die umstrittenen »IgG (4)«-Tests

Weit verbreitet und als Selbsttest im Internet erhältlich sind auch sogenannte »IgG- oder IgG 4-Tests«. Dabei handelt es sich um Bluttests mit Bestimmung spezifischer Antikörper gegen zahlreiche Lebensmittel. Diese Antikörper gehören jedoch nicht zur klassischen Allergie-Antikörperklasse IgE, sondern es handelt sich um IgG-Antikörper. IgG-Antikörper sind im Rahmen einer Allergie eigentlich toleranzvermittelnde Antikörper. Das bedeutet, der Körper hat verstanden, dass die durch die Antikörper erkannten Stoffe und Lebensmittel harmlos sind und keinen Schaden anrichten. Deswegen bildet er auch keine IgE-Antikörper (mehr). Trotzdem wird von den Firmen, die diese Antikörper-Tests anbieten, empfohlen, alle Nahrungsmittel, gegen die solche IgG-Antikörper gefunden werden (und es sind meist sehr viele!), in Zukunft für immer oder zumindest für einige Monate zu meiden.

Dieses Vorgehen und diese Empfehlung sind medizinisch sehr umstritten [19]. Oft sind viele Grundnahrungsmittel betroffen und das komplette Meiden aller im IgG-Test positiv getesteten Nahrungsmittel bringt oft mehr Schaden als Nutzen. Persönlich habe ich bisher keine eindeutigen positiven Effekte durch das Weglassen der IgG-positiv-getesteten Nahrungsmittel gesehen, sodass ich diese Tests nicht (mehr) verwende.

Beim Vorliegen zahlreicher IgG-Antikörper gegen verschiedenste Lebensmittel ist wahrscheinlich eher von einer zumindest in der Vergangenheit bestehenden, aber eventuell auch andauernden Barrierestörung der Darmschleimhaut im Sinne eines Leaky-Gut-Syndroms auszugehen. Dadurch bekommt das auf der Blutseite aktive Immunsystem zu viel Kontakt mit Nahrungsbestandteilen auf der Darmseite und wird entsprechend viele Antikörper bilden. Zwar »nur« vom Typ IgG, also sozusagen als Anzeichen dafür, dass es diese Lebensmittel als normale Bestandteile unserer Nahrung akzeptiert. Aber noch besser wäre es wahrscheinlich, wenn die Darmbarriere intakt wäre und das Immunsystem gar nicht reagieren müsste. Wir müssen also den Leaky Gut therapieren und die Barriere wiederherstellen! Kommt noch (S. 126)!

Und ein bei vielen Nahrungsmitteln leuchtend roter IgG-Test sollte unbedingt auch Anlass sein, die eigene Verdauung zu verbessern. Denn gut verdaute und zerlegte Nahrungsmittel sind nicht mehr als solche erkennbar und werden das Immunsystem auch nicht mehr triggern.

Analyse der Versorgung mit (Mikro-)Nährstoffen und Vitaminen

Die ideale Blutabnahme im Rahmen der Magen-Darm-Diagnostik sollte zu guter Letzt noch einen Überblick über die Versorgung mit den wichtigsten Vitaminen und Mikronährstoffen vermitteln. Bei vielen Darmpatienten bestehen Mängel. Durch entsprechende Substitution mit Nahrungsergänzungsmitteln können oft Stoffwechsel- und Entgiftungsvorgänge, aber auch Immunfunktion und Schleimhautaufbau deutlich verbessert werden. Die am häufigsten gefundenen Defizite betreffen:

EISEN: vor allem bei jungen Frauen aufgrund der monatlichen Menstruationsblutung. Die Substitution erfolgt bei Magen-Darm-Symptomen idealerweise »parenteral«, also als Infusion über die Vene, weil Eisen oft Magen-Darm-Probleme verursachen kann. Falls das nicht möglich ist, sollten pflanzliche Eisenpräparate in niedriger Dosierung probiert werden, z. B. aus Curry und in Kombination mit Vitamin C, was die Eisenaufnahme deutlich verbessert.

ZINK: einer der häufigsten Mängel bei Darmpatienten aufgrund mangelnder Versorgung und Aufnahme. Zink ist aber essenziell für die Darmschleimhaut. Die Substitution erfolgt oral täglich, aber immer zum Abend aufgrund der besseren Verträglichkeit als am Morgen. Oft sind höhere Dosen, also zwei oder drei Tabletten notwendig, dabei immer langsam beginnen! Bei fehlendem Anstieg eventuell Vitamin A niedrig dosiert dazunehmen, das verbessert oft die Aufnahme.

SELEN: stark regional, weil die Böden starke Unterschiede im Selengehalt aufweisen. Selen ist ein wichtiger Kofaktor für unsere Entgiftung, unseren Energiehaushalt, unsere Schilddrüse und für unsere Schleimhautfunktion. Substitution 100 bis 200 µg morgens zum Frühstück.

VITAMIN D: das Sonnenvitamin. Die Aufnahme erfolgt kaum über die Nahrung, sondern die Versorgung basiert auf der Bildung über die Haut unter ausreichender Sonnenexposition. Irgendwie gibt es aber zu wenig Sonne oder wir sind nie draußen, und wenn, dann immer mit Sonnencreme (blockiert die Bildung fast komplett!). Vitamin D ist jedenfalls fast nie im Normbereich, deshalb kann man es fast immer substituieren, zumindest in Dosen von 1000 bis 2000 Einheiten pro Tag. Es ist essenziell für unsere Kalziumaufnahme und damit für unsere Knochen, aber auch wichtig für Immunsystem, Nerven und Psyche. Vitamin D wird als fettlösliches Vitamin am besten direkt zum Essen eingenommen. Dann ist die Aufnahme besser.

VITAMIN B_{12}: der klassische Mangel aller Vegetarier, weil es fast nur in Fleisch in ausreichendem Maße vorhanden ist. Es ist auch oft im Mangel bei Patienten mit zu wenig Magensäure, z. B. bei der (häufigen!) Einnahme von Magen-

FAZIT

Was wir jetzt wissen

Nach der Blutuntersuchung wissen wir hoffentlich, ob wir ein Organproblem haben, ob wir auf Gluten oder Histamin achten müssen, ob eine spezifische Nahrungsmittelallergie vorliegt und wie gut wir mit den wichtigsten Mikronährstoffen und Vitaminen versorgt sind.

säureblockern (wie Pantoprazol), und bei Patienten mit Problemen im Ileum, dem letzten Teil des Dünndarms, in dem Vitamin B_{12} aufgenommen wird. Die klassische Substitution – zumindest zu Beginn – ist als Spritze, subkutan unter die Haut oder in die Muskeln des Pos, weil der Aufnahmeprozess von Vitamin B_{12} kompliziert ist und man durch Spritzen sicherstellt, dass es im Körper ankommt. Bei kleineren Mängeln oder im weiteren Verlauf ist oft aber auch die orale Gabe ausreichend, am besten in Form eines Vitamin-B-Komplex-Präparates, weil oft viele andere B-Vitamine, insbesondere Vitamin B_6 und Biotin, auch nicht ausreichend vorhanden sind.

HINWEIS

Kostenübernahme

Leider werden in der Regel erweiterte Blut-, Stuhl- und Urinanalysen, mit denen man dem Reizdarmgeschehen genauer auf die Schliche kommen kann, von den gesetzlichen Krankenkassen nicht übernommen. Es sind meist Selbstzahlerleistungen, die von spezialisierten Therapeuten (Ärzten oder Heilpraktikern) in Auftrag gegeben werden. Sie können diese Untersuchungen aber auch selbst im Internet bei darauf spezialisierten Laboren bestellen (S. 182).

Urintests

Bei spezifischen Fragestellungen können zur Abklärung eines Reizdarmsyndroms auch Urintests zur Anwendung kommen. Dazu gehören Tests auf D-Arabinitol bei Verdacht auf Überwucherung des Darms mit Candidapilzen, Tests auf durch Bakterien gebildete, organische Säuren im Urin oder auf Abbauprodukte des Histaminstoffwechsels. Da diese nur selten eingesetzt werden, finden Sie in meinen Empfehlungen (S. 182) einen Verweis auf die Internet-Seite von Laboren, die diese Tests anbieten. Dort werden Indikation und Durchführung gut beschrieben.

WAS HABE ICH DENN JETZT EIGENTLICH GENAU?

Verschiedene »Reizdarm-Typen« lassen sich anhand ihrer Hauptbeschwerden identifizieren. Je nachdem, zu welchem Typ Sie gehören, gibt es verschiedene Therapiemöglichkeiten.

Um festzustellen, welcher Reizdarm-Typ vorliegt, wird der Reizdarm traditionell, z.B. im Rahmen der Rom-4-Kriterien, in Unterformen aufgeteilt [8]. Abweichend von diesen Kriterien werde ich zur besseren Verständlichkeit vier (statt drei) nach dem jeweiligen Leitsymptom geordnete Subtypen unterscheiden.

Meiner Erfahrung nach findet man bei Betroffenen die folgenden vier verschiedenen »Reizdarm-Typen« mit jeweils unterschiedlichem Leitsymptom:

1. Reizdarm D: der Reizdarm vom Durchfalltyp
2. Reizdarm O: der Reizdarm vom Verstopfungs- bzw. Obstipationstyp
3. Reizdarm S: der Reizdarm vom Schmerztyp
4. Reizdarm B: der Reizdarm vom Blähungstyp

Natürlich gibt es Mischformen. Aber meist ist trotzdem eines der Symptome das bestimmende. Und zum Verständnis ist es auf jeden Fall hilfreich, die einzelnen Typen getrennt zu betrachten. Auf geht's: Auf dass jeder Leser und jede Leserin sich in mindestens einem Typ wiedererkennen möge!

Reizdarm D: der Durchfalltyp

Es läuft und läuft und läuft ... Der Durchfalltyp kennt alle Toiletten in den Gegenden oder den Gebäuden, in denen er sich häufig bewegt oder aufhalten muss. Er muss mindestens dreimal am Tag auf Toilette (alles andere wäre noch normal), und oft pressiert's, d. h., er hat keine Zeit, er kann den Stuhl kaum halten. Im Mediziner-Englisch hat er »Urge«.

Der Stuhl, der dann rauskommt, ist meist flüssig, mindestens aber breiig. Manchmal hat er auch noch Gas und Schmerzen, aber im Vordergrund steht klar der Durchfall. Nachts allerdings, wenn er schläft, dann schläft er durch. Der Durchfall ist weg, er wacht nicht auf. Das spricht sehr stark für eine funktionelle Störung, also einen Reizdarm, und gegen eine andere, insbesondere entzündliche Ursache. Die Entzündung würde nachts nicht schlafen. Der Patient und sein Reizdarm schon.

Diagnose

Für diesen Patienten ist die wichtigste Untersuchung der Stuhltest – neben der hoffentlich schon durchgeführten Darmspiegelung (unbedingt mit Probenentnahme auch bei unauffälliger Schleimhaut, zum Ausschluss der sogenannten »mikroskopischen Kolitis«!). Hier insbesondere die biochemische Analyse (S. 28). Damit kann man Entzündungsmarker ausschließen. Außerdem sieht man, ob die Bauchspeicheldrüse ausreichend Enzyme produziert und ob die Aufnahme der Gallensäuren klappt. Oder sind sie eventuell für den Durchfall verantwortlich? In der mikrobiologischen Stuhlanalyse achtet man besonders auf Überwucherung mit Pilzen oder eine deutliche Dysbiose, also eine Verschiebung der normalen Flora des Darms.

Oft ist die Ursache damit bereits gefunden. Wenn nicht, müssen unbedingt auch Atemtests durchgeführt werden. Auch eine bakterielle Fehlbesiedlung des Dünndarms, eine SIBO, kann mit starkem Durchfall einhergehen, wenn der Patient viele wasserstoff- oder auch schwefelwasserstoffbildende Bakterien an der falschen Stelle hat. Denn diese Gase wirken stark abführend.

Manchmal, wenn man in diesen Untersuchungen und auch im Blut, der Bildgebung und der Endoskopie tatsächlich nichts findet, kann der Durchfall auch eine psychosomatische Ursache haben. Starke Aufregung, Unruhe oder Angst triggern den Sympathikus, den Kampf- oder Flucht-Anteil unseres vegetativen Nervensystems. Das führt interessanterweise dann oft zu Stuhldrang, obwohl der Sympathikus die Verdauung eigentlich ruhen lässt. Man kann das als eine Art »Ballast abwerfen« verstehen, um danach besser kämpfen oder fliehen zu können. Eine Daueraufregung oder dauernde vegetative Unruhe, also ein Zustand im ständigen Sympathikusmodus, kann deswegen tatsächlich zu dauerhaften Stuhlproblemen, meist in Form von Durchfall, führen.

Therapie

Dem Durchfalltyp hilft oft eine symptomatische Therapie:

- Quellmittel wie Flohsamen (S. 84) halten Wasser im Darm fest, sodass der Stuhl weniger flüssig ist. Lösliche Ballaststoffe wie partiell hydrolisiertes Guarkernmehl (Sunfiber, z. B. OptifFibre oder »Easy-IBS«) sind oft noch besser verträglich (S. 150).
- Bindemittel wie Aktivkohle, Heilerde, Kaffeekohle (z. B. Myrrhinil Intest), Zeolith oder Smektit (Colina) binden Flüssigkeit und machen den Stuhl fester.
- In den USA wird oft das schleimhautberuhigende, gefäßabdichtende und antibakteriell wirksame Bismut angewendet. Es ist leider in Deutschland nicht als Einzelpräparat erhältlich, das typische US-Produkt Peptobismol kann man jedoch im Internet bestellen (S. 182).
- Probiotika: Der Klassiker ist der auch als Probiotikum geltende Heilpilz Saccharomyces boulardii (z. B. Perenterol), den wahrscheinlich viele als Bestandteil ihrer Reiseapotheke kennen. Günstig auch im Internet erhältlich (S. 182). Andere Probiotika mit (begrenzten) Daten bezüglich der Wirkung bei Durchfall enthalten meist bestimmte Lak-

tobacillus-Stämme. Am besten untersucht ist wahrscheinlich der Stamm VSL 3, der in verschiedenen Probiotika-Formulierungen erhältlich ist. Auch der regelmäßige Konsum selbst hergestellten Joghurts ist manchmal eine gute Idee. Anleitungen gibt es im Internet (S. 182).

- Kurzkettige Fettsäuren wie Butyrat sind normalerweise typische Produkte unserer Darmbakterien, die dann selbst wieder einen positiven Effekt auf unser Darmmilieu haben. Ist die Darmflora gestört, kann eventuell die Zufuhr von solchen kurzkettigen Fettsäuren als Nahrungsergänzungsmittel dem Darm helfen, wieder ins Gleichgewicht zu kommen. Typische Produkte sind im Internet erhältlich.
- »Stopfmittel«: Wenn eine Entzündung sicher ausgeschlossen ist, kann man auch mit etwas stärkeren, klassischen »Stopfmitteln« den Darm zur Ruhe bringen. Typische Vertreter dieser Medikamentenklasse ist Loperamid (Imodium), das wohl viele als Hilfsmittel bei Reisedurchfall kennen. Eine andere, allerdings verschreibungspflichtige Möglichkeit ist Dropizol. Dieses Mittel ist der Nachfolger der früher oft angewandten »Opiumtinktur«. Aufgrund der tropfenweisen Gabe lässt es sich oft besser dosieren als Loperamid, sollte aber schweren Fälle von therapieresistenten Durchfällen vorbehalten bleiben.
- Psychotherapie und Entspannung: Entsprechend der Leitlinie sollte man sich idealerweise auch eine psychotherapeutische Mitbetreuung suchen. Auch das Erlernen und Anwenden von Entspannungstechniken wie Autogenes Training, Qigong, Yoga oder Meditation sind oft hilfreich. Gelingt es, den überaktiven Sympathikus zu beruhigen, werden viele körperliche Symptome besser.
- Antidepressiva: Oft helfen in stark durch psychosomatische Trigger bestimmten Fällen auch tatsächlich die ebenfalls in der Leitlinie vorgeschlagenen Antidepressiva, z. B. einige Tropfen Amitriptylin (verschreibungspflichtig!) zur Nacht.

Reizdarm O: der Verstopfungstyp

Stau im Darm: Wenn man weniger als dreimal pro Woche zur Toilette geht, um seinen Darm zu entleeren, spricht man von Obstipation, also Verstopfung. Manche Betroffene gehen eine oder sogar mehrere Wochen nicht. Dann spricht man von schwerer Verstopfung.

Verstopfung ist immer ungünstig, weil das (zu) lange Verweilen von Nahrungsresten im Darm immer eine vermehrte Verdauung durch Bakterien und andere Mikroorganismen bedeutet. Mikroorganismen verursachen Gärungs- oder Fäulnis-Stoffwechsel mit der Produktion von Gas. Meistens eher unangenehm. Bakterien produzieren zu viel ihrer zahlreichen Stoffwechselprodukte, z. B. biogene Amine wie Kadaverin oder Histamin, die irgendwie schon komisch klingen oder zumindest keinen guten Ruf haben. Aber auch potenziell toxische Stoffe wie Ammoniak, die wir, insbesondere über unsere Leber, wieder abbauen müssen.

Alle Leberspezialisten (Hepatologen) kennen die typische Verschlechterung von Patienten mit eingeschränkter Leberfunktion, meist in Zusammenhang mit einer Leberzirrhose, wenn sie nicht regelmäßig Stuhlgang haben. Dann führen die vermehrt von Darmbakterien gebildeten Stoffe zu einer Überlastung der eingeschränkten Abbaufähigkeit der Leber und die Patienten werden »komisch im Kopf«. Man spricht von einer »hepatischen Enzephalopathie«, d.h., das Gehirn ist nicht mehr fähig, klar zu denken, bis hin zu Halluzinationen. Alles aufgrund von aus dem Darm kommenden Giftstoffen, die von der Leber

INFO

Ballaststoffe – der vielleicht wichtigste Bestandteil unserer Ernährung?

Als Ballaststoffe gelten nicht verdauliche, lösliche und unlösliche Kohlenhydrate, die normalerweise in pflanzlichen Lebensmitteln vorkommen und für den Menschen einen gesundheitlichen Nutzen haben. So definiert es zumindest die »FDA«, die»Food und Drug Administration«, also die oberste Lebensmittelbehörde der USA. Die FDA hat sogar eine Liste mit nützlichen Ballaststoffen herausgegeben. Die meisten stammen von pflanzlichen Produkten wie Obst, Gemüse, Vollkornprodukten oder Hülsenfrüchten. Dort finden sich z. B. Zellulose als der Hauptbestandteil der Zellwände aller Pflanzen. Oder auch das vor allem aus Apfeltrester gewonnene, lösliche Pektin, das oft als Gelier- oder Verdickungsmittel bei der Herstellung von Konfitüren oder Gelees eingesetzt wird. Gemeinsam ist allen auf dieser Liste befindlichen Stoffen, dass sie nachgewiesenermaßen für den Menschen in irgendeiner Art nützlich sind. Für die Förderung der Darmgesundheit (unser Anliegen), aber auch zur Senkung des Cholesterinspiegels oder zur Unterstützung beim »Gewichtsmanagement«.

Bewiesen ist, dass eine hohe Ballaststoffzufuhr die Immunabwehr stärkt, Entzündungen reduzieren hilft und sogar in der Lage ist, das Risiko für mehrere Krebsarten zu verringern. Deswegen sollte die Basis unserer Ernährung pflanzlich sein. Laut FDA sollte ein Erwachsener pro Tag mindestens 28g reine Ballaststoffe zu sich nehmen. Die deutsche Gesellschaft für Ernährung (DGE) empfiehlt sogar mindestens 30 g pro Tag. Klingt gar nicht so viel, oder?

Statistisch liegt die tägliche Ballaststoffaufnahme in Europa jedoch nur bei 18 bis 24g bei Männern und bei 16 bis 20g bei Frauen. Jeweils pro Tag. Jeder und jede isst also jeden Tag im Durchschnitt 10g zu wenig! Das sind im Jahr 3,65kg zu wenig!

Häufig werden Lebensmitteln Ballaststoffe als gesundheitsförderndes Zusatzprodukt zugesetzt. Dabei werden allerdings oft preisgünstige verwendet, z.B. Inulin oder Fructooligosaccharide. Diese werden aufgrund einer relativ schnellen Transitzeit schlecht vertragen, denn eine frühe Ankunft im Bakterien-reichen Dickdarm geht mit einer Steigerung des Bakterienstoffwechsels einher. Andere, wie Zellulose oder Pektin, haben dagegen eine eher lange Transitzeit, sodass sie – zumindest bei zu geringer Flüssigkeitszufuhr – den Stuhlgang zu stark verfestigen. In beiden Fällen bleiben die meisten Reizdarmpatienten dann doch oft lieber bei einer ballaststoffarmen Kost.

Medizinisch am meisten empfohlen wird – neben einer ballaststoffreichen Ernährung – die zusätzliche Zufuhr von zwei Ballaststofftypen: Flohsamenschalen (S. 84) und »partiell hydrolisiertes« Guarkernmehl (PHGG »Sunfiber«, S. 150).

Die unlöslichen und auch langsam transportierten Flohsamenschalen empfehlen dabei vor allem Gastroenterologen und Proktologen (»Enddarm«-Ärzte) bei Problemen mit der Stuhlentleerung, also für Dick- und Enddarmprobleme. Bitte aber immer zusammen mit ausreichend Flüssigkeit einnehmen, am besten Wasser!

Das lösliche und als »SIBO-Safe« geltende »PHGG« verwenden dagegen typischerweise Ärzte wie ich, insbesondere für Patienten mit starker Gasbildung bereits im Dünndarm. Also z. B. bei SIBO.

nicht ausreichend abgebaut werden konnten. Solche Patienten sieht man vor allem im Krankenhaus, auf der Leberstation. Und was ist dann die erste Maßnahme? Abführen! Am besten per Schwenkeinlauf, also Rohr in den Popo, Wasser rein und wieder raus, wieder rein, wieder raus, bis so viele Bakterien ausgespült sind, dass der Patient wieder klar oder zumindest etwas klarer denken kann.

Nun haben die meisten Reizdarmpatienten zum Glück keine Schädigung der Leber und können auch mit einem erhöhten Anfall an Abbauprodukten von Darmbakterien so gut umgehen, dass die Leistung ihres Gehirns nicht beeinträchtigt wird. Aber gut für die Leber ist es trotzdem nicht. Und auch nicht für den übrigen Körper.

Deswegen sollte idealerweise das Ziel sein, einmal täglich einen wohlgeformten Stuhlgang abzusetzen. Oder mindestens jeden zweiten Tag. Und wie können wir einen wohlgeformten Stuhlgang erreichen?

Ausreichend Ballaststoffe zu uns nehmen! Enthalten sind Ballaststoffe vor allem in pflanzlichen Produkten, in Obst, im Gemüse, in Hülsenfrüchten, in Getreide, in Samen. Und vergessen Sie nicht, ausreichend zu trinken (S. 150). Außerdem empfehle ich mindestens 3½ Stunden Sport pro Woche.

Verstopfung ≠ Stuhlentleerungsstörung

Verstopfung bedeutet: weniger als drei Stuhlgänge pro Woche. Der verstopfte Patient weiß, dass er eigentlich mal wieder seinen Darm entleeren sollte, aber er hat keinen Drang dazu, sich auf die Toilette zu begeben. Er fühlt sich vielleicht sogar unangenehm »voll«, aber er weiß, es wird nicht kommen. Er ist verstopft.

Patienten mit einer Stuhlentleerungsstörung hingegen haben das Problem, dass sie sehr wohl auf die Toilette müssen, oft regelmäßig dort viel Zeit verbringen, verzweifelt drückend und pressend, aber es kommt nichts raus. Oder nur kleine Mengen, einzelne Brocken, Schafsköddel. Diese dafür aber oft sogar mehrmals täglich, oft besteht direkt nach dem Aufstehen von der Toilette schon wieder erneuter Stuhldrang. Ein solcher Mensch hat keine Verstopfung, sondern eine Stuhlentleerungsstörung.

Dieses Problem betrifft oft (übergewichtige) Patientinnen mit schwachem Beckenboden, aber auch Patienten mit generell schwachem oder zu elastischem (»hypermobilem«) Bindegewebe. Es handelt sich dabei um ein strukturell-anatomisches Problem, weil der im Endbereich S-förmig gebogene Dickdarm, das »Sigma«, die Entleerung einer ganzen, wohlgeformten »Wurst« erschwert. Begünstigt wird diese erschwerte Entleerung noch durch die heutige Toilettenform, wo wir in der Regel (im Gegensatz zur typischen asiatischen Toilette) nicht in die Hocke gehen, sondern wie auf einem Stuhl sitzen. Dadurch wird diese Krümmung des Darms, die die Entleerung erschwert, noch verstärkt.

Helfen können hier wiederum Flohsamenschalen (S. 84), die zusammen mit ausreichend Flüssigkeit eine gallertartige Masse bilden, die den Stuhl so glitschig macht, dass er vorbeirutschen kann. Hilfreich ist auch die durch das Buch »Darm mit Charme« von Giulia Enders bekannt gewordene »Stuhlbank«. Dabei handelt es sich um einen Hocker, den man unter seine Füße stellt. Dadurch wird die eigentlich physiologische Klappmesser-Haltung wiederhergestellt, die den Darm in die Länge zieht und ihm hilft, sich seines Inhalts zu entledigen. Bezugsquellen finden Sie in meinen Empfehlungen (S. 182).

Reichen diese einfachen Maßnahmen nicht aus, ohne ständiges, größeres Pressen und Drücken den Darm zu entleeren, sollten Sie einen Proktologen aufsuchen. Er ist ein auf den Enddarm spezialisierter Chirurg, der sich mithilfe eines meist starren Rohres, des Proktoskops, den Enddarm ansieht und typische Veränderungen, meist »Rektozele« genannte Darmwandaussackungen oder »Invagination« genannte Darmeinstülpungen feststellen und ggf. auch therapieren kann.

▼ Durch die »natürliche« Sitzposition auf einem Toilettenhocker kann unsere Darmentleerung beim »großen Geschäft« verbessert werden.

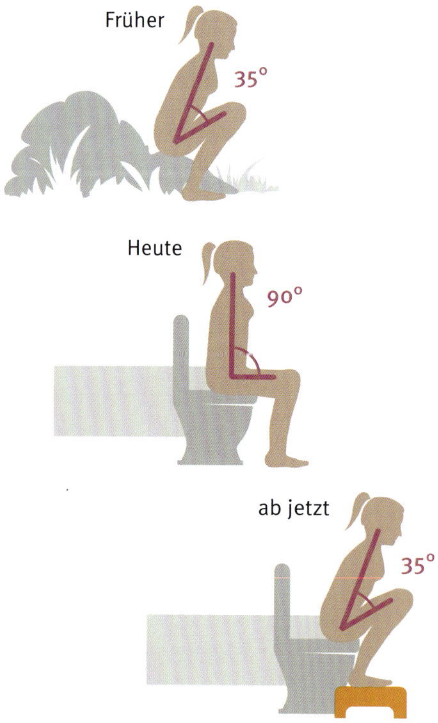

Ausreichende Bewegung

Die ausreichende Bewegung wird im Rahmen der Darmtherapie oft vergessen. Dabei ist sie so wichtig, nicht nur für die Therapie bei Verstopfung, sondern für das Funktionieren unserer Verdauung. Eigentlich ist sie essenziell für das gesamte Funktionieren unseres Körpers: für unseren Kreislauf, unseren Stoffwechsel, unseren Bewegungsapparat, unser Nervensystem. Sogar zur Demenzprophylaxe! Es hat sich eindeutig gezeigt, dass Bewegung und Sport jedem Kreuzworträtsel und jedem Sudoku-Lösen meilenweit überlegen sind.

Bei Verstopfung ist Bewegung deshalb so wichtig, weil dadurch auch der Magen-Darm-Trakt in Schwung kommt und angeregt wird, den Nahrungsbrei vorwärtszubewegen. Gleichzeitig bekommt der Darm durch die regelmäßige Ausdehnung des Zwerchfells von oben im Rahmen der Atmung eine Art Massage, die ihn bei seinen Bemühungen weiter unterstützt. Mindestens 3½ Stunden Sport pro Woche, also Bewegung, die mit zumindest leicht verstärkter Atmung und leichtem Schwitzen einhergeht, sind essenziell für jeden Menschen. Schon diese Mindestmenge lässt uns im Schnitt 2½ Jahre länger leben. Lohnt sich also. Es gibt auch Extragymnastik für den Darm. Infos finden Sie im Internet (S. 182).

Wenn diese Basismaßnahmen (Ballaststoffe, Flüssigkeit, Bewegung) zur Sicherstellung einer regelmäßigen Stuhlentleerung – Ziel ist die täglich abgesetzte, wohlgeformte Wurst! – nicht ausreichen, dann ist weitere Diagnostik erforderlich.

Eine Darmspiegelung zum Ausschluss eines Hindernisses sollte erfolgt sein (S. 26). Als Nächstes käme dann ein Lactulose-Belastungstest (S. 37). Hier würde man das Vorliegen einer IMO, einer intestinalen Fehlbesiedlung mit methanbildenden Bakterien durch Messung des Methangehalts in der Atemluft untersuchen. Die vermehrte Methanbildung durch entsprechende Mikroorganismen (es sind keine Bakterien, sondern sogenannte »Arachaeen«, den Bakterien verwandte Mikroorganismen) führt zu einer Verlangsamung der Darmmotilität und zu Neigung zu Verstopfung. Diese müssen dann ggf. verringert werden. Eventuell sogar mit Antibiotika. Wie genau? Kommt noch (S. 96).

Und wieder spielt das vegetative Nervensystem auch eine Rolle. Kennen Sie bestimmt, wenn Sie in den Urlaub fahren. Dann ist es – zumindest in den ersten Tagen – oft schwierig mit dem Stuhlgang. Die Unsicherheit, das Nicht-kennen der fremden Toiletten führt oft dazu, dass der Darm seine Entleerung verlangsamt. Wahrscheinlich ebenfalls ein evolutionärer Mechanismus. Auf fremdem Terrain war es einfach zu unsicher, sich in die Hocke zu begeben und sich zu entleeren.

Maßnahmen, die zu regelmäßigem Stuhlgang verhelfen

WEGLASSEN VON MEDIKAMENTEN: Viele häufig eingesetzte Medikamente haben als Nebenwirkung Auswirkungen auf den Magen-Darm-Trakt. Meist Verstopfung. Am berüchtigtsten sind Schmerzmittel auf Morphinbasis. Auch schwächere Morphin-Abkömmlinge wie Tramadolor (Tramal) oder Tilidin und erst recht klassisches Morphium und seine modernen Varianten wie Hydromorphon oder Oxycodon. Oft wird diesen Pillen mit diesen Wirkstoffen bereits Naloxon als zusätzliche Substanz dazugegeben, um die typische Nebenwirkung Verstopfung zu vermeiden, z. B. bei Targin. Klappt aber auch nicht immer. Bei regelmäßiger Medikamenteneinnahme und chronischer Verstopfung deswegen mal im Beipackzettel nachsehen. Und überprüfen, ob man eventuell etwas einnimmt, was man weglassen kann. Übrigens: Auch Nahrungsergänzungsmittel können Verstopfung verursachen. Am schlimmsten ist in der Regel Eisen.

WARMES WASSER: Am besten gleich am Morgen, noch vor dem Frühstück, langsam ein großes Glas warmes Wasser trinken. Das unterstützt den gastro-colischen Reflex. Er bewirkt, dass sich durch Füllung des Magens auch der Darm ganz hinten bewegt. Um Platz zu machen. Am besten dazu noch 10-mal auf die Zehenspitzen stellen und sich auf die Hacken fallen lassen. Als würde man das Wasser im Darm versenken wollen. Einfach. Und hilft!

FETT: Essen mit hohem Fettgehalt fördert die (Dick-)Darmentleerung. Für die oft dünnen Reizdarmpatienten eine Einladung, ihre Fettaufnahme zu erhöhen. Pflanzliche Öle, am besten Omega-3-reich, Butter, Ghee, Sahne. Alles geht.

KÜNSTLICHE BALLASTSTOFFE: Der Klassiker heißt Macrogol und ist in zahlreichen Produkten zu finden, die in der Apotheke verkauft werden. Das bekannteste Präparat ist wahrscheinlich Movicol, ein Pulver. Man kann ein bis drei Beutel pro Tag nehmen, immer mit viel Wasser. Es wirkt nach dem gleichen Prinzip wie Flohsamenschalen. Macrogol löst sich aber auf und manchen schmeckt es auch besser. Manchmal wirkt es auch tatsächlich besser. Ist nichts dagegen zu sagen, kann man theoretisch ein ganzes Leben machen. Die natürliche Alternative sind Flohsamenschalen oder partiell hydrolisiertes Guarkernmehl (OptiFibre oder easyPHGG). Ein- bis zweimal täglich, zum Essen. Ebenfalls wieder mit Wasser!

HOCH DOSIERTES MAGNESIUM: Und ich meine wirklich hochdosiert! Nicht eine kleine

Tablette mit vielleicht 200 oder 300 mg Magnesium. Mindestens 1000 bis 2000 mg sollten es schon sein, auf einmal (nicht über den Tag verteilt) und getrennt vom Essen. Magnesiumcitrat oder -oxid. Am besten das günstigste. Ziel ist es nicht, die Magnesiumversorgung sicherzustellen, sondern den Darm absichtlich bezüglich der Aufnahme von Magnesium zu überfordern. Sodass das Magnesium im Darm verbleibt und dann durch vermehrtes Ziehen von Wasser aus den Darmschleimhautzellen Stuhlgang auslöst. Klappt.

MAGNESIUMPEROXID (Ozovit): ist ein Apothekenprodukt mit speziellem Sauerstoff abspaltendem Magnesium, das bereits in geringer Dosierung von 1–3 kleinen Messlöffeln 1–2-mal täglich gut abführend wirkt. Soll laut Beipackzettel nicht länger als 1 Woche genommen werden, aber nur deswegen, weil dann oft Durchfall droht. Wenn man durch die tägliche Zufuhr von kleinen Mengen Ozovit einen normalen, geformten Stuhl einmal pro Tag hat, Gratulation! Kann man dann auch längerfristig nehmen. Wirkt gut. Ausprobieren!

BITTERSTOFFE: helfen nicht nur der Leber bei der Produktion der Galle, sondern sie wirken auch motilitätsfördernd im gesamten Magen-Darm-Trakt. Bitterstoffe sind eigentlich immer gut. Sollte man auf jeden Fall auch bei Verstopfung versuchen. Am besten zu jedem Essen. Ein klassisches Apothekenprodukt sind Amara Tropfen von Weleda. Iberogast ist auch sehr bekannt, eigentlich eher für seine Wirkung im oberen Magen-Darm-Trakt, bei Übelkeit oder Völlegefühl. Hilft aber auch bei Verstopfung. Kann man auch immer mal wieder probieren. Bitterstoffe gibt es aber auch in jeder Drogerie. Bitterliebe z. B. Eigentlich egal, welches Produkt. Hauptsache bitter.

PROBIOTIKA: Manche Bakterien-Präparate zur Stärkung der Darmflora konnten zeigen, dass sie auch gewisse Effekte bei Verstopfung haben. Das sogar bei chronisch-entzündlichen Darmerkrankungen zum Einsatz kommende Probiotikum Mutaflor mit einem spezifischem E. Coli-Stamm kann helfen, den Stuhl zu regulieren. Auch der Bifidobakterien-Stamm aus dem viel beworbenen Kijimea Reizdarm pro erwies sich in der Zulassungsstudie vor allem hilfreich bei Verstopfungsproblemen. Produkte mit Lactobacillus Gasseri können Sie ebenfalls ausprobieren.

SEKRETORISCHE LAXANTIEN (ABFÜHRMITTEL): Medikamente, die Bisacodyl (Dulcolax), Natriumpicosulfat (Laxoberal) oder auch Senna-Alkaloide enthalten, sind ebenfalls weit verbreitet und frei verkäuflich in der Apotheke zu erwerben. Gegen die gelegentliche Einnahme ist nichts einzuwenden. Weil ihre Wirkung jedoch eher einem »Peitschen« des Darms entspricht, damit er sich endlich bewegen möge, bitte auf keinen Fall dauerhaft nehmen. Ein ständig gepeitschter Darm wird sich irgendwann gar nicht mehr bewegen. Und die Darmschleimhaut verfärbt sich auch noch so komisch schwarz. Nennt man »Melanosis coli«. Diese Verfärbung hat zwar keinen Krankheitswert, und man weiß auch nicht genau, warum es eigentlich passiert. Sieht aber komisch aus und ist bei der Koloskopie immer der Beweis, dass Patienten Abführmittel missbrauchen.

PRUCALOPRID (RESOLOR): Der Agonist an 5-HT4-Rezeptoren im Darm wirkt als Prokinetikum, das die Peristaltik, also die Bewegung im Magen-Darm-Trakt, erhöht. Es ist offiziell zugelassen bei chronischer Verstopfung und fördert die Vorwärtsperistaltik, während es die Rückwärtsperistaltik hemmt. Es ist verschreibungspflichtig und sollte nur angewendet werden, wenn andere Maßnahmen nicht ausreichend erfolgreich sind. Nach meiner Erfahrung ist es aber oft hoch wirksam und auch gut über längere Zeiträume einzunehmen.

GLYCEROL-ZÄPFCHEN (GLYCILAX): Durch die rektale Gabe von Glycerin als Weichmacher kann die Stuhlentleerung gefördert werden. Stärker noch sind klassische Klysmen: Hierbei

INFO

Hormontherapie in oder nach den Wechseljahren

Während der Mann seine Testosteronproduktion in der Regel bis ins hohe Alter aufrecht erhält, fehlt der Frau nach den Wechseljahren nahezu jede Möglichkeit zur Produktion von Östrogen und Progesteron. Diese beiden Hormone haben im Rahmen des weiblichen Zyklus viele körperliche und auch geistige Vorgänge jahrzehntelang mitbestimmt. Das Fehlen hat zahlreiche negative Konsequenzen. Der Mangel an Progesteron führt zu schlechterem Schlaf, geringerer Stressresistenz und vermehrter innerer Unruhe. Der Verlust des Östrogens hat eine deutlich vermehrte Osteoporose und ein Schrumpfen der Schleimhäute zur Folge. Vor allem natürlich im Genitalbereich, aber auch mit Auswirkungen auf die größte Schleimhaut unseres Körpers, die des Darms.

Die anfänglichen Versuche der Mediziner, durch eine Hormonersatztherapie Frauen diese Probleme zu ersparen, waren aber leider nicht durchdacht. Man gab den Frauen eine Kombinationspille aus synthetisch hergestellten Östrogen- und Progesteron-Derivaten, die sie in hohen Dosen schlucken mussten. Diese Stoffe wurden nach dem Schlucken von der Leber verstoffwechselt, die Stoffwechselprodukte führten zu vermehrtem Brustkrebs, einer Häufung von Schlaganfällen und von Thrombosen.

Inzwischen hat man aber gelernt und es deutlich besser verstanden: Man darf nur Östrogen und Progesteron geben. Die beiden Hormone, die jede Frau jahrzehntelang selbst produziert hat, im Falle einer Schwangerschaft sogar in Dosen, die durch Substitution nie erreichbar wären. Und Frauen sollten das Östrogen nicht schlucken, sondern »transdermal« als Gel oder Pflaster über die Haut aufnehmen, am besten morgens. Progesteron sollte als Kapsel zur Nacht eingenommen werden, um die schlaffördernden Eigenschaften auszunutzen. Hier ist keine »schlechte« Verstoffwechslung durch die Leber zu befürchten.

Sachgerecht durchgeführt hat diese moderne naturidente Hormontherapie – wenn man einige Kontraindikationen beachtet – eigentlich nur Vorteile [20]. Das Brustkrebsrisiko steigt bei dieser Art von Hormonersatz nicht (bitte trotzdem mindestens einmal jährlich zur Gynäkologin gehen!) Und aufgrund der positiven Wirkungen auf die Psyche und das vegetative Nervensystem, wegen der Verbesserung des Schlafs und der Reduktion von Stress sowie der positiven Wirkung auf die weiblichen Schleimhäute sollte eine solche Hormontherapie für eine Darmpatientin in oder nach den Wechseljahren immer überlegt werden.

wird durch osmotische oder direkt reizende Stoffe die Entleerung im Enddarm gefördert.

MECHANISCHE MASSNAHMEN: Manchen hilft schon eine einfache Darmmassage: vom Bauch aus den Darm regelmäßig Richtung Anus ausstreichen, also von rechts nach links, von oben nach unten. Andere müssen sich regelmäßig rektal ausräumen oder mit rektalen Einläufen behelfen. Das Spektrum ist groß, die Not meist auch, die Anwendungen manchmal nicht besonders appetitlich. Manchmal aber halt die einzige Lösung. Einmal zumindest sollte man sich bei einer klassischen Colonhydro-Therapie vorstellen, um den Effekt einer kompletten Enddarmentleerung zu erfahren und sich beraten zu lassen.

Insbesondere bei neurogenen Darmfunktionsstörungen z. B. durch eine Rückenmarksverletzung, nach einem Schlaganfall oder aufgrund von neurologischen Erkrankungen wie Multiple Sklerose oder Morbus Parkinson gibt es auch die Möglichkeit, durch die regelmäßige Anlage eines »exoperistaltischen-Systems«, den Darm von außen wieder in Schwung zu bringen. Dabei wird eine Art Gurt um den Bauch gelegt, der durch tägliche, schonende (Dick-)Darm Massage den Weitertransport des Stuhls anregt und die Stuhlentleerung verbessert. Eventuell in Einzelfällen sicherlich eine Option als Alternative zur chronischen Einnahme von Laxantien! Bezugsquellen finden Sie in meinen Empfehlungen (S. 182).

Reizdarm S: der Schmerztyp

Beim Leitsymptom »Schmerz« ist es zunächst wichtig zu verstehen, wo im Darm die Schmerzen überhaupt entstehen. Die Schleimhaut, also die innere Schicht des Darmes, ist nämlich ab dem Ende der Speiseröhre, also dem Beginn der typischen »intestinalen« Magen-Darm-Schleimhaut bis zum Beginn des Analkanals, also ganz hinten am Anus, gar nicht mit Schmerzfasern versorgt. Das bedeutet, von dort kann kein Schmerz kommen.

Deswegen merkt man z. B. Blut im Stuhl nicht. Die Schleimhaut blutet zwar, tut aber nicht weh. Erst das Blut im Stuhl fällt auf. Wenn der Gastroenterologe bei der Darmspiegelung über den Arbeitskanal seines Endoskops eine Zange einführt und eine Gewebeprobe aus der Schleimhaut »herausreißt«, merkt man das auch nicht. Schmerzen empfindet man erst, wenn der gleiche Gastroenterologe über die Pustevorrichtung des Endoskops ordentlich Luft in den Darm einleitet, um die Schleimhaut aufzuweiten, damit er sie gut beurteilen kann. Dann wird zumindest ein unzureichend betäubter Patient auf einmal Unmut äußern oder sogar schreien. Denn dann kommt es durch die Dehnung zu einer Reizung der Außenwand des Darms. Und die ist sehr gut mit Schmerzfasern versorgt, denn dort befinden sich viele Schmerzrezeptoren, die dann gereizt werden.

Das bedeutet, Schmerzen im Darmbereich entstehen immer in dieser Außenwand, diesem Überzug des Darms. Also dem Bereich, den die Osteopathen gerne »Faszien« nennen. Dem Binde- und Stützgewebe, das alle unsere Organe und Körperbestandteile überzieht, die Muskeln, die Knochen, die Eingeweide. Deswegen klagen auch viele Patienten mit Blähungen – insbesondere, wenn sie nicht abgehen, sondern im Dünndarm gefangen sind – über Unwohlsein und Schmerzen. Erst durch die Dehnung der Darmwand und der dortigen Schmerzrezeptoren kommt es zu einer Schmerzempfindung.

Dazu kommt noch, dass mehrere Untersuchungen inzwischen gezeigt haben, dass Reizdarmpatienten besonders sensitiv sind, also im Vergleich zu anderen Menschen eine höhere Schmerzempfindung und eine gesteigerte

INFO

Viszerale Hypersensitivität

In zahlreichen experimentellen Studien konnte nachgewiesen werden, dass Reizdarmpatienten eine erhöhte Schmerzsensibilität im Bauchbereich aufweisen. »Viszeral« sind Schmerzen, wenn sie aus dem Bereich unserer »Eingeweide« stammen. Die Schmerzen sind meist diffus, schwer zu lokalisieren, dumpf (im Gegensatz zu stechend), oft auch in andere Körperteile ausstrahlend (das ist der Grund, warum Patienten mit Oberbauchschmerzen oft mit vermeintlichen »Herzschmerzen« in der Notaufnahme landen!).
Beim klassischen Test zur Messung dieser Sensitivität wird ein Ballonkatheter in den Anus eingebracht und langsam aufgepustet. Dann misst man per Schmerzskala, ab wann der Patient beginnt, die Schmerzen zu bemerken und als leicht, mittel oder stark unangenehm empfindet. Dann hat man ein Maß für »viszerale Sensitivität«. Dabei zeigt sich, dass Reizdarmpatienten viel schneller und viel intensiver reagieren, oft bereits bei kleinsten Reizen, die gesunde Menschen kaum wahrnehmen würden. Die Verringerung der viszeralen Hypersensitivität kann insofern insbesondere bei Reizdarmpatienten mit dem Leitsymptom Schmerz ein lohnendes Therapie-Ziel darstellen.

Schmerzwahrnehmung zu haben scheinen. Das nennt sich medizinisch »viszerale Hypersensitivität« [21][22].

Diagnose

Diagnostisch muss – wie immer – das Vorliegen einer akuten Erkrankung oder eines organspezifischen Problems durch körperliche Untersuchung (S.23), Blutentnahme (S.45), ggf. Bildgebung (S.24) und Endoskopie (S.26) ausgeschlossen werden. Insbesondere bei älteren Patienten sollten die abdominellen Gefäße, also die Arterien des Bauchs, die den Magen-Darm-Trakt mit Blut versorgen, mit großer Sorgfalt auf mögliche Engstellen, oft aufgrund von atherosklerotischen Kalkablagerungen, untersucht werden. Diese Patienten klagen typischerweise nach Mahlzeiten, wenn der Magen-Darm-Trakt viel Blut für seine Verdauung haben möchte, über starke Schmerzen im Bauchbereich. Der Mediziner spricht von einer »Angina abdominalis«, analog zur »Angina pectoris« bei mangelnder Durchblutung des Herzens bei sportlicher Belastung – also dann, wenn das Herz besonders viel Blut haben möchte. Patienten mit einer solchen Angina abdominalis kann man heutzutage durch Wiedererweiterung dieser Gefäße sehr gut helfen. Aber nur, wenn die Diagnose auch gestellt wird.

Verdacht auf Verwachsungen

Bei fehlendem Ergebnis in diesen Ausschluss-Untersuchungen sollten zur Einschätzung der Verdauungsleistung und der bakteriellen Aktivität im Darm unbedingt Atemtests (S.37) und ein Stuhltest (S.28) erfolgen. Insbesondere beim Verdacht auf Vorliegen von Verwachsungen (oft bei Patienten nach Operationen oder schweren Entzündungen im Bauchbereich) ist meist auch eine osteopathische Untersuchung sinnvoll. Insbesondere viszeral tätige Osteopathen sind häufig in der Lage, die mechanischen Ursachen für Schmerzen zu ertasten und oft genug auch zu lösen oder zumin-

INFO

Was ist ein Bauchdeckenschmerz?

Klassische viszerale, also aus der Tiefe des Bauches kommende Schmerzen müssen von einem sogenannten »Bauchdeckenschmerz« unterschieden werden. Er entsteht meist im Bereich der Bauchdecke, oft seitlich links oder rechts des mittleren Bauchmuskels (des sogenannten »Sixpacks«). Dort knicken die vom Rückenmark kommenden Nerven, die die Bauchdecke versorgen, in einem fast 90 -Winkel nach vorne. Diese etwas ungünstige Anatomie führt gelegentlich zu Einklemmungen. Dann tut die Bauchdecke weh, insbesondere bei Bewegung oder Muskelanspannung, was für die Patienten aber oft schwer von einem klassischen, tieferen Bauchschmerz zu unterscheiden ist. Bei genauerer Nachfrage wird der Bauchdeckenschmerz meist aber eher punktuell an der Bauchwand lokalisiert beschrieben und zeigt sich unabhängig von der Nahrungsaufnahme oder dem Stuhlverhalten.

Zur Sicherung der Diagnose kann der Carnett-Test helfen [23]. Die Betroffenen spannen die Bauchmuskulatur an, z. B. durch Anheben des Kopfes oder aktives Hochheben der Beine in liegender Position. Dann drückt der Arzt da auf den Bauch, wo der Patient den Schmerz lokalisiert. Bleibt der Schmerz trotz der Muskelanspannung unverändert vorhanden oder verstärkt sich sogar, dann spricht man von einem positiven Carnett-Test und wird einen Bauchdeckenschmerz vermuten. Wenn der Schmerz durch die Muskelanspannung verringert werden kann, weist dies auf eine tiefergelegene, viszerale Ursache hin. Dann ist der Carnett-Test negativ.

Die Abgrenzung »klassischer« Bauchschmerzen von einem solchen Bauchdeckenschmerz ist wichtig, weil sich die Behandlung komplett unterscheidet. Bei einem Bauchdeckenschmerz ist es oft ausreichend, die gereizten Nerven mit etwas Lokalanästhetikum, z. B. Lidocain, zu unterspritzen. (Lidocain benutzt der Zahnarzt, um die Zähne vor dem Bohren zu betäuben.) Lässt sich der Schmerz dadurch aufheben, ist das nahezu ein Beweis für die Schmerzentstehung in der Bauchwand. Oft kommt der Schmerz nach einmaliger Betäubung auch nicht mehr oder nicht mehr so stark zurück. Manchmal sind auch mehrere Spritz-Sitzungen, ggf. auch mit einer Mischung aus Lidocain und etwas entzündungshemmend und abschwellend wirkendem Cortison nötig. Jedenfalls kann den Patienten in der Regel schnell und effektiv geholfen werden. Das ist beim Reizdarm vom Schmerztyp dann doch etwas schwieriger.

dest zu lindern. Bei Verdacht auf oder bereits nachgewiesene Verwachsungen ist das immer einen Versuch wert. Die Vorstellung beim Chirurgen, um sich die Verwachsungen durch eine erneute Operation lösen zu lassen, sollte jedenfalls der letzte Schritt sein. Denn jede Operation kann neue Verwachsungen mit bedingen.

Bei Patientinnen ist außerdem insbesondere bei möglicherweise regelabhängigen Schmerzen im Bereich des Unterbauches unbedingt auch eine gynäkologische Untersuchung zum

Ausschluss einer Schmerzursache in diesem Bereich notwendig.

Therapie

Was soll man jetzt tun gegen diese Schmerzen? Zur akuten Linderung kann man auf jeden Fall symptomatisch Medikamente einnehmen:

ENTBLÄHENDE WIRKSTOFFE: helfen, wenn Gasbildung die Ursache der Schmerzen ist. Produkte wie Lefax (Dimeticon) oder Sab Simplex (Simeticon) enthalten Wirkstoffe, die das Gas in den Darmschlingen reduzieren. Auch naturheilkundliche Mittel wie Pfefferminzöl oder Kümmel (z.B. in Carmenthin) sind diesbezüglich gut wirksam. Regelmäßig eingenommene Aktivkohle ist ebenfalls sehr gut in der Lage, überschüssiges Gas zu binden und damit Schmerzen zu reduzieren.

PROKINETIKA: Hier ist insbesondere Iberogast zu nennen, dessen Kombination von Kräutern oft auch gut gegen Bauchkrämpfe und Schmerzen wirkt. Iberogast Classic ist kurzfristig am effektivsten, bei dauerhafter oder häufiger Anwendung empfehle ich die Umstellung auf das noch besser verträgliche Iberogast ADVANCE. Dosierung: bis zu 3 × täglich 20 Tropfen, bei nur gelegentlicher Einnahme auch 40 oder 50 Tropfen einmalig möglich.

SPASMOLYTIKA: Das in Deutschland offiziell zugelassene Medikament für den Reizdarm vom Schmerztyp ist Duspatal (Mebeverin), ein krampflösendes (spasmolytisches) Medikament. Es ist erhältlich als Akuttablette in der Dosierung von 135 mg bei gelegentlichen Schmerzen oder auch als Retardtablette mit 200 mg zur regelmäßigen Einnahme morgens und abends, um eine dauerhafte Wirkung zu gewährleisten. Das in der Apotheke frei verkäufliche Buscopan ist von der Wirkungsweise ähnlich und kann ebenfalls, zumindest bedarfsweise benutzt werden.

SCHMERZMITTEL: Klassische Schmerzmittel, insbesondere »nichtsteroidale Antiphlogistika (NSAR)« wie Acetylsalicylsäure (Aspirin), Ibuprofen, Naproxen oder Diclofenac (Voltaren), aber auch alle Morphin-basierten Wirkstoffe sollten aufgrund von Magen-Darm-Nebenwirkungen eher gemieden werden. Am ehesten ist Paracetamol als frei verkäufliches Schmerzmittel in einer Dosierung von maximal 3 × täglich 500–1000 mg möglich. Bitte auf keinen Fall mehr einnehmen, es wirkt in höheren Dosen lebertoxisch! Besser hilft oft sowieso das allerdings verschreibungspflichtige Metamizol (Novaminsulfon oder Novalgin) gegen klassische viszerale Bauchschmerzen. Hier muss aufgrund möglicher Nebenwirkungen allerdings unbedingt die Indikation von einem Arzt gestellt werden.

ALTERNATIVE METHODEN: Zusätzlich zur hier beschriebenen pharmakologischen (Schmerz-) Therapie können alternativmedizinischen Ansätze wie Akupunktur, Yoga oder viszerale Osteopathie sehr hilfreich sein. Auch alle Arten von Entspannungstechniken können gegen viszerale Schmerzen generell empfohlen werden, weil sie immer zu einer Verbesserung der Durchblutung und Verringerung der Verkrampfung im Bauchraum führen werden.

WÄRMEANWENDUNGEN, wie die klassische Wärmflasche, sind auch nahezu immer hilfreich, wenn auch oft nicht ausreichend. Viele meiner Patienten haben auf ihrer Bauchdecke bereits die typischen Flecken, die bei chronischem Einsatz von Wärmflasche und Heizkissen entstehen. Auf Englisch heißen sie passend »toasted-Skin-Syndrom«. Sie sind zum Glück harmlos und höchstens ein ästhetisches Problem.

INFO

Vagusnerv-Stimulation gegen Bauchbeschwerden

Vom Vagusnerv haben viele wahrscheinlich schon mal gehört. Dieser Nervenstrang gehört eigentlich noch zu den Hirnnerven, reicht jedoch vom Hirnstamm bis in den Bauch und versorgt den größten Teil der Organe unseres Verdauungstrakts. Er ist der wichtigste parasympathische Nerv unseres Körpers und steuert alle unsere Verdauungsfunktionen. Da der Parasympathikus der Teil unseres vegetativen Nervensystems ist, der vor allem dann aktiv ist, wenn wir entspannt sind, sind Ruhe und Entspannung so wichtig für unseren Darm und unsere Verdauung. Sicherlich ein Grund, warum Verdauungsprobleme in unserer Stress-geplagten Gesellschaft immer mehr zunehmen.

Die (positive) Beeinflussung des Vagusnervs stellt entsprechend auch einen Therapieansatz im Rahmen der Behandlung von Verdauungsproblemen, Reizdarmsymptomen und viszeralen Schmerzen dar [24]. Neben immer zu empfehlenden Entspannungsübungen im Rahmen von Meditation oder Atemübungen kommen spezifische Techniken zum Einsatz wie Bauchmassagen, Akupressur oder Akupunktur. Auch physikalische Maßnahmen wie einfaches morgendliches Kalt-Warm-Duschen können den Vagusnerv günstig beeinflussen.

Gelegentlich kommt es auch zum Versuch einer elektrischen Stimulation durch nicht invasive Geräte zur transkutanen Vagusstimulation. Die Anwendung der Stimuli erfolgt dabei nicht über den Bauch, sondern z. B. über Ohrelektroden, wo der Vagus gut zugängliche Nervenäste besitzt.

Verschiedene Geräte und Apps sind auf dem Markt, konnten mich (und meine Patienten) aber bisher nicht ausreichend überzeugen. Hier ist in den nächsten Jahren aber sicherlich mit spannenden Neuerungen zu rechnen.

Intensivere Maßnahmen wie bei uns in der Praxis oft hilfreiche »Procain-Basen-Infusionen« oder neuraltherapeutische Maßnahmen bis hin zu Nervenblockaden sollten spezialisierten Therapeuten vorbehalten bleiben.

Reizdarm B: der Blähungstyp

Die meisten Patienten, die wegen Magen-Darm-Beschwerden in die Praxis kommen, reden als erstes vom Gas. Vom Gas, das immer nach dem Essen entsteht, manchmal den ganzen Tag nicht weggeht, oft stecken bleibt, manchmal auch hinten wieder rauskommt. Manchmal geht die Symptomatik einher mit Stuhlauffälligkeiten wie Durchfall oder Verstopfung, am schlimmsten aber ist das Gas. Voilà, der Blähungstyp! Die häufigste Form des Reizdarms.

Meist haben die Betroffenen schon selbst versucht, bestimmte Nahrungsmittel zu meiden unter dem Verdacht, dass es eine spezifische Reaktion auf dieses oder jenes Lebensmittel ist. Meist ohne Erfolg. Wenn nicht, wird der Arzt gezielt nachfragen oder er lässt ein Ernährungsprotokoll schreiben:

- Was passiert nach Milchprodukten?
- Was passiert nach Getreide, also Brot, Müsli oder Nudeln?

Untersuchung	Wert	Referenzbereich
H_2 (max. Anstieg bis Minute 100)	**103 ppm**	< 20 (Steigerung über Basalwert bis Minute 100)
CH_4 (max. Anstieg)	**35 ppm**	< 10 (Höchstwert innerhalb 180 Minuten)
CO_2-Kontrolle (min. Wert)	3,8 %	≥ 2

Minute	H_2	CH_4	CO_2 (%)
0	15	13	5,1
30	43	23	4,5
60	104	33	3,9
120	118	35	4,4
180	43	21	3,8

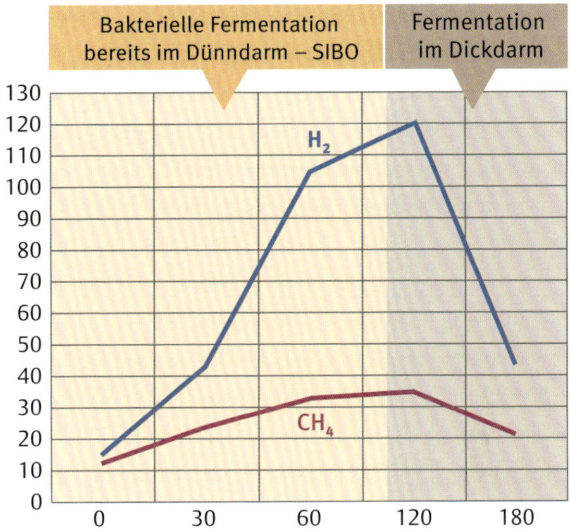

Daten basieren auf www.reizdarm-SOS.de

▲ Fruktoseatemgastests ohne klassische Fruktosemalabsorption. Der frühe Anstieg bakterieller Gase (H_2 und CH_4) lässt davon ausgehen, dass sich um eine (fruktoseabhängige) SIBO und IMO handelt. Diese ist durch eine klassische SIBO/IMO-Behandlung therapierbar.

- Was passiert nach vermehrtem Konsum von Zucker in Form von Obst oder Süßigkeiten?
- Macht es einen Unterschied, ob Sie zu Hause essen, also selbst kochen, oder im Restaurant essen gehen?
- Kennen Sie die Einteilung nach FODMAP und, wenn ja, verschlimmern stark FODMAP-haltige Lebensmittel die Symptomatik?

Manchmal kommt man durch die Beantwortung solcher Fragen bereits der Ursache der Gasbildung auf die Spur. In den meisten Fällen ist das Auftreten der Symptome jedoch nicht so eindeutig bestimmten Nahrungsmitteln oder Lebensmittelgruppen zuzuordnen. Dann benötigen wir weitere diagnostische Maßnahmen.

Diagnose

In der Diagnostik stehen beim Blähungstyp an erster Stelle eindeutig die Atemtests (S. 37). Schließlich ist Gas das Hauptproblem, also sollte auch Gas gemessen werden. Bei Auftreten der Symptomatik vor allem nach Milchprodukten macht man einen Laktose-Atemtest. Man belastet also mit Milchzucker. Bei Auftreten von Gas vor allem nach Zucker und Obst wird man primär einen Fruktose-Atemtest machen, also eine Belastung mit Fruchtzucker wählen. Bei uneinheitlicher Symptomatik und nicht typisch zuzuordnenden Beschwerden würde ich zuallererst auf eine bakterielle Fehlbesiedlung des Dünndarms tippen (SIBO) und einen Belastungstest mit Lactulose durchführen.

Es wird sogar empfohlen, auch bei Verdacht auf eine Laktose- oder Fruktose-Unverträglichkeit (Malabsorption) als Erstes einen Lactulosetest durchzuführen. Einfach um sicherzugehen, dass bei diesen Patienten nicht auch eine bakterielle Überwucherung des Dünndarms, eine SIBO, die eigentliche Ursache für die Entwicklung ihrer Unverträglichkeit ist [25].

Nach meiner Erfahrung wird sich bei den meisten Patienten des Blähungstyps eine Überwucherung mit Bakterien zeigen. Mindestens 60 Prozent aller Reizdarmpatienten haben SIBO, von denen mit Blähungen wahrscheinlich fast 100 Prozent. SIBO ist nur eine Überwucherung. Nicht mit bösartigen Bakterien, nur mit ganz normalen Darmkeimen. Aber es sind einfach zu viele davon und an der falschen Stelle.

Falls der Lactulosetest wider Erwarten unauffällig sein sollte, die Symptomatik – vermehrte Gasbildung, immer nach dem Essen – aber eindeutig für das Vorliegen einer SIBO spricht – nicht aufgeben! Dann sollte man den Atemtest wiederholen. Allerdings nicht erneut mit Lactulose, sondern mit Glukose (vor allem, wie oben beschrieben, bei überwiegend im Oberbauch lokalisierter Symptomatik!) oder auch – sogar besser – mit Fruktose. Manche Bakterien mögen einfach keine Lactulose, sie reagieren in der Regel dann aber sehr gut auf eine Belastung mit Fruktose. Anhand des Kurvenverlaufes des Tests kann man eine SIBO sehr gut vom Vorliegen einer klassischen Fruktose-Unverträglichkeit unterscheiden (siehe Abb. S. 67)[25]. Es gibt gute Untersuchungen, die zeigen, dass man durch die Kombination eines Lactulose- mit einem Fruktose-Atemtest, jeweils mit Durchführung über drei Stunden und 10 Teströhrchen, etwa 97 Prozent aller SIBO-Patienten herausfinden und diagnostizieren kann [26].

Eine sinnvolle Ergänzung der Diagnostik bei Gasbildung ist die Durchführung eines Stuhltests, zumindest mit den wichtigsten biochemischen Parametern. Damit können andere Erkrankungen ausgeschlossen werden. Außerdem bekommt man einen Überblick über seine Verdauungsleistung (S. 28).

Die Bestimmung der Bakterien im Stuhl, als Florastatus oder als Mikrobiomanalyse, ist bei einem positiven Atemtest meiner Erfahrung nach nicht zusätzlich nötig. Es entstehen nur zusätzliche Diagnostik-Kosten, ohne dass sich am Therapieablauf etwas ändert. Selbst beim Vorliegen einer deutlichen Dysbiose, also einer Verschiebung der im Stuhl typischerweise anzutreffenden Bakterienflora, gilt bei gleichzeitigem Vorliegen einer bakteriellen Fehlbesiedlung im Dünndarm immer: SIBO first. Wenn man die bakterielle »Terrorgang« im Dünndarm beseitigt hat und die körpereigene Verdauung wieder normal funktioniert, schafft es der Dickdarm oft

HINWEIS

Arztbesuch nicht zwingend nötig

Alle Atemtests zur SIBO-Diagnostik können als Selbsttests im Internet bestellt werden. Wichtig sind die Verwendung von als Medizinprodukte klassifizierten Testmaterialien (insbesondere von Vakuumröhrchen) sowie die genaue Beachtung einer medizinisch korrekten Testvorbereitung und -durchführung mit mindestens 10 Atemgasproben und der Bestimmung von mindestens drei Gasen (Wasserstoff, Methan sowie CO_2 als Korrekturfaktor). Das wird leider nicht von allen Anbietern eingehalten, u. a. aus Kostengründen. Natürlich empfehle ich die Durchführung bei der von mir selbst mitbetreuten Internetplattform (S. 182), wo all diese Kriterien sicher eingehalten werden.

selbst, sein Mikrobiom wieder in Ordnung zu bringen.

Sinnvoll kann es hingegen sein, den Stuhl noch bezüglich des (übermäßigen) Vorliegens von Pilzen zu untersuchen, um zu sehen, ob eventuell zusätzlich eine Fehlbesiedlung oder Überwucherung mit Pilzen vorliegt (eine sogenannte SIFO, »Small intestinal Fungal Overgrowth«). Das hätte Einfluss auf die Auswahl der antimikrobiellen Therapie.

Mehr Diagnostik ist beim Leitsymptom Blähungen/Gasbildung und eindeutigem Befund im Atemtest in der Regel nicht nötig.

Therapie

Wie bei den oben beschriebenen anderen drei Reizdarmtypen kann man auch beim Reizdarm vom Blähungstyp jetzt natürlich probieren, symptomatisch zu therapieren. Man kann also typische entblähende Substanzen wie die ebenfalls bereits weiter oben beschriebenen Medikamente Lefax oder Sab simplex geben, die durch ihren Wirkstoff Simeticon bzw. Dimeticon in der Lage sind, Blähungen aufzulösen. Diese helfen kurzfristig auch gut, lösen das Problem in der Regel aber nicht.

Auch Bindemittel wie Aktivkohle oder milde Prokinetika wie Iberogast oder Ingwer können kurzfristig Linderung bringen, das Problem kommt in der Regel aber wieder. Schon beim nächsten Essen. Diese fehlende langfristige Besserung gilt meiner Erfahrung auch für Sibosan, einem in Apotheken erhältlichen Medikament mit dem probiotischen Stamm Bacillus subtilis DE 111 in Kombination mit Lysozym, einem körpereigenen Enzym mit antibakterieller Wirkung, wie es in vielen Körperflüssigkeiten, z. B. im Speichel, vorkommt.

Deswegen ist es besser, die Ursache für das viele Gas zu therapieren. Diese Ursache ist in der Regel eine bakterielle Fehlbesiedlung, eine SIBO. Und die ist so häufig, dass der zweite Teil dieses Buchs das Thema SIBO behandelt.

FAZIT

Was wir jetzt wissen

Die Einteilung nach Reizdarmtypen entsprechend dem jeweiligen Leitsymptom – Durchfall, Verstopfung, Schmerz, Gas – hilft, der wahrscheinlichen Ursache auf die Spur zu kommen und diagnostische Maßnahmen auszuwählen. Und wir haben zahlreiche hilfreiche Maßnahmen zur symptomatischen Behandlung unserer Beschwerden kennengelernt.

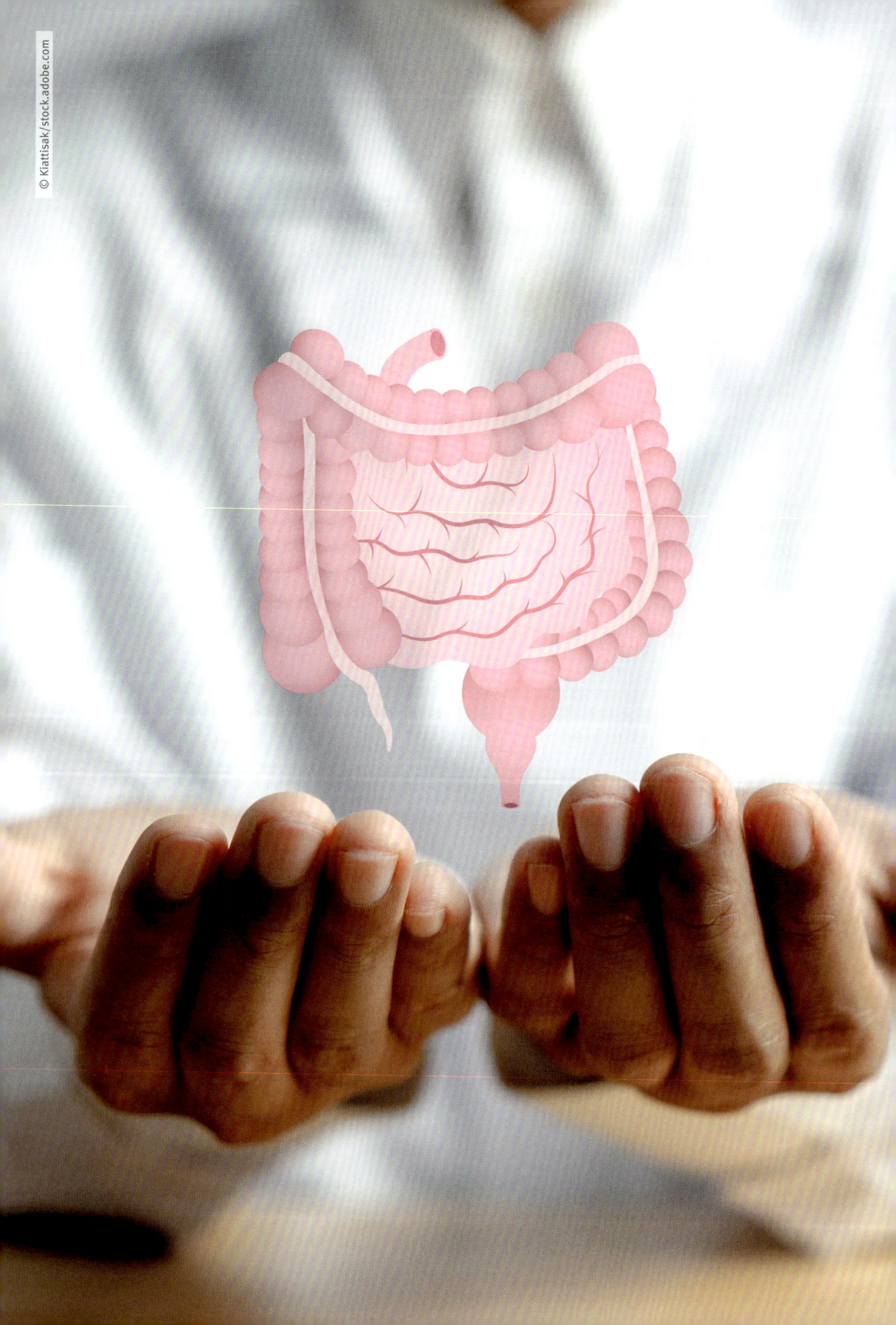

SIBO: die Dünndarmfehlbesiedlung

Eine SIBO ist entsprechend der aktuellen wissenschaftlichen Datenlage wahrscheinlich die häufigste Ursache für die Entwicklung eines Reizdarms. Aber wie entsteht eine SIBO? Wie wird sie diagnostiziert? Und was kann man dagegen tun?

WAS IST EINE SIBO?

Bakterien, die eigentlich in den Dickdarm gehören, machen sich auf den Weg nach oben und bevölkern den Dünndarm. Warum machen die das und warum lässt unser Darm das zu?

SIBO ist die Abkürzung für »Small Intestinal Bacterial Overgrowth«. Auf Deutsch bedeutet das »bakterielle Überwucherung des Dünndarms«. Mindestens 60 Prozent der Reizdarmpatienten leiden zumindest mitursächlich unter einer Dünndarm-Fehlbesiedelung, wahrscheinlich sind es eher bis zu 80 Prozent [27][28]. Deswegen werden wir diesem Krankheitsbild den größten Teil dieses Buchabschnitts widmen. In Extra-Kapiteln lesen Sie über die teilweise mit SIBO in Verbindung stehenden, teilweise aber auch eigenständig auftretenden Krankheitsbilder (Dickdarm-)Dysbiose (S. 119), Leaky Gut (S. 122), Histaminintoleranz (S. 127) und unspezifische Darm-assoziierte Symptome (S. 137).

Die eigentlich im Dickdarm beheimateten Darmbakterien wollen nicht dort unten in den tieferen Darmabschnitten warten, bis unser Körper (am Ende des Dünndarms) mit seiner Verdauung fertig ist. Sie haben verstanden, dass das Essen, das sie genauso wie uns ernährt, immer von oben kommt. Und dass weiter oben tendenziell mehr vorhanden ist. Dass es sich also lohnt, sich auf den Weg zu machen, um weiter nach oben zu kommen, statt ganz unten auf das zu warten, was übrig bleibt. Jeder kennt das von sich selbst: Es ist besser, als einer der Ersten am Büffet zu stehen, als hinterher die übrig gebliebenen Reste essen zu müssen.

Aber warum breiten sich die Dickdarmbakterien nicht bei allen Menschen aus und wandern weiter nach oben? Weil unser Körper das normalerweise zu verhindern weiß. Die Bakterien versuchen sehr wohl immer wieder, sich vom Dickdarm in den Dünndarm vorzuarbeiten und sich dort anzusiedeln. Aber sie werden dort immer wieder rausgespült. Dieses Prinzip der

Selbstreinigung des Körpers durch Rausspülen oder Auswaschen von Bakterien ist nicht auf den Darm beschränkt, sondern ein generelles Prinzip unserer »Homöostase«, also der Aufrechterhaltung unserer Integrität und unserer körperlichen Unversehrtheit.

Manchmal klappt das aber nicht mit der Reinigung. Dann breiten sich die Bakterien doch aus. Viele Frauen kennen das Problem aus dem Bereich der Harnwege. Auch dort versuchen die im Intimbereich natürlicherweise vorhandenen Bakterien ständig, sich auszudehnen und die Harnröhre hochzuwandern, um in die Blase zu gelangen. Normalerweise werden sie immer wieder zurückgespült. Immer dann, wenn wir zum Pinkeln auf die Toilette gehen. Manchmal aber, z.B., wenn wir zu wenig trinken, gelingt das nicht rechtzeitig. Dann schaffen es die Bakterien doch, bis in die Harnblase vorzudringen, wo sie eigentlich nichts zu suchen haben, und ein Harnwegsinfekt entsteht. Bei Frauen tritt er viel häufiger auf als bei Männern, weil die weibliche Harnröhre viel kürzer ist. Da haben es Bakterien also viel leichter.

Im Bereich des Darms sind es die ganz normalen Dickdarmbewohner, die sich in Bereiche ausdehnen, wo sie nicht hingehören. Dadurch entsteht zwar keine Infektion, sondern nur eine Fehlbesiedlung. Sie führt aber auch zu Problemen. Bleibt die Frage, warum die Bakterien es bei manchen Menschen schaffen, sich bis in den Dünndarm auszudehnen, wo sie eigentlich nichts zu suchen haben. Vielleicht sollten wir, analog zum Verhalten bei Harnwegsinfektionen, einfach mehr essen, um häufiger Stuhlgang zu haben? Das wird aber nichts bringen, sondern es ist eventuell sogar kontraproduktiv, wie wir im Kapitel »Warum überwuchern Bakterien unseren Dünndarm?« sehen werden (S. 74).

Eine Behandlung der SIBO führt im Erfolgsfall bei einem Großteil der Patienten zu einer deutlichen Besserung, oft auch zum Verschwinden ihrer Darm-Beschwerden. Eine zusätzliche Dysbiose im Dickdarm (eine Verschiebung der Bakterienlandschaft im Dickdarm, S. 119) oder ein Leaky Gut (die gestörte Barrierefunktion der Darmschleimhaut, S. 122) und auch viele durch übermäßigen Bakterienstoffwechsel mitbedingte Allgemeinsymptome wie ausgeprägter Brainfog nach dem Essen (S. 137), viele Hautsymptome (S. 137) oder generelle, übermäßig ausgeprägte Erschöpfung werden sich deutlich bessern.

Dr. Pimentel, einer der führenden Forscher im Bereich der bakteriellen Fehlbesiedlung, erklärt das mit einem Bild: Wenn die »Terrorgang« (die sich im Dünndarm festgesetzten Bakterien) verschwindet, wird sich der terrorisierte »Bakterienstaat« im Dickdarm erholen und quasi von selbst die Ordnung wiederherstellen. Insofern gilt: SIBO first!

Deswegen sollte, wie oben beschrieben, zur Abklärung von Reizdarmproblemen immer auch die Abklärung des Vorliegens einer SIBO durch die Durchführung eines Lactulosetests gehören (S. 37). Ist dort eine SIBO – oder eine IMO – zu sehen, sollte neben einerVerbesserung der körpereigenen Verdauung unbedingt eine spezifische Behandlung dieser Fehlbesiedlung erfolgen [29].

Das ist die gute Nachricht und der eigentliche Grund für dieses Buch: Man kann diese bakterielle Überwucherung, diese SIBO, gut behandeln. Manchmal sogar auf Dauer heilen. Okay, eine komplette Heilung durch eine einmalige Therapie gelingt laut aktueller Datenlage in der Regel nur bei etwa 30 Prozent der Patienten. Aber immerhin. Und bei den anderen kann man den Zustand meistens zumindest deutlich verbessern. Manchmal muss man mehrfach therapieren, manchmal noch die eigene Verdauung, fast immer die darmeigene Reinigung verbessern. In schwierigen Fällen findet sich oft eine zugrundeliegende Störung, die den dauerhaften

FAZIT

Was wir jetzt wissen

Die meisten Beschwerden bei Reizdarmpatienten entstehen durch vermehrten oder falschen Stoffwechsel der in unserem Darm mit uns eigentlich in Symbiose lebenden Darmbakterien und Mikroorganismen. Dabei handelt es sich in den meisten Fällen um eine bakterielle Fehlbesiedlung (SIBO). Bakterien aus dem Dickdarm wandern nach oben in den Dünndarm, wo sie nichts zu suchen haben, und bekommen bei jedem Essen zu viel Nahrung. Dadurch produzieren sie zu viel Gas und belasten unseren Körper mit ihrem Zuviel an Stoffwechselprodukten.

Heilungserfolg verhindert und ggf. auch angegangen werden muss. Aber helfen kann man fast jedem Patienten. Nur ist dieses Wissen noch nicht überall angekommen. Deswegen bitte weiterlesen! Einen exemplarischen Ablaufplan einer SIBO/IMO-Therapie finden Sie auf S. 118.

Die klassischen SIBO-Keime

Möchten Sie wissen, wer typischerweise die kleinen Bösewichter sind, die bei SIBO oder IMO bis in den Dünndarm wandern? Hier die bisher gefundenen [30]:

BEI WASSERSTOFF-SIBO findet man meist (und oft exzessive Mengen) von E. coli und Klebsiella.

BEI IMO ist es der für seine Methanproduktion bekannte Haupt-Bösewicht Methanobacter Smithii.

BEI H_2S-SIBO scheinen die Hautverursacher Fusobacterien und Desulfovibrio piger zu sein.

Warum überwuchern Bakterien unseren Dünndarm?

Immer wenn wir etwas essen, braucht unser Dünndarm etwa vier Stunden, bis er alles aufgebrochen und aufgenommen hat. Dann ist der Nahrungsbrei am Ende des Dünndarms angekommen und wird zur weiteren Verwendung für die Bakterien in den Dickdarm geschoben. Der Dünndarm geht dann in seinen »Reinigungsmodus«. Man kann sich das vorstellen wie einen Teller, den man nach der Benutzung in die Spülmaschine stellt, und diese anschaltet. Danach ist der Teller wieder sauber und kann erneut benutzt werden. Das Spülprogramm des Dünndarms besteht aus Reinigungswellen, die nach Ende der Verdauung – also nach etwa vier Stunden – von oben nach unten den sechs Meter langen Dünndarm auspressen und auswaschen. Alle Bakterien, die sich auf dem Weg nach oben befinden, werden wieder nach unten befördert. Danach ist der Dünndarm bereit für eine erneute Mahlzeit. Bereit, wieder in den Verdauungsmodus umzusteigen.

Wenn wir uns das klarmachen, folgt logischerweise etwas, was wir nicht tun sollten: Snacken! Snacken bedeutet, ständig etwas zu essen, auch wenn es nur kleine Mahlzeiten sind. Denn der Timer des Dünndarms, diese vier Stunden, die er benötigt, um mit seiner Verdauung fertig zu werden, geht immer wieder los, wenn wieder Essen in unserem Mund auftaucht. Dabei reichen kleinste Mengen – nur ein paar Zuckermoleküle – schon aus, z. B. ein Stück Apfel, ein Keks, eine einzelne Nuss, ein Stückchen Schokolade. Und schon fängt unser Dünndarm wieder von vorne an. Weil er denkt, dass er jetzt erstmal

INFO

Offizielle ICD-Klassifikation SIBO, IMO und SIFO

Ende 2023 war es so weit: Die bakterielle Fehlbesiedlung des Dünndarms (SIBO), die intestinale Überwucherung mit Methanobacter (IMO) und sogar die Überwucherung des Dünndarms mit Pilzen (SIFO) bekamen eine eigene ICD-Nummer. ICD steht für »International Classification of Diseases«, ist also die offizielle Krankheitsklassifikation der Weltgesundheitsorganisation WHO. Diese ICD-Liste liegt inzwischen in der 10. Ausgabe vor – deswegen spricht man meist von ICD-10. Sie listet alle offiziellen anerkannten Erkrankungen des Menschen auf. Was in diesem Verzeichnis steht, gibt es also. Erkrankungen oder Beschwerden, die nicht drinstehen, gibt es nicht. Oder sie sind zumindest umstritten. Oder noch nicht anerkannt. Aber das gilt für SIBO, IMO und SIFO nicht mehr.

Sie können also zu Ihrem Arzt gehen und dort um Behandlung bitten. Ihre Erkrankung hätte die folgende ICD-Nummer [31]:

- K63.821: Small Intestinal Bacterial Overgrowth (SIBO)
- K63.822: Small Intestinal Fungal Overgrowth (SIFO)
- K63.829: Intestinal Methanogen Overgrowth, (Methan-SIBO/IMO)

Für die Praxis der Diagnostik und der Behandlung Ihrer Beschwerden ist die Klassifikation natürlich unwichtig. Für den Status der SIBO und IMO als relevante Erkrankung, die es zu erforschen gilt und deren Behandlung inklusive notwendiger Medikamente eigentlich von den Krankenkassen erstattet werden muss, ist sie jedoch von größter Bedeutung.

verdauen muss. Und das Reinigungsprogramm läuft nicht.

Evolutionär sind wir auf Verdauung gepolt. Als die Menschen noch Jäger und Sammler waren – bis vor etwa 10 000 Jahren –, kam manchmal in einem kurzen Zeitraum viel Essen, z. B. wenn sie ein Tier erlegt hatten. Und dann kam oft lange wieder nichts. Dass alles, was kam, auch verdaut wurde, war also überlebenswichtig. Die Bakterien weiter unten im Darm konnten sich trotzdem nicht ausbreiten, dafür sorgte die Reinigung in den Hungerphasen.

Von unserem »Bauplan« her sind wir immer noch Jäger und Sammler. Aber wir sammeln nicht mehr. Und die wenigsten gehen noch jagen. In der Regel gehen wir in den Supermarkt. Und dort gibt es alles. Ständig. Immer. Und entsprechend essen wir auch ständig. Oder zumindest zu oft. Deswegen werden wir immer dicker. Etwa 40 Prozent der Menschen in Deutschland gelten bereits als zu dick. Das liegt nicht nur daran, dass wir zu oft essen, sondern auch daran, was wir essen. Als Jäger und Sammler aßen die Menschen seltener und die Hauptmahlzeit bestand aus dem, was sie gesammelt hatten plus einem gelegentlichen Jagderfolg. Die meisten Nahrungsmittel waren Früchte des Waldes: Beeren, Pilze, Wurzeln, Knollen, Blätter. Sehr ballaststoffreich, sehr kalorienarm. Gut für uns und gut für unseren Darm, seine Fortbewegung und seine Bakterien. Heutzutage verhält es sich mit den meisten Produkten im Supermarkt genau andersherum. Sehr kalorienreich, sehr ballaststoffarm. Entsprechend werden die Menschen nicht nur immer dicker, sondern sie bekommen gleichzeitig auch immer mehr Darmprobleme. Weil die Reinigung nicht mehr funktioniert. Die Bakterien hochsteigen. Den Dünndarm bevölkern. Und dort zu viel zu essen kriegen. Das merken wir am Gas, also unseren aufgequollenen Bäuchen. Denn Bakterien, die etwas zu essen kriegen, produzieren Gas. Je mehr Essen, desto mehr Gas.

Jetzt könnte man sich fragen, warum nicht alle Menschen, zumindest in den Ländern mit einem Übermaß an Nahrungsangebot wie in Deutschland, eine SIBO und Darmprobleme haben. Das liegt daran, dass nur Snacken in der Regel auch nicht reicht. Es bedarf auch noch einer spezifischen Veranlagung bzw. einer angeborenen (seltener) oder erworbenen (häufiger) Störung der Motilität, also des Reinigungsprogramms des Darms, damit es zu einer relevanten Fehlbesiedlung kommen kann.

Typische Ursachen für eine Dünndarm-Fehlbesiedlung

Es gibt verschiedene Ursachen, die eine solche Fehlbesiedlung begünstigen.

Lebensmittelvergiftung

Genauer gesagt eine Lebensmittelvergiftung mit konsekutiver Störung des Migrating Motor Complex (MMC). Das bedeutet, mit einer Störung der Steuerzentrale der Reinigung. Das ist wahrscheinlich eine der häufigsten Ursachen für die Entstehung einer SIBO, wenn nicht sogar des Reizdarms generell [32][33].

Dabei kommt es nach einer Lebensmittelvergiftung, typischerweise mit dem Bakterium Campylobacter jejuni, zu einer Produktion von Antikörpern, die eigentlich gegen toxische Stoffwechselprodukte des Campylobacter gerichtet ist. Dieses Bakteriengift hat leider eine Ähnlichkeit mit einem körpereigenen Eiweißkomplex namens Vinculin, der sich dummerweise genau in der Steuerzentrale der Darmmotilität befindet, eben diesem Migrating Motor Complex (MMC). Die eigentlich gegen das Bakterientoxin gerichteten Antikörper werden so zu Autoantikörpern, die den MMC angreifen und so die für die Reinigung nötige, körpereigene Darmmotilität stören.

Man geht davon aus, dass es in etwa einem von zehn Fällen nach einer Magen-Darm-Infektion mit dem Bakterium Campylobacter jejuni zu einer solchen Autoimmunreaktion mit Störung der Reinigung des Dünndarms und der Entwicklung einer SIBO kommt. In Deutschland werden pro Jahr etwa 60–70000 Fälle einer Campylobacter-Infektion gemeldet. Damit ist die Campylobacter-Infektion bereits die häufigste bakterielle meldepflichtige Erkrankung in Deutschland. Und die meisten Infektionen werden nicht gemeldet, oft nicht mal diagnostiziert. Die Dunkelziffer dieser Infektionen ist entsprechend deutlich höher. Denn meist verschwinden die Symptome von selbst und der Patient geht gar nicht zum Arzt. Oder der beim Arzt durchgeführte Stuhltest ist bereits wieder negativ.

Das akute Problem ist dann zwar vorbei, aber die Autoimmunreaktion aufgrund der gebildeten Antikörper bleibt und führt zu einer Störung des MMC und der durch ihn kontrollierten Darmreinigung. Es entwickelt sich das klassische postinfektiöse Reizdarmsyndrom – das meist eine postinfektiöse SIBO ist [33].

Es ist also davon auszugehen, dass pro Jahr tausende SIBO- und Reizdarmerkrankungen auf dem Boden einer Autoimmunreaktion entstehen. In der medizinischen Terminologie bedeutet das einen kompletten Paradigmenwechsel in der Betrachtung des Reizdarmsyndroms. Weg von einer hauptsächlich psychosomatisch getriggerten Erkrankung mit entsprechender Therapie-Empfehlung von Psychotherapie und

INFO

Durchfall ist Reinigung

Im Rahmen einer akuten Magen-Darm-Infektion findet sich das gleiche Prinzip der Reinigung, das wir bei den Nahrungsaufnahmepausen schon kennengelernt haben: Durch Auslösen eines massiven, aktiven (sekretorischen) Durchfalls befreit sich der Darm von den krank machenden Erregern. Man kommt einige Stunden von der Toilette nicht runter, dann ist der Spuk aber vorbei und der Darm wieder sauber.

Psychopharmaka hin zu einer Autoimmunerkrankung mit nachweisbaren Autoantikörpern.

Tatsächlich ist der Test für diese Anti-Vinculin-Antikörper zumindest in den USA bereits verfügbar (IBS Smart-Test). Deutsche Labore bieten den Test nach meiner Kenntnis zum Erscheinungstermin des Buches bisher nicht an, jedoch kann er ggf. über das Internet bezogen werden (S. 182). Da er die Therapie-Maßnahmen zur Behandlung der so entstandenen SIBO jedoch nicht entscheidend ändert, sind die damit verbundenen, relativ hohen Kosten meines Erachtens derzeit nicht jedoch gerechtfertigt und nicht nötig.

Verwachsungen nach Operation

Der Darm befindet sich anatomisch gesehen in einem eigens für ihn geschaffenen Bindegewebssack, dem sogenannten Bauchfell oder Peritoneum. Dieses »Fell« besitzt zwei spiegelglatte »Blätter«: eines, das direkt den Darm überzieht, und ein zweites, das den eigentlichen Sack bildet, in dem sich der mit dem ersten Blatt überzogene Darm bewegen kann. Durch einen zusätzlichen, minimalen Flüssigkeitsfilm zwischen den beiden »Blättern« verhält sich der Darm in seinem Sack »wie ein Fisch im Wasser« und kann seinen Inhalt optimal weitertransportieren. Allerdings nur, solange es keine Verwachsungen gibt. Verwachsungen sind eigentlich Verklebungen der beiden »Blätter«. Sie entstehen entweder nach Operationen im Bauchbereich oder auch nach Entzündungen in dieser Gegend. Beides kommt sehr häufig vor.

TYPISCHE URSACHEN SIND:

- Blinddarmentzündungen, oft mit nachfolgender Operation
- Divertikelentzündungen, ebenfalls oft mit anschließender Operation
- Gallenblasenentzündungen aufgrund von Steinen, mit Gallenblasenentfernung (Cholezystektomie)
- Entfernen von Teilen des Darms (Darmresektionen) bei chronisch-entzündlichen Darmerkrankungen oder nach Tumoren
- gynäkologische Entzündungen und Operationen

Die Liste ist noch länger. Nach solchen Infektionen oder Operationen kommt es häufig zu Verklebungen der beiden »Blätter« des Bauchfells – eigentlich eine klassische Narbenbildung. Das hochfunktionale Bauchfell wird durch Bindegewebe ersetzt. Dieses verhält sich dann so wie eine Narbe im Hautbereich: Es ist nicht mehr so hübsch wie die ursprüngliche Haut (bzw. im Darmbereich das »Fell«), nicht mehr so glatt, es zieht sich zusammen und verwächst mit seiner Umgebung. Im Darmbereich spricht man deswegen von Verwachsungen.

Als Folge kann der Darm sich nicht mehr so frei bewegen, wie es ein Fisch im Wasser tut. Auf einmal bleibt er irgendwo hängen. Wie ein Fisch an der Angel. Oder – passender für den Darm, der ja eigentlich ein meterlanger Schlauch ist – plötzlich hat der Schlauch einen Knick. Und an diesem Knick geht es nicht mehr so richtig weiter. Hier muss der im Schlauch befindliche Nahrungsbrei auf einmal um die Ecke rum. Das ist schwierig. Es kommt weniger durch. Es dauert länger. In etwa so, wie beim Blumengießen mit einem umgeknickten oder verdrehten Gartenschlauch.

Und oft tut es weh. Weil der Muskelschlauch des Darms verzweifelt versucht, seinen Inhalt durch die Engstelle oder um die Ecke herum zu pressen. Dabei dehnt er sich vor der Engstelle stark auf, um sich dann maximal zusammenzuziehen und Druck aufzubauen. Das tut ziemlich weh. Kolikschmerzen. An- und abschwellend. Besserung tritt meist erst ein, wenn der ganze Nahrungsbrei endlich durch ist.

Es kann aber auch sein, dass sich durch den langsameren Weitertransport der Nahrung optimale Bedingungen für das Wuchern von Bakterien ergeben. Auch die Reinigung funktioniert nicht mehr, die Reinigungswellen bleiben an den Verwachsungen hängen. Bakterien aus den tieferen Darmabschnitten können hochsteigen. Der Patient bekommt eine SIBO. Und eine SIBO bedeutet Gas. Gas bedeutet wiederum Dehnung. Und Dehnung des hochsensiblen Bauchfellüberzuges des Darms bedeutet Schmerzen [34].

Solche Verwachsungen gibt es eigentlich immer nach Bauchoperationen und Bauchentzündungen. Zum Glück führen sie meist nicht zu massiven Beschwerden bzw. bessern sich im Verlauf. Manchmal aber sind die Schmerzen so schlimm, dass die Patienten sich noch einmal aufschneiden lassen, um die Verwachsungen zu lösen. Dabei finden sich in der Regel auch deutlich verklebte und verwachsene Bauchfellblätter, die der Chirurg dann lösen und entfernen kann. Leider ist es hier jedoch auch so wie bei der Narbenbildung im Hautbereich: Wer ohnehin zu starker Narbenbildung oder Verwachsungen neigt, hat eine hohe Wahrscheinlichkeit, auch nach dieser Operation wieder unter Verwachsungen zu leiden.

Besser sind eine konsequente Behandlung der SIBO und eine osteopathische Mitbetreuung, um die Bauchfellblätter zu entspannen und den Darm so weit wie möglich wieder in die richtige Position zu bringen.

Darmträgheit und Bindegewebsschwäche

Bei einer Darmträgheit bzw. Bindegewebsschwäche liegt die Nahrung zu lange im Dünndarm rum. Meist handelt es sich dabei um eine angeborene Variante oder Anomalie. So wie unterschiedliche Menschen ihre Gliedmaßen unterschiedlich stark dehnen können, so unterschiedlich schlaff oder fest sind auch ihre Eingeweide und insbesondere der Darm.

Das bedeutet, dass hypermobile (Schlangen-)Menschen, die z. B. ohne größeres Training einen Spagat können oder Gelenke deutlich weiter verdrehen können als der Durchschnitt, oft auch einen hypermobilen Darm besitzen. Er ist dann oft länger als gewöhnlich, in jungen Jahren oft sehr flexibel, in älteren Jahren schlaff und durchhängend – eher wie ein sehr elastischer Schlauch als wie ein starres Rohr. Extremfälle finden sich beim Ehlers-Danlos-Syndrom oder beim Marfan-Syndrom, wo das gesamte Bindegewebe des Körpers aufgrund genetischer Defekte eine unzureichende Festigkeit besitzt. Das führt – neben anderen Problemen – zu Schwierigkeiten mit der Reinigung des Darms und dem Verhindern des Aufsteigens von Bakterien. Diese Patienten bekommen fast immer eine SIBO. Bei leichteren Formen ist zumindest die Wahrscheinlichkeit für die Entwicklung einer bakteriellen Fehlbesiedlung im Dünndarmbereich deutlich erhöht.

Spannend ist, dass auch das Gegenteil ungünstig ist. Auch eine erhöhte Steifigkeit des Darms stellt ein erhöhtes Risiko für die Entwicklung einer SIBO dar. Denn ein Darm, der mehr einem steifen Rohr als einem flexiblen

Schlauch ähnelt, lässt sich durch Reinigungswellen ebenfalls nicht gut säubern. Deswegen sind auch Patienten mit Sklerodermie, einer Autoimmunerkrankung, die zu einer Verdickung des Bindegewebes u. a. im Darmbereich führt, stark SIBO-gefährdet und sollten sich bei entsprechenden Symptomen testen lassen [34].

Eine besondere und besonders schwere Form der Motilitätsstörung im Magen-Darm-Bereich stellt die sogenannte »Chronische Intestinale Pseudoobstruktion« (CIPO) dar. Diese oft angeborene Störung der Darm-Motilität führt – manchmal schon im Kindesalter – zu massiven Problemen der Stuhlentleerung und einer tage- bis wochenlangen Verstopfungssymptomatik. Die Suche nach einem den Weitertransport im Magen-Darm Schlauch störenden, konkreten mechanischen Hindernis (Obstruktion) bleibt erfolglos, sodass man von einer Pseudoobstruktion spricht. Betroffene haben meist lebenslang Probleme mit ihrer Darmentleerung und oft entsprechend starke Beschwerden [35]. Die Diagnose und insbesondere die Behandlung dieser zum Glück seltenen Störung sollte unbedingt in speziellen Motilitätszentren erfolgen.

Undichte Ileozökalklappe

Eine weitere anatomische Variante, die das Wuchern von Dickdarmbakterien in den Dünndarm hinein begünstigt, ist eine undichte oder gar fehlende Ileozökalklappe.

Die Ileozökalklappe befindet sich am Übergang vom Dünn- in den Dickdarm und lässt sich nur in Dickdarmrichtung öffnen. Dadurch bietet sie einen natürlichen Schutz gegen den Übertritt von (zu vielen) Dickdarmbakterien in den Dünndarm hinein (Abb. rechts). Manchmal scheint sie aber zu klein zu sein. Oder schließt nicht ausreichend. Eventuell ist sie auch durch regelmäßige Überdehnung der Darmwand aufgrund massiver bakterieller Gasproduktion einfach zu klein, um die Öffnung des aufgeblähten Darms

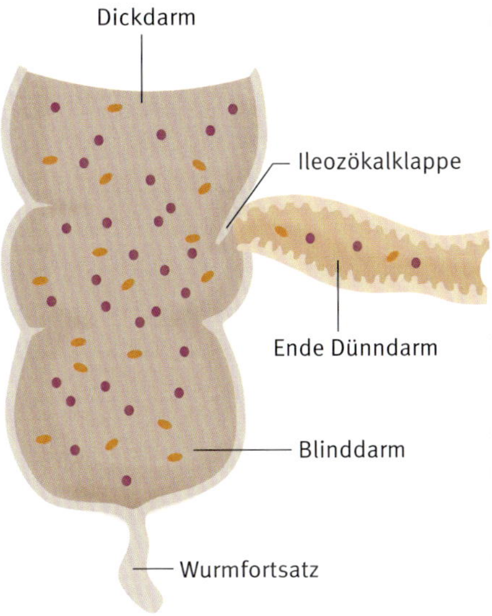

Dignaß A, Hartmann F, Stein JM. Wirksame Hilfe bei Morbus Crohn und Colitis ulcerosa. 1. Aufl. Stuttgart: TRIAS; 2024.

▲ Die Ileozökalklappe verschließt im Idealfall das Ende unseres Dünndarms. Die Klappe lässt sich nur in Richtung Dickdarm öffnen, sodass ein Rückfluss des entleerten Speisebreis und ein Eindringen der im Dickdarm befindlichen Bakterien (Punkte) in den Dünndarm weitgehend verhindert wird.

komplett zu verschließen. Im Extremfall wurde sie vielleicht sogar im Rahmen einer Ileozökalresektion, einer häufigen Operation bei Morbus Crohn, wegoperiert. Dann fehlt diese einfache mechanische »Wand« gegen den Aufstieg von Dickdarmbakterien in die Bereiche des Dünndarms und eine SIBO entsteht [34].

Magensäure- oder Enzymmangel

Generell bekommen unsere Darmbakterien nur das zu essen, was wir nicht bereits verdaut haben. Deswegen ist es so wichtig, unsere Verdauung zu verbessern und so optimal wie möglich zu gestalten. Manchmal bestehen jedoch spezifische Mängel an Verdauungssäften, sodass der Verdauungsvorgang nur eingeschränkt möglich ist. Das ist der Fall bei einem Mangel an Magensäure oder an bestimmten Enzymen. Das Übermaß an unzureichend verdautem Nahrungsangebot ist im wahrsten Sinne des Wortes »gefundenes Fressen« für unsere Mitbewohner im Darm. Und Bakterienpopulationen, die viel zu fressen bekommen, werden sich vermehren, wuchern und versuchen, sich auszudehnen. Bis in den Dünndarm hinein [34]. Dann sprechen wir von SIBO.

Nebenwirkungen von Medikamenten

Manchmal hat man nicht nur eine Erkrankung und nimmt verschiedene Medikamente ein. Manche Medikamente, die man aufgrund von chronischen Erkrankungen einnimmt – und möglicherweise auch zwingend einnehmen muss –, beeinflussen stark die Darmmotilität und damit die körpereigene Reinigung unseres Verdauungstraktes [34]. Hohe SIBO-Gefahr!

TYPISCHE VERTRETER SIND:

- Opioide (Abkömmlinge des Schmerzmittels Morphin), die dauerhaft aufgrund chronischer Schmerzen genommen werden, haben als typische Nebenwirkung eine Darmträgheit zur Folge. Vor allem in der Anfangsphase der Einnahme führt das bei den meisten Patienten zu Verstopfung, oft auch zu Übelkeit bis hin zu Erbrechen. Diese starken Nebenwirkungen verschwinden bei langsamem Einschleichen oft mit der Zeit, trotzdem kann die Einschränkung der Motilität die Entstehung einer bakteriellen Überwucherung begünstigen.
- Antidepressiva, vor allem die älteren trizyklischen Antidepressiva, führen aufgrund ihrer anticholinergen Wirkung zu einer Verringerung der Darmaktivität. Dieser Umstand kann bei Patienten mit starker Durchfallsymptomatik sogar ausgenutzt werden, indem man ihnen einige Tropfen Amitryptilin (ein typischer Vertreter dieser Medikamentengruppe) gibt, um den Darm zu beruhigen.
- Anticholinergika, wie sie typischerweise bei Blasenschwäche (zu häufigem Urinieren bis hin zur Harn-Inkontinenz) verschrieben werden, verlangsamen nicht nur die Entleerung der Blase, sondern auch die des Darms.
- Manche Blutdrucksenker, die typischerweise dauerhaft genommen werden müssen (wie Beta-Blocker oder ACE-Hemmer), können die Verdauung zumindest leicht verlangsamen und die Darmreinigung stören.
- Nahrungsergänzungsmittel (wie die oft von jüngeren Frauen aufgrund einer durch die monatliche Regelblutung bedingten Blutarmut eingenommenen Eisenpräparate) führen häufig zu Magen-Darm-Symptomen, typischerweise Verstopfung.
- GLP 1-Agonisten (s. Kasten S. 81)

Chronischer Stress

Last but not least möchte ich die psychosomatische Komponente auch noch mal erwähnen, denn die Psyche spielt immer mit! Wie bereits beschrieben (S. 13), führt chronischer Stress über die Sympathikus-Aktivierung des vegetativen Nervensystems zu einer deutlichen Verschlechterung der Versorgung unseres Magen-Darm-Traktes mit Blut, Energie und Nährstoffen. Die Folge ist eine Einschränkung der Verdauungsleistung, aber auch eine Verschlechterung der Reinigungsfunktion mit weniger und schwächeren Reinigungswellen. Ideale Voraussetzungen für die Entstehung einer SIBO. Deswegen chronischen Stress immer mitbedenken und mitbehandeln. Nicht leicht, ich weiß. Aber muss sein [7].

INFO

GLP-1-Agonisten – die Abnehmspritze

GLP-1-Agonisten (wie Semaglutid, z.B. in Ozempic oder Wegovy, oder Tirzepatid wie in Mounjaro) wurden eigentlich zur Zuckerkontrolle im Rahmen der Diabetestherapie entwickelt. Aufgrund ihres Wirkmechanismus führen sie aber auch zu einem starken Gewichtsverlust, sodass sie inzwischen auch eine Zulassung im Rahmen der Gewichtsreduktion bei übergewichtigen und adipösen Patienten haben und daher millionenfach verwendet werden. Die Gewichtsreduktion beruht zum großen Teil auf einer Verzögerung der Magenentleerung, sodass die Patienten schneller ein Sättigungsgefühl bekommen und deutlich weniger essen. Der Erfolg der Medikamente zur Gewichtsreduktion ist in der Tat oft verblüffend. Im Durchschnitt verlieren die Patienten durch Wegovy/Ozempic in den ersten 6 Monaten 15 Prozent ihres Körpergewichts [36], bei dem noch mal weiterentwickelten Mounjaro sogar bis zu 22 Prozent [37].

Die Anwendung ist dabei denkbar einfach. Einmal wöchentlich muss man eine auf einem Fertigpen einstellbare Dosis subkutan, z. B. ins Bauchfett, injizieren. Das kann man schnell lernen – es ähnelt der Anwendung von Antithrombosespritzen nach Operationen oder der Verabreichung von Insulin bei Diabetikern. Wegen der langen Halbwertszeit des Wirkstoffs von mehr als 120 Stunden muss man nur einmal wöchentlich spritzen. Und die Wirkung – eine Verzögerung der Magen-, teilweise auch der Dünndarm-Entleerung – führt zur gewünschten Verringerung der Nahrungszufuhr und dadurch zu Gewichtsverlust. Aber sie hat – zumindest für SIBO-/IMO-Patienten – auch einige ungünstige Folgen.

Nebenwirkungen der GLP-1-Agonistentherapie:

- Durch den Beginn einer solchen GLP-1-Agonistentherapie können sich die Bauchsymptome in Form von Gasbildung, Völlegefühl und oft auch Verstopfung wieder signifikant verschlechtern. Dagegen hilft Prucaloprid (Resolor), das vorsichtig eindosiert und in der Regel 2 × täglich gegeben werden muss, um den gewünschten (Abnehm-) Effekt der Spritzen nicht komplett aufzuheben.
- Vor Durchführung eines (Lactulose-) Atemtests zur Bestimmung des Vorliegens einer SIBO/IMO oder zur Beurteilung des Erfolgs einer durchgeführten Therapie sollte die Anwendung von GLP-1-Agonisten mindestens 1 Woche pausiert werden, um eine mögliche bakterielle Überwucherung einigermaßen sicher einschätzen zu können.
- Eine Woche vor einer geplanten Magen- oder Darmspiegelung sollte man das Medikament absetzen, damit der Gastroenterologe keine Nahrungsreste vorfindet.

THERAPIE DER SIBO

Die drei Säulen einer erfolgreichen SIBO-Therapie sind eine optimierte Ernährung und Verdauung, eine antimikrobielle Therapie und die Verbesserung der Darmmotilität.

Wie werde ich die wuchernden Bakterien im Dünndarm wieder los? Im Kapitel »Was habe ich denn jetzt eigentlich genau?« (S. 53) habe ich bereits symptomatische Therapiemaßnahmen besprochen, um Linderung von typischen Reizdarm-Beschwerden zu erhalten. In der Regel gibt es dadurch aber keine Heilung. Nur Linderung. Bei akuten, sehr starken Beschwerden, sozusagen im Notfall. Falls Sie doch etwas finden, das bei längerfristigem Einsatz so gut hilft, dass die Symptome sich ausreichend kontrollieren lassen und Sie weitgehend normal leben können – auch gut.

Zumindest wenn eine SIBO diagnostiziert wurde, kommt es in der Regel aber durch eine symptomorientierte Behandlung zu keiner Heilung. Die Bakterien im Dünndarm verschwinden nicht einfach wieder. Dafür bedarf es einer zielgerichteten Therapie.

DREI SÄULEN DER SIBO-THERAPIE:

1. Optimierung der Ernährung (S. 82) und Verbesserung der Verdauung (S. 83)
2. Antimikrobielle Therapie »Killing« (S. 95) oder Elementardiät »Starving« (S. 109)?
3. Verbesserung der Darmmotilität und Wiederherstellung des Reinigungsmechanismus (S. 111)

Optimierung der Ernährung

Du bist, was du isst. Ernährung ist essenziell für unser Wohlbefinden, unsere Gesundheit, für Leistungsfähigkeit und langes Leben. Richtige Ernährung, ausreichend Bewegung und guter Schlaf sind letztlich die drei Dinge, die auf unser Gesundheitskonto einzahlen. Zwar ist dieses Konto nicht bei jedem gleich gut gedeckt, manche

HINWEIS

Disclaimer

Bezüglich der im Text angegebenen Präparate und Medikamente sowie deren Dosierungen und Preise übernimmt der Autor keine Gewähr. Die Behandlung sollte im Einzelfall mit einem in der Behandlung des Reizdarms bzw. der SIBO erfahrenen Therapeuten abgesprochen werden. Dies gilt insbesondere, wenn es sich um (pflanzliche) Nahrungsergänzungsmittel oder ein für die spezifische Indikation nicht zugelassenes Medikament handelt (sogenannter »Off-Label-Use«). Die im Buch beschriebenen Zusammenhänge und Therapien entsprechen insbesondere im Fall des Fehlens des Vorliegens ausreichender wissenschaftlicher Evidenz den persönlichen Erfahrungen und der täglichen Praxis des Autors. Die eigene Anwendung ohne vorherigen Arztkontakt zu Überprüfung der im individuellen Fall gegebenen Indikation wird explizit nicht empfohlen. Die Dosierungen beziehen sich immer auf erwachsene Personen, falls nicht anders angegeben. Eine Behandlung bei Schwangeren oder Stillenden wird explizit nicht empfohlen.

werden bereits mit einem dicken Konto geboren, andere mit einem nur spärlich gefüllten. Aber für alle gilt, dass unser Leben ein ständiges Abheben von diesem Konto ist. So, dass es irgendwann leer ist. Dann werden wir in der Regel krank. Um das zu verhindern, müssen wir auch einzahlen.

Jeder sollte sich ausreichend bewegen, mindestens 3½ Stunden pro Woche, das ist das absolute Minimum! (S. 58)[38] Und jeder sollte ausreichend schlafen, in der Regel mindestens sieben Stunden. Nur im Bereich der Ernährung ist es aber leider so, dass es nicht die richtige Ernährung gibt, die für jeden Menschen passt. Sondern man muss entsprechend seiner Konstitution und seinen individuellen Problemen essen. Mehr dazu lesen Sie im Kapitel »Gesunde Ernährung« (S. 146).

Verbesserung der Verdauung

Viele Patienten mit Reizdarm-Beschwerden ernähren sich eigentlich richtig. Sie bemühen sich nicht nur, gesund und regional oder biologisch zu essen, sondern halten auch die Regeln der Esskultur (S. 151) ein, kauen gut, wissen über den FODMAP-Gehalt ihrer Lebensmittel Bescheid und reduzieren diese, insbesondere an Tagen, an denen sie vermehrt Beschwerden haben. Entweder instinktiv, weil sie festgestellt haben, was ihnen guttut oder zumindest weniger Beschwerden macht. Oder weil sie sich intensiv mit dem inzwischen weit verbreiteten Low-FODMAP-Konzept (S. 148) beschäftigt haben.

Trotzdem geht es ihnen nicht gut. Eine reine Ernährungstherapie scheint also nicht auszureichen. Was kann man dann noch machen? Auch ohne große Diagnostik kann man immer versuchen, die eigene Verdauung weiter zu verbessern. Schließlich bleibt nur das für die Bakterien übrig, was wir nicht verdauen. Um die Verdauung zu verbessern, gibt es verschiedene Hilfsmittel, die ich auf den nächsten Seiten vorstellen werde.

Warum brauchen wir Ballaststoffe?

Unsere Verdauung benötigt zwingend Ballaststoffe [7]. Von ganz vorne, wo Enzyme und Gallensäuren versuchen, den Nahrungsbrei aufzuspalten und resorbierbar zu machen, bis nach ganz hinten, wo der Enddarm versucht, den letzten Rest wieder loszuwerden. Ballaststoffe sind immer wichtig. Sie sind das, was nicht verdaut wird, was deswegen immer im Darm bleibt und dafür sorgt, dass der Nahrungsbrei ausreichend Flüssigkeit enthält (da Ballaststoffe sich mit Wasser vollsaugen). Dadurch kann der Nahrungsbrei gut durchmischt und weitertransportiert werden. Im Dünndarm, wo es um die Verdauung geht. Aber auch im Dick- und vor allem im Enddarm, wo es darum geht, eine ordentliche Portion wohlgeformten Stuhlgangs zu produzieren.

Spätestens jetzt stellt sich die Frage, welche Ballaststoffe die besten sind. Das ist gar nicht leicht zu beantworten. Es hängt nämlich davon ab, was man erreichen oder verbessern möchte. Lesen Sie mehr dazu im Kapitel »Nochmal (weil so wichtig!): Ballaststoffe« (S. 147).

Indische Flohsamen

Flohsamen haben wahrscheinlich den höchsten Ballaststoffanteil aller Nahrungsmittel. Sie sind in jedem Reformhaus, im Drogeriemarkt, im Bioladen, selbst in den meisten Supermärkten erhältlich. Am besten wählt man Flohsamenschalen, also nur die äußeren Hüllen der Flohsamen. Sie haben kaum Kalorien und bestehen fast nur noch aus Ballaststoffen.

WIRKUNG: Flohsamenschalen machen den Stuhlgang wunderbar glitschig. So, dass er gut rausrutscht, im Idealfall als wohlgeformte Wurst! Durch den hohen Anteil an Ballaststoffen und die gute Bindungsfähigkeit von Flüssigkeit sind Flohsamen(-schalen) ideal bei Stuhlentleerungsstörungen. Gilt für Durchfall genauso wie für Verstopfung. Bei Durchfall halten die Ballaststoffe die Flüssigkeit im Darm fest, sodass der Stuhl nicht mehr so flüssig rauskommt. Bei Verstopfung verhindert sie, dass alle Flüssigkeit aus dem Darminhalt aufgenommen wird und der Stuhl so hart und fest wird, dass er nicht mehr weitertransportiert werden kann.

DOSIERUNG: Flohsamenschalen kann man nicht überdosieren. Sie sind kein Medikament, bei dem eine Überdosis zu einem erhöhten Blutspiegel mit dann folgender Vergiftung und Organschäden führen kann. Flohsamen und seine Schalen bleiben immer im Darm und ziehen Wasser. Das Einzige, was man beachten muss, ist ausreichend zu trinken. Sonst können die Floh-

TIPP

Anwendung von Flohsamenschalen

Rühren Sie 1–2 Esslöffel Flohsamenschalen zumindest zum Frühstück, gerne auch zu jedem Essen in Wasser ein. Falls die daraus entstehende, etwas gallertartige Masse nicht so Ihr Ding ist, können Sie sie auch gerne auch mit Joghurt, Haferflocken oder etwas Obst vermischen. Sie wirken insbesondere bei regelmäßiger Einnahme oft Wunder.

Trinken Sie dazu unbedingt ausreichend! Es handelt sich schließlich um ein Quellmittel, das nur wirken kann, wenn auch genug Flüssigkeit zum Quellen da ist. Wenn Sie genug trinken, brauchen Sie sich auch keine Sorgen zu machen, dass die Flohsamen den Darm noch mehr verstopfen könnten (wie oft befürchtet wird). Im Gegenteil, die Stuhlregulation wird sich deutlich verbessern.

HINWEIS

Ballaststoffe ≠ Präbiotika

Bitte verwechseln Sie Ballaststoffe nicht mit reinen Präbiotika, auch wenn viele Ballaststoffe zumindest zum Teil auch präbiotisch wirken. Reine Präbiotika sind Stoffe, die man gezielt einsetzt, um Bakterien anzuzüchten oder bestimmten positiven Mikroben-Arten Extra-Futter zu geben, weil man sich positive Wirkungen von ihnen erhofft. Klassische Wirkstoffe hier sind Akazienfasern, resistente Stärke, Oligosaccharide und Inulin. Diese Präbiotika können bei einzelnen Patienten sinnvoll sein. Als klassisches Futter für Bakterien gehören sie aber zu den FODMAPs, die zumindest bei einem typischen SIBO-Patienten die Symptome zunächst eher schlimmer machen dürften. Deswegen Präbiotika am Anfang eher meiden. Im weiteren Verlauf, wenn sich die Darmsituation stabilisiert hat, gerne versuchen (und vorsichtig dosieren).

samenschalen nicht gut wirken. Man sollte immer nur so viele Flohsamenschalen pro Mahlzeit zu sich nehmen, wie man trinken kann. Ein Glas Wasser, mindestens 200 ml, pro Teelöffel Flohsamenschalen sollte es schon sein.

LASSEN SICH FLOHSAMEN ERSETZEN? Kann man statt Flohsamenschalen auch andere Samenarten zu sich nehmen, z.B. Leinsamen, Chia- oder Hanfsamen? Kann man. Aber die Wirkung ist nicht ganz so gut. Leinsamen haben nur ungefähr die Hälfte des Ballaststoffanteils von Flohsamenschalen. Dafür haben sie andere tolle Eigenschaften wie viel Eiweiß oder wichtige Omega-3-Fettsäuren. Chiasamen gelten aufgrund ihres Gehalts an positiven Nährstoffen sogar als Superfood. Essen Sie also gerne auch andere Samen. Aber für die Verdauung und die Stuhlentleerung sind Flohsamenschalen am besten.

Weitere hilfreiche Ballaststoffe

Manchmal erzählen mir Patienten, dass Flohsamenschalen »gar nicht gehen«. Dass sie davon noch mehr Symptome bekommen, insbesondere Blähungen und einen gasgefüllten Bauch. Das sind meist SIBO-Patienten, bei denen sich bereits zu viele Bakterien im Dünndarm tummeln. Bei ihnen führen die Flohsamenschalen dazu, dass auch diese Bakterien besseren Zugang zum Nahrungsbrei erhalten und entsprechend mehr Symptome verursachen. Diese Patienten brauchen andere Ballaststoffe.

PARTIELL HYDROLYSIERTES GUARKERNMEHL hat sich durchgesetzt, weil es am besten bekömmlich ist. Dieser lösliche Ballaststoff gilt als »SIBO-safe«, kann also auch von Patienten mit bakterieller Fehlbesiedlung verzehrt werden. In der Regel bewirkt er keine vermehrte Gasproduktion. Für weitere Informationen lesen Sie das Kapitel »Partiell hydrolysiertes Guarkernmehl« (S. 150).

APFELPEKTIN ist auch relativ gut verträglich für Reizdarmpatienten. Es wird aus Apfeltrester gewonnen, der beim Pressen von Äpfeln für die Apfelsaftherstellung übrig bleibt. Trester besteht aus getrockneten Resten von Fruchtfleisch, Schalen und Kernen. Erhältlich ist es z.B. als Tabletten (S. 182).

TROCKENPFLAUMEN: Vor allem meine älteren Patientinnen nehmen gerne die klassischen Trockenpflaumen zur Sicherstellung eines regelmäßigen Stuhlgangs ein. Kann man machen, wenn es funktioniert. Würde ich meinen Darm-Patienten aber nicht als Erstes empfehlen, weil Trockenpflaumen – wie generell jedes Trockenobst – sehr viel Fruktose enthält. Hoher FODMAP-Gehalt! Und oft haben sie viele Nebenwirkungen. Im Darmbereich typischerweise Gas und Blähungen, durch den Fruchtzucker außerdem noch eine vermehrte Neigung zu Leberverfettung und Harnsäurebildung. Deswegen empfehle ich die oben genannten Alternativen.

Magensäure

Außer Ballaststoffen brauchen wir für die Verdauung auch ausreichend Säure. Unser wichtigster Säure-Produzent ist unser Magen, genauer gesagt, die dortigen »Belegzellen« (manchmal auch »Parietalzellen« genannt). Sie produzieren Salzsäure, was den pH-Wert im Magen bis auf 1 sinken lässt. Ziemlich sauer!

Der entstehende »Salzsäuresee« im Magen tötet Bakterien ab, die wir mitgegessen haben, und hilft unserem Magen, bereits mit der (Eiweiß-)Verdauung zu beginnen. Am wichtigsten ist er aber wahrscheinlich für die weitere Verdauung im Dünndarm. Der saure Magenbrei wird im Anschluss – nach guter Durchmischung – in den Dünndarm geschoben und sorgt dort für die Freisetzung der sehr alkalischen, also basischen Verdauungssäfte der Bauchspeicheldrüse. Diese Drüse (Medizinisch: Pankreas) sitzt hinter dem Magen und produziert unsere wichtigsten Verdauungsenzyme. Das sind die Stoffe, die den Nahrungsbrei aufbrechen, sodass unser Darm sie aufnehmen kann. Etwa 1,5 Liter solchen Verdauungssaft produziert die Bauchspeicheldrüse täglich. Und nur dann kann unsere eigene Verdauung gut funktionieren. Ausreichende Mengen an Enzymen produziert die Bauchspeicheldrüse aber nur, wenn sie durch den sauren Magenbrei ausreichend angeregt wird. Fehlt die Säure im Magen, wird die Bauchspeicheldrüse auch weniger effizient arbeiten.

Dann stimmt der pH-Wert im Dünndarm nicht mehr. Und unsere Verdauungsenzyme haben wie alle Enzyme ein sogenanntes ph-Optimum, d. h. einen Bereich, in dem sie am besten arbeiten. Dieser pH-Wert-Bereich ergibt sich im Darm normalerweise automatisch durch die Vermischung des sauren Magenbreis mit den basischen Komponenten der Pankreassäfte und liegt ungefähr im ph-Bereich von 5. Also so ein bisschen sauer. Dann läuft unsere Verdauung auf Hochtouren. Letztlich reine Biochemie: Enzyme spalten durch chemische Reaktionen größere Nahrungsbestandteile in kleinere Basis-Komponenten auf, die dann entweder passiv durch die Darmwand auf die Blutseite wandern (wie Glukose) oder aktiv aufgenommen werden (wie Fruktose, aber auch Aminosäuren oder Fette).

Deswegen ist die Magensäure so wichtig. Und deswegen ist es ungünstig, nur wenig davon zu haben. Oder, noch häufiger, sie zu blocken, weil man z. B. unter Reflux leidet, dem Hochsteigen von Säure aus dem Magen nach oben in die Speiseröhre. Diese Patienten leiden dann unter dem wirklich sehr unangenehmen Sodbrennen, weil die Speiseröhre im Gegensatz zum Magen (der sich selbst durch die Produktion von sehr viel Schleim gut schützen kann) schon mit geringen Mengen Säure nicht gut umgehen kann. Das typische Brennen hinter dem Brustbein ist die Folge.

Weil dieses Gefühl sehr unangenehm ist, werden Betroffene zusammen mit Ärzten versuchen, die Säure zu reduzieren, um die Symptome zu bekämpfen. Obwohl das eigentlich nicht logisch ist. Die Säure ist ja gar nicht das Problem, sie sollte nur nicht nach oben steigen, wo sie nichts zu suchen hat. Und eigentlich fließt nichts in der Welt nach oben, alles fließt nach unten.

INFO

Der pH-Wert im Körper

Der pH-Wert gibt einen Überblick darüber, wie sauer oder basisch eine Flüssigkeit ist. Dabei ist 7 der Mittelwert. Eine Flüssigkeit mit einem pH-Wert von 7 ist also weder sauer noch basisch. Wasser hat in der Regel einen pH-Wert von 7. Sinkt der Wert ab, also unter 7, wird die Flüssigkeit sauer, steigt der Wert, also über 7, wird die Flüssigkeit basischer.

Verschiedene Teile unseres Körpers haben sehr unterschiedliche pH-Werte. Die Haut z.B. hat in der Regel einen pH-Wert von 5,5, ist also leicht angesäuert. Das kommt durch Säuren aus dem Schweiß oder Stoffwechselprodukte von Hautbakterien. Dieser leichte Säureschutzfilm hilft der Haut, sich gegen böse Bakterien zu wehren und Infektionen zu verhindern. Noch saurer ist es in der Regel im Bereich der Vagina, wo spezielle Milchsäurebakterien dafür sorgen, dass dort sich keine Eindringlinge einnisten können.

Unser Blut dagegen hat einen pH-Wert von etwa 7,2, ist also quasi neutral wie Wasser. Dort, im Blut, sind stärkere Schwankungen des pH-Wertes kaum mit dem Leben vereinbar und deuten auf schwere Erkrankungen hin, weil unser ganzer Stoffwechsel ph-abhängig gesteuert wird. Deswegen hat unser Körper mehrere Puffer-Systeme, um die (vor allem im Rahmen des Eiweißabbaus entstehenden) sauren Stoffwechselprodukte wieder loszuwerden. Eines unserer genialsten Puffer-Systeme ist die Produktion von Magensäure. Durch das Ausschleusen von Säure in den Magen (nochmals zu Erinnerung: Der Magen-Darm-Trakt gehört zur Außenwelt, ist eine nach innen gestülpte Haut!) wird der Körper Säuren im Körperinneren los und produziert gleichzeitig die für die Verdauung essenzielle Magensäure. Eine klassische Win-Win-Situation! Zumindest, solange man keine stark Säure-blockenden Medikamente einnimmt (sogenannte »Protonenpumpen-Inhibitoren« [PPI], (S. 88).

Dieses Prinzip gilt natürlich auch für die Säure. Deshalb haben manche Patienten nur nachts Probleme, wenn sie flach liegen und die Säure sich waagrecht ausbreiten kann. Dann hilft es manchmal, mit leicht erhöhtem Oberkörper zu schlafen. Oft reicht bereits eine zusammengefaltete Decke unter dem oberen Teil des Spannbetttuchs. So wird der Magen nicht zu sehr zusammengepresst, was andere Probleme verursachen kann.

Oft reicht das aber nicht, und viele Patienten haben auch tagsüber Probleme. Dann greift man zu Medikamenten, die die Produktion der Säure blocken. Klassischerweise Protonenpumpeninhibitoren (PPI). Dann ist die Säure weg und kann auch nicht mehr nach oben steigen. So verschwinden auch die Symptome, das Sodbrennen. Und der Patient ist erst mal froh. Kann man auch kurzfristig machen. Aber nicht auf Dauer. Sonst werden die Probleme eher größer werden [34][39].

Wie viel Säure habe ich im Magen?

Im Internet werden verschiedene Tests angeboten, mit denen man rausfinden kann, ob man ausreichend Magensäure produziert. *(→ S. 90)*

Protonenpumpen-Inhibitoren (PPI) – problematisch für die Verdauung

Sodbrennen kennen viele. Dagegen helfen PPI, die die Produktion von Magensäure hemmen. Aber die Magensäure brauchen wir zwingend für unsere Verdauung. Was können wir tun?

Protonenpumpen-Inhibitoren wie Pantoprazol oder (Es-)Omeprazol hemmen die Protonenpumpen der Belegzellen des Magens, die für die Produktion der Magensäure verantwortlich sind. Dabei wirken sie nicht im Magen, sondern gehen, sobald man sie geschluckt hat, durch ihre säureresistente Umhüllung durch den Magen hindurch (deswegen bitte nicht zerteilen oder mörsern!), werden im Dünndarm aufgenommen und gelangen dann über das Blut an die Magenzellen. Dort hemmen sie die Säurepumpe irreversibel, d.h., sie ist danach kaputt. Die Belegzellen bauen aber die Pumpen in etwa 24 Stunden wieder nach, sodass sie ihre Säureproduktion wieder aufnehmen können. Dann wird der Magen wieder sauer und die Probleme, weswegen man die Säureblocker geschluckt hat, kommen in der Regel wieder. Deswegen wird man die nächste Tablette schlucken.

Für einen gewissen Zeitraum, etwa ein bis zwei Wochen, maximal einen Monat, ist das in Ordnung, z.B. damit ein Übermaß an säurebedingten Schleimhautschäden im Bereich des Magens (das klassische »Magengeschwür«) oder der Speiseröhre (Sodbrennen mit »Refluxösophagitis«) abheilen kann. Dann sollte die Therapie aber beendet werden. Idealerweise durch Ausschleichen, also eine langsame Reduktion des Medikamentes, um einen sogenannten »Rebound« zu vermeiden.

Ausschleichen – welche Möglichkeiten gibt es?

Unser Körper misst, wie sauer der Magen ist. Und wenn dort durch die Blockade der Säurepumpe keine Säure gebildet werden kann und der pH-Wert im Magen steigt, wird er versuchen, durch die Ausschüttung des Hormons Gastrin die Säureproduktion anzuregen. Die Säurepumpe erhält also den Befehl, schneller zu arbeiten und mehr Säure zu produzieren. Kann sie aber nicht, weil sie durch den Protonenpumpen-Hemmer blockiert ist. Deswegen steigt das Level von Gastrin im Blut in schwindelerregende Höhen, weil der Körper nicht versteht, warum die Säurepumpe seinen Befehlen nicht gehorcht.

Nimmt man die tägliche Blockade der Säurepumpe durch die PPI plötzlich weg, wird die nach 24 Stunden neu gebildete Pumpe (angeregt durch das viele Gastrin) wie verrückt anfangen, zu pumpen und wieder Säure zu produzieren. Dann wird der Patient erst recht wieder über seine Beschwerden klagen und die nächste Tablette nehmen. Ein Teufelskreis entsteht [40].

Deswegen sollte man PPIs unbedingt ausschleichen: zuerst die Dosis von 2 auf 1 Tablette/Tag reduzieren, dann von 40 mg auf 20 mg/Tag, dann den Einnahme-Zeitraum von täglich auf jeden zweiten Tag, dann auf jeden 3. Tag verlängern und schließlich ganz weglassen [40]. Oder, bei Wiederauftreten von Symptomen, versuchen, die PPIs durch andere, schwächere Medikamente zu ersetzen.

Welche Alternativen gibt es?

Am besten wäre der Ersatz durch Basenpulver und Bindemittel wie Heilerde oder Zeolith. Dann würde man nicht bereits die Produktion der Säure hemmen, sondern nur die bereits im Magen befindliche (überschüssige) Säure entweder neutralisieren (durch Basenpulver) oder abbinden (durch Heilerde, Zeolith oder andere Bindemittel). Wenn man diese Medikamente immer mit mindestens zwei Stunden Abstand zum Essen einnimmt, wird die körpereigene Verdauung kaum beeinträchtigt.

Die meisten in Apotheken oder im Drogeriemarkt freiverkäuflichen »Antazida« gegen Sodbrennen arbeiten auch auf dieser Grundlage, z. B. Alka-Seltzer, Talcid, Riopan. Sucralfat (Sucrabest) fördert zusätzlich die Produktion von schleimhautschützenden Faktoren im Magen und wird deshalb vor allem bei Magenschleimhautentzündungen eingesetzt. Das ebenfalls sehr gebräuchliche Gaviscon vereint Bindemittel, Basenpulver und Schleimhautschutz in einem Gel oder einer Kautablette.

Leider reichen diese einfachen Mittel zur ausreichenden Symptomkontrolle oft nicht aus. Statt (oder zum Ausschleichen von) PPIs kann man dann ggf. auf ältere und schwächer wirksamere H2-Rezeptorenblocker wie Famotidin zurückgegreifen. Sie reduzieren nur etwa 40 Prozent der Magensäureproduktion, sodass zumindest noch gut die Hälfte für die Verdauung übrig ist. Diese H2-Blocker sind verschreibungspflichtige Medikamente, die manchmal auch Wechselwirkungen mit anderen Medikamenten haben können. Deshalb sollte man ihre Einnahme immer mit einem Arzt absprechen.

Besser als (dauerhaft) die Säure zu blocken, ist es, dafür zu sorgen, dass sie nicht nach oben läuft und die Speiseröhre verletzt. Interessanterweise scheint es so zu sein, dass die meisten Patienten mit Sodbrennen (Reflux) gar nicht zu viel Magensäure haben. Neuere Daten zeigen, dass wahrscheinlich etwa 60 Prozent der Patienten mit Reflux sogar zu wenig Magensäure haben, etwa 20 Prozent haben eine normale Menge und nur 20 Prozent wirklich zu viel. Bei mindestens 80 Prozent der Betroffenen ist die Blockade der Magensäure also eigentlich der falsche Weg. Bei diesen Patienten muss man den Abfluss der Magensäure nach unten verbessern. Das bedeutet meist, dass die Patienten Gewicht reduzieren müssten oder einfach zu viel Gas im Bauch haben. Oder beides. Manchmal hängt beides auch miteinander zusammen.

Sie sind nicht besonders genau, am plausibelsten und pragmatischsten erscheint mir der sogenannte »Natrontest«. Er ist einfach durchzuführen, nicht invasiv und man bekommt sofort ein Ergebnis:

SO GEHT'S: Morgens nach dem Aufstehen verrührt man 1–2 Teelöffel basisches Natriumhydrogencarbonat, z. B. Kaiser-Natron (in Drogerien oder Supermärkten erhältlich) mit etwa 100 ml Wasser. Damit hat man eine schwache Lauge generiert, also eine basische Lösung. Diese wird im noch nüchternen Zustand getrunken und fällt in den Salzsäuresee des Magens.

Jetzt findet eine klassische chemische Säure-Basen-Reaktion statt. Die Säure und die Base neutralisieren sich, es entsteht Wasser, Kohlendioxid und Kochsalz: $HCl + NaHC0_3 = H_2O + CO_2 + NaCl$. Wasser und darin gelöstes Kochsalz bleiben im Magen aber das Gas CO_2 steigt auf. Das bedeutet, wenn man ausreichend Säure im Magen hat, wird man nach Einnahme der Natronlösung aufstoßen müssen. Das Aufstoßen nach dem Test ist sozusagen der Beweis, dass Säure im Magen vorhanden ist. Zumindest so viel, dass es zur Produktion von CO_2 kommt.

Nun ist der Test nicht besonders genau, weil jeder etwas unterschiedliche Mengen an Kaiser-Natron verwenden wird. Das durch die chemische Reaktion gebildete CO_2 muss auch nicht zwingend durch die Speiseröhre aufsteigen, sondern kann auch wegdiffundieren und dann abgeatmet werden. Aber der Test ist als einfache, ungefährliche und ungefähre Einschätzung des (ausreichenden) Vorhandenseins von Magensäure trotzdem oft hilfreich.

Wenn es nach mehrfacher Durchführung, immer nüchtern, aber an verschiedenen Tagen, nie, wirklich nie, zu einem Aufstoßen kommt, ist die Wahrscheinlichkeit groß, dass in diesem Magen eher ein Mangel als ein Übermaß an Säure herrscht. Dann ist eventuell sogar die Zufuhr von sauren Valenzen, z. B. Apfelessig oder sogar Betain-HCl-Magensäuretabletten, zur Verdauungs-Verbesserung zu überlegen. Dies hat oft einen erstaunlichen Effekt.

Was tun bei zu wenig Magensäure?

Patienten mit SIBO haben erstaunlich häufig als (Mit-)Ursache ihrer Beschwerden eine unzureichende Verdauungsleistung, weil sie keine oder zu wenig Magensäure haben [41]. Spätestens dann, wenn der oben beschriebene Natrontest nicht anschlägt, es also nicht zu einem Aufstoßen kommt, kann man versuchen, durch Ansäuern des Nahrungsbreis einen ersten Schritt zur Verbesserung der Verdauung zu machen.

APFELESSIG ist die einfachste Methode. Man nimmt 1 Teelöffel bis maximal 1 Esslöffel Apfelessig mit etwas Wasser morgens zum Frühstück oder sogar zu jeder Mahlzeit. Alternativ, z. B. bei Unverträglichkeit oder Sorge bezüglich des Histamingehalts von Essig, kann man auch Zitronensaft probieren. Falls das keine ausreichende oder gar keine Verbesserung bringt, kann man auch Kapseln mit Magensäure nehmen.

BETAIN-HCI-KAPSELN sind Kapseln mit Magensäure. Sie enthalten manchmal noch zusätzlich Pepsin. Das ist ein ebenfalls bereits im Magen gebildetes Verdauungsenzym zur Aufspaltung von Eiweiß. Die meisten Kapseln enthalten 500–600 mg Betain-HCL und sind in der Apotheke oder im Internet frei verkäuflich. Die Einnahme sollte nur zum Essen erfolgen, und zwar einschleichend in aufsteigender Dosierung. Man beginnt mit 1 Tablette zur Hauptmahlzeit des Tages und sieht, ob sie etwas bewirkt. Am nächsten Tag kann man auf 2 Tabletten steigern, am darauffolgenden Tag eventuell auf 3. Eventuell kann man noch weiter steigern, aber spätestens, wenn man ein unangenehmes Gefühl in der Magengegend unterhalb des Brustbeins empfindet, wenn vermehrter Reflux, Wärme oder Schmerzen in diesem Bereich auftreten, sollte man die Dosis in Zukunft wieder um 1–2 Tabletten reduzieren. Falls die Beschwerden stark sind, kann man zusätzlich etwas Basenpulver oder Kaiser Natron schlucken. Dann neutralisiert man die gerade geschluckte Säure wieder. Und nächstes Mal dann weniger nehmen. Ziel und Erfolgskontrolle ist eine deutlich verringerte Gasbildung nach dem Essen. In der Regel werden selten mehr als 3 Tabletten pro Mahlzeit benötigt.

Bitterstoffe

Die zusätzliche Zufuhr von Bitterstoffen ist immer gut. Evolutionär ist unser Verdauungstrakt immer noch der von Jägern und Sammlern (S. 147). Und die haben damals nicht nur deutlich mehr Ballaststoffe aufgenommen als wir heute, sondern auch deutlich mehr Bitterstoffe. Das geschah schon allein durch die vielen Pflanzen und Kräuter, die sie täglich verspeisen mussten, um ausreichend Kalorien zu sich zu nehmen. Außerdem waren viele der von ihnen verspeisten Früchte nicht immer optimal reif. Deswegen ist unsere Verdauung eigentlich an die Zufuhr von Bitterstoffen gewöhnt, vielleicht sogar darauf angewiesen [42].

Nur gibt es heutzutage kaum noch Bitterstoffe und bittere Lebensmittel. Obst und Gemüse werden auf »süß« gezüchtet, was die beliebteste Geschmacksrichtung ist. Quasi allen nicht natürlichen Lebensmitteln ist Zucker zugesetzt. Es lohnt sich, bei Konserven, Lebensmitteln in Gläsern oder verarbeiteten Nahrungsmitteln mal auf die Zutatenliste zu sehen. Dagegen käme niemand auf die Idee, einem Nahrungsmittel Bitterstoffe zuzusetzen.

Das Fehlen von »bitter« in unserer Nahrung bedeutet aber eine deutlich geringere Ausschüttung von Verdauungssäften. Vor allem die Galleproduktion in der Leber, aber auch die Bildung von Bauchspeicheldrüsensekret, Magensaft und sogar Speichel wird reduziert. Das führt zu einer Verschlechterung unserer Verdauung, vor allem der Fettverdauung. Und bedeutet, dass wiederum mehr übrig bleibt für die Bakterien – also mehr Gas und mehr Beschwerden.

Als dritter Schritt zur Verbesserung unserer Verdauung – neben mehr Ballaststoffen und mehr Saurem – sollte man deswegen immer probieren, auch mehr Bitterstoffe zu sich zu nehmen.

Und da man nicht täglich Chicorée oder Rucola essen kann oder will, bietet sich die Zufuhr von Bitterstoffen in Form von Tropfen oder Tabletten bzw. Kapseln an. Tropfen enthalten als Lösungsmittel meistens Alkohol, haben aber den Vorteil, dass wir »bitter« bereits im Mund schmecken, was die Wirkung noch mal verstärken kann. Wir besitzen nämlich eigene Geschmacksknospen für die Erkennung von »bitter«, die mindestens 25 verschiedene Bitter-Rezeptoren haben. Die Tatsache, dass es für die Erkennung von »süß« nur drei verschiedene Rezeptoren gibt, lässt die Bedeutung von »bitter« erahnen.

Wenn man auf Alkohol verzichten will oder muss oder den bitteren Geschmack einfach nicht mag, kann man auf Tabletten oder Kapseln zurückgreifen werden. Typische (Apotheken- oder Drogeriemarkt-)Produkte sind BitterLiebe, Bitterstern, Amara-Tropfen und Bitter Magic. Eigentlich kann man jedes Produkt nehmen, das Bitterstoffe enthält. Die Inhaltsstoffe gleichen sich in der Regel. Enthalten sind bittere, pflanzliche Extrakte wie die Wurzel des gelben Enzians (angeblich die Pflanze mit dem höchsten »Bitterwert« der Welt!), Wermutkraut, Tausendgüldenkraut, Fieberkleeblätter, Löwenzahnwurzel oder andere.

Die Einnahme erfolgt am besten zu jedem Essen, vor allem aber bei größeren, fett- und eiweißreichen Mahlzeiten. Die Dosierung findet man auf der Packung oder dem Beipackzettel.

Verdauungsenzyme

Bei größeren, fett- und eiweißreichen Mahlzeiten kann manchmal auch noch eine weitere Substanzklasse helfen, die körpereigene Verdauung zu verbessern: Verdauungsenzyme, die man zu den Mahlzeiten schluckt. Dabei ist nicht zwingend ein nachgewiesener Mangel an den vor allem in der Bauchspeicheldrüse gebildeten, eigenen Verdauungsenzymen nötig. Manchmal hilft die zusätzliche Einnahme trotz scheinbar ausreichender eigener Produktion. Doch der Reihe nach:

Bauchspeicheldrüsen-enzympräparate

Klassischerweise verschreiben Ärzte Bauchspeicheldrüsenenzympräparate als Substitution bei »exokriner Pankreasinsuffizienz«, also dem nachgewiesenen Mangel an Enzymproduktion in unserer Bauchspeicheldrüse mit eingeschränkter Verdauungsleistung (Maldigestion) und oft auch Gewichtsverlust. Der Nachweis oder Beweis eines solchen Enzymmangels und der daraus resultierenden Maldigestion ist gar nicht so einfach, weil nicht ganz klar ist, wie viele Enzyme wir eigentlich benötigen. Man hilft sich, indem man das aus der Bauchspeicheldrüse stammende Enzym Elastase im Stuhl misst (S. 29). Wird es mehrfach in verschiedenen Stuhlproben verringert nachgewiesen und man hat »fettige« Stühle (wobei vermutlich niemand von »fettigem Stuhl« sprechen wird – das Fett kann man nicht wirklich sehen –, sondern eher von einem klebrigen, schwer wegwischbaren, eventuell eine Art fettigen Film in der Toilette hinterlassenden Durchfall), dann ist ein Mangel an Bauchspeicheldrüsensekretion und damit an Verdauungsenzymen zu vermuten.

Der Arzt wird dann klassische Verdauungsenzym-Präparate wie Kreon oder Pankreatin verschreiben. Sie enthalten die wichtigsten Bauchspeicheldrüsen-Enzyme aus bei der Schlachtung übrig gebliebenen Schweine-Bauchspeicheldrüsen. Ihre Wirkstärke definiert sich über ihre Fähigkeit zur Spaltung von Fett durch die in ihnen enthaltene Lipase, also dem Fett-aufspaltenden Enzym, weil die mangelnde Fettverdauung meist das Hauptproblem bei mangelnder Produktion der eigenen Bauchspeicheldrüse darstellt. Die Stärke dieser Fettaufspaltung wird entsprechend gemessen und angegeben in Lipase-Einheiten, deswegen stehen auf den Packungen immer Werte wie 10 000 oder 20 000 oder sogar 40 000 (Lipase-Einheiten). Je höher der Wert, desto besser die Aufspaltung von Fett.

In der Regel benötigt ein Patient ohne ausreichende körpereigene Bauchspeicheldrüsenfunktion mindestens 100 000 Lipase-Einheiten pro Tag in Tablettenform zusätzlich, aufgeteilt auf die einzelnen Mahlzeiten, oft auch mehr. Das ist natürlich auch vom Fettgehalt der Nahrung abhängig. Man sollte, solange der Stuhlgang sich nicht verbessert, eher mehr einnehmen oder eventuell auch mal das Präparat wechseln. Die einzelnen Produkte unterscheiden sich in ihrer Galenik, d. h. in ihrer Freisetzung und der Verfügungsstellung ihres Wirkstoffes.

Die Kapseln sind meist mit einer magensaftresistenten Hülle überzogen, weil sie nicht im Magen, sondern erst im Dünndarm aufgehen und wirken sollen. Bei Schluckschwierigkeiten kann man aber bei manchen Präparaten die Kapsel vorsichtig öffnen, weil sich der Wirkstoff in kleineren Pellets befindet. Die sollte man dann zusammen mit idealerweise eher säuerlicher Nahrung, die kein Kauen erfordert, schlucken. Geeignet sind z. B. Apfelmus, Joghurt oder Fruchtsäfte.

Man sollte diese Enzyme nicht zusammen mit Säureblockern einnehmen (den oben beschriebenen PPI), weil die dann fehlende Magensäure die ausreichende Aktivierung der Enzympräparate verschlechtert.

Vegetarier oder Menschen muslimischen Glaubens, die keine Schweine-Pankreasenzyme einnehmen möchten, können auf das aus Pilzen gewonnene Präparat Nortase zurückgreifen. Es ist etwas schwächer dosiert, wird aber auch über Lipase-Einheiten definiert. In der Regel benötigt man etwa 15 Tabletten/Tag, verteilt auf die einzelnen Mahlzeiten, um auf die Mindestmenge von 100 000 Lipase-Einheiten pro Tag zu kommen. Je nach Behandlungserfolg oft auch mehr. Aber immerhin werden sie nicht aufgenommen, sondern wirken nur im Darm. Und wenn man dadurch keine Durchfälle mehr hat und endlich wieder an Gewicht zunimmt, erscheinen die Tabletten vielleicht gar nicht mehr so schlimm.

Diese Empfehlungen gelten nur für Patienten mit exokriner Pankreasinsuffizienz, also nachgewiesenem absoluten Fehlen von Verdauungsenzymen.

Multienzympräparate

In der Praxis habe ich festgestellt, dass auch bei Patienten, die eigentlich nach (schul-)medizinischer Definition ausreichend Pankreasenzyme haben müssten, die zusätzliche Gabe von Enzymen positive Effekte hat. Meist greift man dann aber nicht auf die klassischen, über ihre Lipase-Einheiten definierten Enzympräparate zurück, sondern verwendet Multienzympräparate, die neben Fett- und Eiweiß-spaltenden Bauchspeicheldrüsenenzymen noch weitere »Aufspalter« enthalten.

Das sind vor allem sogenannte »Brush Border Enzymes«. Diese Enzyme werden normalerweise von den obersten Zellen der Darmschleimhaut gebildet und helfen uns, Kohlenhydrate besser aufzuspalten. Oft sind in den Kapseln auch noch bestimmte Cellulasen enthalten. Das sind Enzyme, die der Mensch normalerweise gar nicht besitzt, die aber in der Lage sind, bestimmte, bei eingeschränkter Verdauung oft kritische Ballaststoffe aufzubrechen.

Manchmal ist in solchen Multienzympräparaten sogar noch das oben beschriebene Betain-HCl als Ersatz der Magensäure und zur Aktivierung der enthaltenen Enzyme mitenthalten. Und manchmal auch noch bestimmte Mineralien, die der Aktivierung der enthaltenen Enzyme dienen sollen.

Typische und gut funktionierende Enzympräparate waren bisher eher amerikanische Produkte, beispielsweise HOLOzyme oder Enzymmedica Digest Gold. In den letzten Jahren sind jedoch auch entsprechende deutsche Präparate auf den Markt gekommen, z. B. FlatuZym 200, EffektivEnzyme, EasyEnzyme. Bezugsquellen finden Sie in meinen Empfehlungen (S. 182).

Die Dosierung sollte immer einschleichend erfolgen, die Startdosis ist in der Regel eine Kapsel pro Tag. Eine Steigerung auf mehrere Kapseln pro Tag und Mahlzeit ist möglich, je nach Präparat, Verträglichkeit und je nachdem, ob damit ein weiterer positiver Effekt erreicht wird. Die Einnahme wird in der Regel zu den Mahlzeiten empfohlen, eventuell können zur Verbesserung der nächtlichen Verdauung auch noch 1–2 Kapseln zur Nacht genommen werden.

Spezifische Enzympräparate

Bei spezifischer Unverträglichkeit gegen bestimmte Kohlenhydrate wie Milchzucker oder Fruchtzucker helfen die vorgestellten Multienzympräparate in der Regel nicht. Hier können aber spezifische Enzympräparate helfen, diese Zucker umzuwandeln und dadurch verträglich zu machen. Sie sind besonders für diejenigen geeignet, die sonst alle Nahrungsmittel, die auch nur geringe Mengen des nicht verträglichen Zuckers enthalten, meiden müssen.

LAKTOSEINTOLERANZ: In der Regel ist es eine Mengenfrage: Wer unter einer schweren Laktose-, also Milchzucker-Intoleranz leidet, weil ihm bereits genetisch die Fähigkeit fehlt, Lactase (das zur Aufspaltung des Milchzuckers nötige Enzym) zu bilden, tut gut daran, (größere Mengen) Milch zu meiden. Milchprodukte wie Käse oder Quark gehen eventuell trotzdem, weil hier die Bakterien, die bei der Herstellung des Milchprodukts beteiligt waren, einen großen Teil des Milchzuckers bereits weggefuttert haben. Kleinere Mengen Milch oder Milchprodukte werden durch die Einnahme von Kapseln mit Lactase verträglich. Typische Produkte haben »Lactase« (oder »Lactrase«) im Namen und sind von verschiedenen Herstellern in unterschiedlichen Dosierungen erhältlich. Die Dosierung ist erkenntlich an den meist ebenfalls bereits im Namen enthaltenen Lactase-Einheiten, die von 4000 bis 18000 reichen. Auch hier gilt es, auszuprobieren. Man beginnt mit einer geringen Menge. Vor allem bei fehlender Wirksamkeit und/oder einer größeren Menge an Milchzucker in der aufgenommenen Mahlzeit kann man bis auf mehrere Tabletten pro Essen steigern.

FRUKTOSEINTOLERANZ: Analog gibt es Tabletten zur Umwandlung von Fruktose (Fruchtzucker) in Maltose (Malzzucker) für Betroffene, die Fruktose aufgrund eines Mangels an Fruktosetransportern in der Darmschleimhaut nicht oder nur schlecht aufnehmen können. Ein typisches, in Apotheken oder im Internet erhältliches Produkt ist z. B. Fructaid. Man nimmt es entsprechend der Dosierempfehlung auf der Packung bzw. dem Beipackzettel ein.

SORBIT: Viele Patienten mit einer Störung der Aufnahme von Fruktose haben auch ein Problem mit Sorbit. Das ist ein Zuckeralkohol, der natürlicherweise in vielen Obst- und Gemüsesorten vorkommt, aber auch als Zuckeraustauschstoff in vielen industriell hergestellten Nahrungsmitteln Verwendung findet (dann meist unter dem Zusatz E 420; ähnliche, schwer verdaubare Zuckeralkohole können sich auch unter den Nummern E 432, E 433, E 434, E 435 und E 436 verbergen – es sind klassische Polyole, das »P« bei der FODMAP-Klassifikation!). Sorbit wird von der Lebensmittelindustrie gerne genommen, weil es kalorienärmer als normaler Haushaltszucker ist und für seine Verstoffwechselung kein Insulin benötigt wird. Somit wird der Zuckerhaushalt bei Diabetikern nicht belastet. Sorbit kann aber von allen Menschen nur in geringen Mengen (etwa 5–10 g Sorbit/Tag) aufgenommen werden. Dafür muss es nicht aufgespalten oder transportiert werden, sondern es kann in diesen geringen Mengen durch die Darmwand passiv direkt ins Blut diffundieren, also quasi »rüberschwimmen«. Wird mehr aufgenommen, bleibt Sorbit allerdings im Darm und wird potenzielles Futter für die Bakterien in den tieferen Darmabschnitten werden. Und diese lieben alle Zucker-Verbindungen, auch Zuckeralkohole wie Sorbit! Dann gibt es in der Regel Gas, Blähungen und Durchfall. Bekannt ist der »Kaugummi-Durchfall« nach übermäßigem Genuss von zuckerfreien Kaugummis, die typischerweise mit Sorbit gesüßt werden. Gerne aber auch nach übermäßigem Konsum von Steinobst, was ebenfalls viel Sorbit enthält. Ein Präparat, das Sorbit aufspaltet, gibt es leider nicht. Insofern bleibt das Meiden von zu viel Sorbit die einzige Möglichkeit, sich zu behelfen. Weil Sorbit aber zu den FODMAPs gehört, die ohnehin gemieden werden sollten, ist hier keine spezifische Ernährung nötig.

HISTAMININTOLERANZ: Weitere Informationen erhalten Sie im Kapitel »Hilfen zum besseren Histaminabbau oder zur Symptomlinderung« (S. 130).

FAZIT

Was wir jetzt wissen

Die Verbesserung unserer Verdauung ist die Grundlage der Verbesserung unserer Darmgesundheit, vielleicht sogar unserer gesamten Gesundheit. Es reicht nicht, nur »gesund« zu essen, sondern wir müssen auch in der Lage sein, unser Essen zu verdauen und aufzunehmen. Ansonsten bleibt zu viel für die Bakterien in unseren tieferen Darmabschnitten übrig, die mit uns um unser Essen konkurrieren. Ein Zuviel für diese Mitbewohner bedeutet in der Regel vermehrte Beschwerden für uns in Form von bakterieller Gasbildung mit Blähbauch, Durchfall oder Verstopfung, erhöhte Leber-Belastung durch bakterielle Stoffwechselprodukte, oft auch vermehrte Schmerzbelastung durch Dehnung der Darmwände und mehr Reflux/Sodbrennen durch mangelnden Abfluss der Säure nach unten.

Zur Verbesserung benötigen wir ausreichend Ballaststoffe und (Magen-)Säure. Bitterstoffe können helfen, eventuell kann man auch noch zusätzliche Enzyme probieren.

Killing oder Starving?

Was kann man gezielt tun gegen die SIBO, diese aufgewucherten Bakterien in unserem Dünndarm? Grundsätzlich gibt es zwei Möglichkeiten: Im Englischen spricht man von »killing or starving«. Das bedeutet, man kann die Bakterien entweder umbringen oder sie verhungern lassen. Leichter ist in der Regel das »Killing«. Deswegen fangen wir damit an.

Killing: die antimikrobielle Therapie

Das »Umbringen« von Bakterien ist immer eine antibiotische Therapie. Aber Antibiotika haben doch im Zusammenhang mit Darmgesundheit keinen guten Ruf? Stimmt, deshalb erkläre ich, wie es funktioniert.

Zunächst muss man herausfinden, um welche Art Bakterien es sich handelt. Dann kann man festlegen, welches Antibiotikum ggf. eingesetzt werden kann und sollte. Dazu dient wiederum der Atemtest.

Rifaximin

Zeigt der Atemtest einen Anstieg der Wasserstoffkonzentration in den ersten 100 Minuten ohne signifikanten Anstieg der Methan-Fraktion während der ganzen Testdauer von drei Stunden und sind die abgehenden Winde geruchslos, liegt eine reine Wasserstoff-SIBO vor (Abbildung S. 107).

Dann reicht in der Regel die Gabe von Rifaximin (Handelsname in Deutschland Xifaxan) [43]. Dieses Medikament ist das einzige Antibiotikum, was ich tatsächlich gerne verschreibe. Man könnte sagen: »Es gibt Antibiotika. Und es gibt Rifaximin«. So besonders ist seine Stellung innerhalb der antibiotischen »Familie«.

Rifaximin ist ein nicht resorbierbares, sondern im Darm verbleibendes und entsprechend nur dort wirkendes Antibiotikum. Es wirkt sogar nur im Dünndarm. Also nur dort, wo es auch wirken soll, weil wir dort die Bakterien wegbekommen wollen. Nach Übertritt in den Dickdarm, dessen Bakterien wir möglichst in Ruhe lassen wollen, wird es deaktiviert, sodass es dort kaum Nebenwirkungen auslöst und unser (gutes) Mikrobiom weitgehend in Ruhe lässt.

Es gibt bis jetzt auch keine nachgewiesenen Resistenzen gegen Rifaximin. Gegen die Bakterien, gegen die es wirken soll, wirkt es eigentlich immer. Und weil es nicht aufgenommen wird, gibt es auch kaum Wechselwirkungen mit anderen Medikamenten [44]. Insofern ist es das ideale Medikament bei SIBO.

Zu beachten ist, dass Rifaximin in Deutschland die Zulassung nur für die Behandlung der Reisediarrhoe und die Therapie der hepatischen Enzephalopathie (einer Hirn-Funktionsstörung bei schwerer Leberzirrhose aufgrund nicht abgebauter Bakterien-Stoffwechselprodukte) besitzt. Die Behandlung der bakteriellen Fehlbesiedelung mit Rifaximin stellt somit einen Off-Label-Use dar, und die leider teuren Behandlungskosten (bis zu 450 € für die zweiwöchige Therapie) sind keine Leistung der gesetzlichen Krankenkassen.

Rifaximin ist in Deutschland unter seinem Handelsnamen Xifaxan als Tablette sowohl in 200-mg- als auch in 550-mg-Dosierung erhältlich. Die übliche Verabreichung erfolgt dreimal täglich, d.h., die Gesamtdosis wird auf drei Einzelgaben aufgeteilt. Weil die Tabletten, wie oben geschildert, in der Regel selbst zu zahlen sind, empfiehlt es sich meist aus Kostengründen, auf die geringer dosierten Tabletten mit 200 mg zurückzugreifen. Diese sind in Deutschland von mehreren Firmen erhältlich, wobei der Preis jedoch deutlich variiert. Deswegen bitte in der Apotheke nachfragen bzw. die Preise vergleichen. Leider sind die 200-mg-Tabletten von Xifaxan immer nur in einer maximalen Packungsgröße von 12 Tabletten erhältlich, sodass – abhängig vom jeweiligen Dosierschema – oft bis zu 10 Packungen verschrieben und erworben werden müssen.

Rifaximin ist in unseren Nachbarländern teilweise deutlich günstiger. In Italien oder auch Polen sind die 200-mg-Tabletten in der für die Behandlung der SIBO nötigen Menge meist bereits unter 100 € zu haben. In der Regel ist allerdings ein (deutsches) Rezept nötig.

Einen Nachteil hat Rifaximin aber doch. Es wirkt nicht gegen alle wichtigen Bakterien. Richtig gut wirkt es nur gegen wasserstoffbildende Bakterien. Also die klassischen SIBO-Verursacher (in der Regel Klebsiellen oder auch E. coli). Falls aber (zusätzlich) eine IMO, also eine Fehlbesiedlung mit methanbildenden Archaeen vorliegt, reicht die Gabe von Rifaximin in der Regel nicht aus. Dann muss man ein zweites Antibiotikum dazunehmen, das diese Methanbilder reduziert.

RIFAXIMIN-DOSIERUNG BEI ERWACHSENEN: 1200–1650 mg/Tag, aufgeteilt in 3 Einzeldosen über 10–14 Tage. Hierfür können entweder die 200-mg-Tabletten von Xifaxan (Handelsname von Rifaximin, Einnahme: 3–2–3 Tabl./Tag) oder die höherdosierten 550-mg-Xifaxan-Tabletten in der Dosierung 1–1–1 Tabl./Tag eingenommen werden. Sprechen Sie die genaue Dosierung und Dauer der Anwendung bitte mit einem Arzt ab.

RIFAXIMIN-DOSIERUNG BEI KINDERN: [45]

- Pauschal: 600 mg/Tag, aufgeteilt in 3 Einzeldosen über 7 Tage. Verwendet werden die 200-mg-Rifaximin-Tabletten. Einnahme: 1–1–1 Tabl./Tag
- Nach Körpergewicht: Rifaximin 10–30 mg/kg Körpergewicht pro Tag. Dies bedeutet, bei einem 40 kg schweren Kind gibt man zwischen 400 und 1200 mg/Tag, aufgeteilt in 2–3 Einzeldosen pro Tag. Verwendet werden die 200-mg-Rifaximin-Tabletten. Die Therapiedauer beträgt 7–10 Tage. Einnahme: 1–0–1 bis 2–2–2/Tag

Metronidazol

Wie bereits oben beschrieben, wirkt Rifaximin nicht gegen alle wichtigen Bakterien, sondern nur gegen wasserstoffbildende Bakterien.

Wenn (zusätzlich) eine IMO, also eine Fehlbesiedlung mit methanbildenden Archaeen vorliegt, reicht die Gabe von Rifaximin meist nicht aus.

Das einzige gegen Methanbilder gut geeignete und in Deutschland verfügbare Antibiotikum ist Metronidazol. Leider ist es nicht so besonders wie Rifaximin, sondern ein »klassisches« Antibiotikum. Das bedeutet, es wird auch im Dickdarm wirken – was es im Fall einer IMO auch muss, weil sich die methanbildenden Mikroorganismen in der Regel nicht nur im Dünndarm befinden – und entsprechend auch unser Mikrobiom im Dickdarm durcheinanderbringen. Es wird auch aufgenommen, sodass es nicht nur im Darm, sondern auch an anderen Stellen des Körpers wirkt. Trotzdem ist es bei (zusätzlichem) Vorliegen einer IMO oft nicht zu vermeiden.

Dann muss in der Regel mit Rifaximin und Metronidazol behandelt werden. Ausnahme: Wenn sich trotz IMO-Nachweis im Atemtest Durchfall und Verstopfung abwechseln oder der Durchfall sogar im Vordergrund steht, wird die alleinige Anwendung von Rifaximin empfohlen.

Metronidazol ist in Deutschland in 3 Dosierungen erhältlich (250 mg, 500 mg und 400 mg).

RIFAXIMIN- + METRONIDAZOL-DOSIERUNG [46] [47]: Rifaximin 1600 mg/Tag + Metronidazol 750 mg/Tag über 10 Tage. Beide Antibiotika werden auf jeweils 3 Tagesgaben aufgeteilt, Metronidazol also in einer Dosierung von 3 × tgl. 250 mg genommen.

Neomycin

Das Antibiotikum Neomycin ist ebenfalls gut gegen methanbildende Keime wirksam und wurde in mehreren Studien verwendet. Es ist wie Rifaximin nicht resorbierbar und wäre eigentlich der ideale Kombinationspartner zur Behandlung der IMO. Nur leider ist es derzeit meines Wissens in Deutschland nicht verfügbar. Gegebenenfalls kann es über internationale Apotheken in einer Dosierung von 500 mg/Tabl. bestellt werden.

RIFAXIMIN- + NEOMYCIN-DOSIERUNG: Rifaximin 550 mg 3 × täglich + Neomycin 500 mg 2 × täglich. Gabe beider Antibiotika über 10 Tage.

Bismut

Zeigt der Atemtest keinen signifikanten Anstieg der Wasserstofffraktion innerhalb der ersten 100 Minuten und keinen signifikanten Anstieg der Methankonzentration während der gesamten Testdauer von drei Stunden (sogenannte »flat line«), aber der Patient hat SIBO-typische Beschwerden und die abgehende Winde stinken, liegt meist eine H_2S-Schwefelwasserstoff-SIBO vor.

Diese spezielle SIBO (ISO) erfordert therapeutisch in der Regel die Kombination von Rifaximin mit einem Bismut-Präparat [33]. Bismut wird im Magen-Darm-Trakt kaum resorbiert und wirkt gut vor allem gegen schwefelwasserstoffbildende Bakterien. Auch eine wiederholte Anwendung ist möglich. Zu beachten ist, dass der Stuhl sich in der Regel grünlich-schwarz verfärben wird. Dies ist eine Folge des Bismuts und nicht krankhaft. Die Verträglichkeit von Bismut ist in der Regel sehr gut. In Deutschland ist Bismut allerdings als Einzelpräparat nicht erhältlich.

Wir verwenden deswegen in der Praxis in der Regel Peptobismol, ein amerikanisches Präparat, das günstig im Internet erhältlich ist (S. 182). Das Präparat kann alternativ in den USA in jedem Drugstore gekauft werden und wird dort zur Behandlung verschiedenster Magen-Darm-Symptome vermarktet. Bitte von der quietsch-rosa Verpackung nicht abschrecken lassen, es ist das richtige Präparat. Eine Kapsel enthält 250 mg Bismut und die Packung hat 40 Kapseln. In der Regel benötigt man für die Behandlung der H_2S-SIBO zwei Packungen.

INFO

Und wenn diese Antibiotika nicht wirken?

Die genannten Antibiotika stellen den Standard der Behandlung der verschiedenen Formen der bakteriellen Fehlbesiedlung mit Wasserstoff-, Methan- oder Schwefelwasserstoff-bildenden Keimen dar. In Ausnahmefällen oder wenn diese Standard-Behandlung keinen Erfolg zeigt, es den Patienten nicht bessergeht und der (Kontroll-)Atemtest sich nicht verbessert zeigt, können auch andere Antibiotika zur Anwendung kommen, z. B. [34][35]:

Bei Wasserstoff-SIBO:

- Doxycyclin 100–200 mg 2 × täglich über 10–14 Tage
- Amoxicillin/Clavulansäure 875/125 mg 2 × täglich über 7–14 Tage

Bei IMO:

- Amoxicillin/Clavulansäure 875/125 mg + Ciprofloxacin 250–500 mg

Diese sehr breite und eventuell nebenwirkungsreiche Antibiotikakombination sollte nur in schweren, therapieresistenten Einzelfällen und mit individueller Therapiedauer eingesetzt werden.

Sehr effizient scheint laut Berichten von SIBO-Ärzten (Dr. Pimentel und anderen) die Kombination von Rifaximin mit Nitazoxanide zu sein. Nitazoxanide ist ein in den USA, aber nicht in Deutschland zugelassenes Antibiotikum, das gut gegen Bakterien, aber auch Parasiten und Pilze wirkt. Es kann über internationale Apotheken bestellt werden. Die Dosierung und Therapiedauer müssen individuell festgelegt werden.

Bei H_2S-SIBO:

- Amoxicillin/Clavulansäure 875/125 mg 2 × täglich über 5–7 Tage
- Trimethoprim/Sulfamethoxazole (Cotrim) 160 mg/800 mg 2 × täglich über 5–7 Tage
- Rifaximin + Nitazoxanide (siehe oben)

Die Anwendung dieser klassischen Antibiotika in der Indikation SIBO/IMO stellt immer einen Off-Label-Use dar und sollte der Behandlung durch SIBO/IMO erfahrene Ärzte vorbehalten bleiben.

RIFAXIMIN-+ BISMUT-DOSIERUNG: Rifaximin 1600 mg/Tag, aufgeteilt auf 3 Tagesgaben über 14 Tage. Bismut 1500 mg pro/Tag. Die Einnahme erfolgt entsprechend mit 2 Kapseln 3 × tgl. über ebenfalls 14 Tage.

Biofilm-Aufbrecher

Oft werden im Rahmen der antibakteriellen SIBO-Therapie noch zusätzliche sogenannte »Biofilm-Aufbrecher« gegeben. Dies basiert auf der (richtigen) Vorstellung, dass viele der Bakterien, die im Rahmen der SIBO aufwuchern, »Biofilmbildner« sind [33]. Dies bedeutet, dass die Bakterien nicht vereinzelt in der Darmschleimhaut herumliegen, sondern sich durch einen Biofilm – eine Art Matrix aus von ihnen gebildeten Schleimprodukten – schützen. Das Phänomen kennt man aus der Natur, z. B. wenn man schon mal bei dem Versuch, einen Fluss zu überqueren, auf einem Stein ausgerutscht ist. Der Grund für das Rutschen war dann in der Regel ein glitschiger Biofilm irgendwelcher Mikroorganismen.

Diese Vernetzung dient den Mikroorganismen zur gegenseitigen Unterstützung und insbesondere zur Abwehr von potenziell toxischen Stoffen, z. B. Antibiotika. Wenn wir dann versuchen, durch Antibiotika die Bakterien zu reduzieren, klappt es nicht, obwohl das Antibiotikum doch eigentlich gegen eine einzelne Bakterie gut wirken müsste. Der Grund ist dann der »Biofilm«, der verhindert, dass das Antibiotikum überhaupt bis zu den Bakterien vordringen kann. Oft wird deshalb versucht, im Rahmen der antibiotischen Therapie entweder zusammen mit dem Antibiotikum oder – noch häufiger – immer zwischen der Gabe der antibiotischen Medikamente zusätzliche Substanzen zu geben, die in der Lage sind, diesen Biofilm der Bakterien aufzubrechen. Dann kann das Antibiotikum die Bakterien erreichen und abtöten.

Klassische Substanzen, die häufig verwendet werden, sind aus dem pflanzlichen Bereich Okraschoten oder Schwarzkümmelöl. Aus dem Bereich der Schwermetallausleitung werden EDTA oder N-Acetylcystein (NAC) empfohlen. N-Acetylcystein ist auch als Hustenmittel ACC bekannt. Da nimmt man es meist in einer Dosierung von 600 mg 1–3 × täglich ein, um festsitzenden Schleim aufzulösen und ihn dann abhusten zu können. Man benutzt es also auch in dieser Indikation in seiner Funktion als Aufbrecher von Schleim!

In diesem Zusammenhang wird allerdings auch bereits das Problem dieses und vieler Biofilm-Aufbrecher deutlich: Sie wirken oft nicht da, wo sie wirken müssten, also in unserem Fall da, wo sich die Bakterien-Biofilme im Darm befinden. ACC beispielsweise wird zu früh freigesetzt und dann teilweise aufgenommen. Dadurch werden die im tieferen Dünndarm befindlichen Biofilme nicht erreicht. Spannend ist hier die im Kapitel »Ausblick und aktuelle Entwicklungen« geschilderte Entwicklung einer Kombi-Kapsel aus Rifaximin und retardiert freigesetztem NAC (S. 140) [49].

Standardmäßig verwende ich bisher jedoch im Rahmen der antibakteriellen SIBO-Therapie keine Biofilm-Aufbrecher, weil ich (und viele andere) bisher keinen eindeutigen Zusatznutzen sehen konnte. In einzelnen, oft hartnäckigen Fällen kann die zusätzliche Gabe aber manchmal sinnvoll sein.

Antibakterielle Behandlung mit pflanzlichen Präparaten

Falls man nicht auf klassische Antibiotika zurückgreifen will, können auch pflanzliche Präparate zum Einsatz kommen. Klinisch und auch in einzelnen Studien konnte gezeigt werden, dass sie zur Behandlung der SIBO oft genauso effektiv sind wie klassische Antibiotika [50].

Es handelt sich dabei um ätherische Öle aus verschiedenen Pflanzen. Diese Öle nutzen die Pflanzen, um sich selbst gegen Mikroorganismen zu wehren. In hohen Dosen sind sie sehr effektiv. Zahlreiche verschiedene Pflanzen und Kräuter zeigen dabei eine antibiotische Wirksamkeit. Bezüglich der richtigen Kombination und Dosierung der verschiedenen erhältlichen Präparate gibt deswegen viele verschiedene Vorschläge. Festzuhalten ist: Die »besten« pflanzlichen Antibiotika zur Behandlung der SIBO gibt es nicht. Verschiedene Therapeuten werden entsprechend ihrer Erfahrungen auf verschiedene Stoffe und Kombinationen zurückgreifen. Im Folgenden stelle ich entsprechend meiner Erfahrung einige gebräuchliche Kombinationen vor, die sehr oft guten Erfolg zeigen. Generell kann man unterscheiden zwischen einzelnen Präparaten, die nur einen (hochdosierten) Wirkstoff enthalten und oft zusammen mit anderen Einzelsubstanzen als Zweier- oder auch Dreierkombinationen gemeinsam angewandt werden, und Präparaten, die bereits mehrere Pflanzenstoffe in einer Kapsel enthalten.

SIFO: Überwucherung des Dünndarms mit Hefepilzen

Nach dem Essen habe ich immer SIBO-typische Magen-Darm-Beschwerden in Form von massiver Gasbildung. Könnte es sich auch um eine Überwucherung mit Hefepilzen handeln?

In entsprechenden Untersuchungen zeigt sich eine solche zusätzliche oder alleinige SIFO (Small Intestinal Fungal Overgrowth) jedoch nur in etwa fünf Prozent der Fälle [33]. Der klassische Candida-Vertreter, der dann meist gefunden wird, ist »Candida albicans«, gelegentlich lassen sich auch Spezies der Sorte »Candida glabrata« nachweisen [48].

Das Vorliegen einer SIFO kann vermutet werden, wenn in einem Stuhltest ein erhöhter Nachweis an Candida-Pilzen festgestellt wird oder wenn Patientinnen generell an einer vermehrten Anfälligkeit für Pilzinfektionen leiden, z.B. regelmäßige Vaginalpilz-Infektionen. Meist sind das Patientinnen, die viele Kohlenhydrate, insbesondere Zucker zu sich nehmen. Gelegentlich lassen sich auch bereits typische, abwischbare Beläge im Mundbereich oder im Rahmen der Magenspiegelung im Speiseröhrenbereich nachweisen.

Ein erster Schritt zur Vermeidung und Behandlung einer SIFO stellt immer eine Reduktion von Kohlenhydraten und Zucker dar. Eine Hilfestellung für eine solche diätetische Behandlung kann hier beispielsweise das Buch »Die Candidadiät« liefern (S. 182).

Eine spezifische Behandlung kann auf verschiedenen Wegen erfolgen. Im Gegensatz zur klassischen (schulmedizinischen) SIBO-Antibiotikatherapie bedeutet die Behandlung mit pflanzlichen Antibiotika in der Regel eine zusätzliche antimykotische (gegen Pilze gerichtete) Therapie, weil viele pflanzliche Stoffe nicht nur gegen Bakterien, sondern auch gegen Pilze wirken. Insbesondere die oft angewandte hochdosierte Oreganoöl-Therapie hat neben ihrer antibakteriellen Wirkung auch eine sehr gute Wirkung gegen Pilze.

Gelegentlich muss aber auch eine spezifische antimykotische (Antipilz-)Therapie zur Anwendung kommen. Hierfür geeignete Medikamente sind:

Nystatin

Nystatin ist ein nicht resorbierbares, gut verträgliches, freiverkäufliches und selbst bei Schwangeren anwendbares Antibiotikum, das sich gezielt gegen Candida-Hefepilze richtet. Es wirkt nicht gegen Bakterien, lässt das Mikrobiom im Dickdarm also in Ruhe, und wirkt nicht »systemisch«, sondern nur auf der

Schleimhaut des Darms, weil es nicht vom Darm aufgenommen wird. Es ist verfügbar als Kapseln oder als Suspension. Die Einnahme erfolgt über mindestens 10 Tage. Ein typisches Dosierschema für die Einnahme der Kapseln ist 2–1–2. Begleitend sollte die Suspension immer zusätzlich eingenommen werden, in der Regel mit einer Pipette 3 × täglich, um eine mögliche Pilzbesiedelung auch im Mund und Speiseröhrenbereich zu erfassen.

Die manchmal empfohlene direkte Einnahme eines gelegentlich von Apotheken hergestellten Nystatin-Pulvers zur Vermeidung des der Suspension zugesetzten Zuckers empfehlen wir in der Regel aufgrund des unglaublich unangenehmen Geschmacks des Pulvers nicht.

Nach 10 Tagen Einnahme des Nystatins sollte idealerweise noch einige Wochen bis insgesamt 2 Monate pflanzlich weitertherapiert werden, um einen dauerhaften Behandlungserfolg zu gewährleisten.

Biogena AC7 Komplex

Bei diesem Präparat handelt es sich um eine spezielle Kombination von sieben pflanzlichen Inhaltsstoffen, die alle eine gute Wirkung gegen Candida-Hefepilze zeigen. Die Dosierung beträgt 1 Tablette 3 × täglich für bis zu 2 Monate.

Ampho-Moronal

Ampho-Moronal ist eine verschreibungspflichtige Alternative zu Nystatin. Das ebenfalls nicht resorbierbare und gut verträgliche Medikament ist als Suspension oder Lutschtabletten in der Apotheke erhältlich. Es wird von Ärzten bei Candida-Befall des Mundes oder der Speiseröhre eingesetzt und für mindestens 1 Woche 4–5 × täglich per mitgeliefertem Messlöffel oder als Lutschtablette eingenommen.

Wiederum sollte im Anschluss die antimykotische Therapie durch diätetische Maßnahmen (insbesondere Vermeidung von Zucker!) sowie die Gabe von pflanzlichen Wirkstoffen fortgeführt werden. Hier kann wiederum das oben genannte Biogena AC7 zur Anwendung kommen.

Kolorex forte

Kolorex forte ist etwas schwieriger zu bekommen. Die Kombination aus pflanzlichen Wirkstoffen enthält als wichtigsten Baustein das aus Neuseeland stammende »Pseudowintera colorata (Horopito)« mit seiner sehr guten Wirkung gegen Pilze. Die Einnahme erfolgt in der Regel als 1 Kapsel 2 × täglich für einige Wochen.

Azole

In hartnäckigen Fällen kann auch eine systemische, also in das Blut übergehende Antipilztherapie nötig sein. Sie ist in der Lage, Pilzbefall auch an anderen Stellen des Körpers (mögliche sogenannte »Reservoire«) zu behandeln. Dafür werden Azole wie Fluconazol oder Itroconazol eingenommen. Diese verschreibungspflichtigen Tabletten können Wechselwirkungen mit anderen Medikamenten zeigen. Deshalb sollte die Einnahme mit einem Arzt abgesprochen und eine individuelle Dauer der Einnahme festgelegt werden. In der Regel therapiert man zunächst 1 Woche täglich, dann über einen längeren Zeitraum noch 1–2 × pro Woche.

Wichtig: Als Schlüssel zur Prophylaxe und zur Vermeidung des Wiederauftretens einer (behandelten) SIFO ist die Ernährung sehr wichtig. Insbesondere Zucker ist für nichts gut, weder im Darm noch im Körper. Schmeckt halt nur gut ...

Oregano

Das aufgrund seiner guten Wirksamkeit und vor allem seiner guten Verträglichkeit am häufigsten verwendete Präparat ist Oregano ADP [51].

DOSIERUNG: Man nimmt 2 Kapseln 3 × tgl. für 4–6 Wochen, meist zusammen mit einem zweiten Präparat, wobei oft die ersten 1–2 Wochen zum Einschleichen benutzt werden, um die Verträglichkeit zu testen und ein mögliches »Die-off« zu verhindern bzw. zu minimieren. Die Wirkung richtet sich vor allem gegen wasserstoffbildende Bakterien, in noch höherer Dosierung ist es aber auch gegen schwefelwasserstoffbildende Bakterien wirksam . Es ist über das Internet erhältlich (S. 182).

Allicin: das ätherische Öl des Knoblauchs!

Während die Knoblauchknolle einen hohen FODMAP-Gehalt aufweist und für Patienten mit Magen-Darm-Problemen schwer verträglich ist, wird das reine ätherische Öl wegen seiner sehr guten Wirksamkeit gegen methanbildende Archaeen häufig zur Behandlung insbesondere der IMO angewendet.

In Deutschland erhältlich ist das Präparat Allimax, was allerdings zur Behandlung der SIBO meist unterdosiert ist. Häufiger verwendet wird deswegen das amerikanische Produkt Allimed aufgrund seiner deutlich höheren Dosierung von 450 mg pro Kapsel bei gleichzeitig immer noch guter Verträglichkeit [51]. Es ist über das Internet erhältlich (S. 182).

DOSIERUNG: 2 Kapseln 3 × tgl. für 4–6 Wochen, meist zusammen mit einem zweiten Präparat wie Oregano, Neem oder Berberin. In den ersten 1–2 Wochen der Behandlung erfolgt eine einschleichende Dosierung. Beginn idealerweise mit 1 Tablette/Tag, dann täglich um 1 Tablette steigern bis die Dosis von 6 Tabletten/Tag erreicht ist. Dann erfolgt die Behandlung für 4–6 Wochen.

Obwohl Allicin Schwefel enthält, wird es in der Regel auch von Patienten mit (zusätzlicher) Überwucherung mit schwefelwasserstoffbildenden Bakterien gut toleriert, wenn man es beispielsweise zur Behandlung von (gleichzeitiger) IMO und H_2S-SIBO anwendet.

Neem

Das ebenfalls gut antibakteriell wirksame Neem (Wirkstoff des indischen Neem-Baumes) ist leider über deutsche Websites oder Apotheken derzeit kaum mehr erhältlich. Kapseln von verschiedenen Firmen mit 500 mg Neem sind aber über bekannte (z. B. niederländische) Nahrungsergänzungsmittel-Websites weiterhin leicht zu beziehen (S. 182).

Die stärkste Wirkung hat Neem gegen wasserstoffbildende Bakterien, gegen Methanbildner wirkt es deutlich schlechter. Daher sollte es bei Vorliegen einer IMO in der Regel mit Allicin kombiniert werden. In der Regel ist es gut verträglich.

DOSIERUNG: 1 Kapsel 3 × tgl. für 4–6 Wochen, wiederum meist in Kombination mit Oreganoöl, Allicin oder Berberin. Auch hier sollte man die ersten 1–2 Wochen zum Einschleichen verwenden.

Berberin

Die 500-mg-Kapseln mit dem aus verschiedenen Pflanzen gewonnenen ätherischen Öl Berberin sind ebenfalls von verschiedenen Firmen erhältlich und manchen Patienten auch im Rahmen der alternativmedizinischen Behandlung des Diabetes mellitus bekannt, wo sie auch eine gewisse Wirksamkeit haben sollen. Zur antibakteriellen Behandlung der SIBO bedarf es in der Regel aber einer höheren Dosierung. Berberin ist im Internet erhältlich (S. 182).

DOSIERUNG: 2–3 Kapseln 3×tgl. für 4–6 Wochen in der Regel wieder in Kombination. Unbedingt sollten auch hier die ersten 1–2 Wochen zum Einschleichen verwendet werden, weil Nebenwirkungen meiner Erfahrung nach etwas häufiger sind als bei den anderen pflanzlichen Stoffen.

Bei Gabe von Berberin müssen auch mögliche Wechselwirkungen mit gleichzeitig eingenommenen klassischen Medikamenten berücksichtigt werden, sodass hier Rücksprache mit einem erfahrenen Therapeuten oft sinnvoll ist. Die Wirkung beschränkt sich weitgehend auf wasserstoffbildende Bakterien, sodass im Falle einer IMO die Kombination mit Allicin empfohlen wird.

Uva ursi (Bärentraubenblatt-Extrakt)

Für die oft schwierig zu therapierende SIBO mit Schwefelwasserstoffbakterien (ISO) kann man auch auf Uva ursi, dem Extrakt des Bärentraubenblatts, zurückgreifen.

DOSIERUNG: in der Regel 500–100 mg 3×tgl. für 4–6 Wochen. Auch hier wird ein Einschleichen in den ersten 1–2 Wochen empfohlen. Eine Kombination mit den anderen, oben genannten pflanzlichen SIBO-Wirkstoffen ist möglich, aber nicht zwingend.

Generell gilt jedoch: Für die erfolgreiche Therapie ist meist die Kombination von mindestens 2, manchmal 3 Präparaten nötig!

Statt mehrere pflanzliche Einzelsubstanzen selbst zu kombinieren, ist auch der Einsatz von auf dem Markt erhältlichen Kombinationsprodukten zur Reduktion der aufgewucherten Bakterien möglich. Sie können entweder allein eingenommen werden oder, in schweren Fällen, mit starker bakterieller Überwucherung (erkennbar an hohen Werten für die Bakteriengase im Atemtest) ggf. auch mit Monopräparaten zusätzlich kombiniert werden. Im Folgenden liste ich die gängigsten Kombiprodukte auf.

Atrantil (pro)

Das in den USA von dem Gastroenterologen Dr. Kenneth Brown entwickelte Atrantil ist inzwischen auch in Europa relativ bekannt. Es enthält eine Kombination aus drei Pflanzenextrakten: Pfefferminz-, Rosskastanien- und Quebracho-Extrakt. Sie sind zusammen in der Lage, die typischen bei SIBO aufgewucherten Bakterien zu reduzieren. Es gilt als das am besten auch gegen methanbildende Bakterien wirksame Kombinationspräparat. Deshalb sollte es also vor allem bei Vorliegen einer IMO, der Überwuchung des Darms mit methanbildenden Bakterien, zum Einsatz kommen [52][53].

DOSIERUNG: 3 × 2 Kapseln/Tag für mindestens 30 Tage eingenommen. Aufgrund seiner meist guten Verträglichkeit ist auch eine längere Einnahme bei andauernden Symptomen möglich. Falls gewünscht kann es zusätzlich mit Einzelsubstanzen wie Oreganoöl oder Neem kombiniert werden.

Es gibt inzwischen sogar eine aktualisierte Version unter dem Namen Atrantil pro, die zusätzlich zu den drei Kräuterextrakten sporenbildende Bakterien enthält. Diese Sporenbildner, die aufgrund ihrer Resilienz von den antibakteriellen Kräutern nicht angegriffen werden, sollen in der Lage sein, das notwendige bakterielle Gleichgewicht im (Dick-)Darm zu stabilisieren und damit einen längerfristigen Therapieerfolg zu gewährleisten. Genauere Informationen im Internet sowie Bezugsquellen finden Sie in meinen Empfehlungen (S. 182).

Biocidin

Biocidin ist ein Produkt aus einer Kombination von 18 verschiedenen Kräutern und Pflanzenstoffen, erhältlich als Kapseln oder auch als Tropfen. Die Wirkung ist deutlich besser gegen wasserstoffbildende Bakterien, sodass das Präparat vor allem bei einer klassischen SIBO zum Einsatz kommt.

DOSIERUNG: 3 × täglich, in leichteren Fällen jeweils 1 Kapsel, in schweren Fällen sind bis zu 2 Kapseln 3 × tgl. möglich. Die alternativ erhältlichen Tropfen können langsam gesteigert werden bis zu einer maximalen Dosis von 3 × 5 Tropfen/Tag und sind in der Regel auch für Kinder gut geeignet. Die Einnahmedauer beträgt 4 bis maximal 8 Wochen.

Olivirex

Diese Kombination aus antibakteriellem Olivenblattextrakt und weiteren Pflanzenstoffen kann ebenfalls zur Behandlung insbesondere der durch Wasserstoffbakterien dominierten SIBO verwendet werden.

DOSIERUNG: pro Tag 3 × 1–2 Kapseln für 4–8 Wochen

In schweren Fällen – bei starker Symptomatik oder massiver Gasentwicklung im Atemtest – ist eine Kombination, z. B. mit Biocidin, möglich. Bei einer Kombination sollten beide Präparate langsam eingeschlichen, dafür die Therapiedauer verlängert werden.

Weitere Kombipräparate

In den USA sind zahlreiche andere Kombinationspräparate zur Behandlung der SIBO/IMO verfügbar, z. B. CandiBactin-AR (aus Thymian, Oregano und Salbei) bzw. Candibactin BR (hauptsächlich Berberin), FC Cidal (mit Artemisia, Thymian und Brennnessel) oder auch Präparate aus Grapefruitextrakt oder Nelkenöl. Meine Erfahrungen mit diesen Präparaten sind allerdings begrenzt, sodass ich hier keine Therapiehinweise oder Dosierempfehlungen geben möchte.

Wie oben bereits angesprochen, besitzen viele Pflanzen- und Kräuterextrakte antibakterielle und antimikrobielle Wirksamkeit, sodass es hier keine eindeutige »Bestenliste« geben kann. Bei ausbleibendem Therapieerfolg bei der Einnahme einer Kombination von bestimmten pflanzlichen Antibiotika ist es deswegen gut möglich, dass eine andere Kombination eventuell wirksam ist.

MEINE EMPFEHLUNGEN:

- Bei einer klassischen Wasserstoff-SIBO besteht die effektivste Kombination in der First-Line-Therapie nach meiner Erfahrung aus einer Kombination aus Oreganoöl und Neem oder Berberin. Bei fehlendem oder nicht ausreichendem Erfolg kann auf Kombinationspräparate wie Biocidin oder Olivirex zurückgegriffen werden.
- Bei IMO würde ich als erste antibakterielle »Runde« die Anwendung von Allimed in Kombination mit Oreganoöl, Neem oder Berberin empfehlen. Bei fehlendem Erfolg sollte in einer zweiten Runde auf jeden Fall Atrantil mit verwendet werden.
- Bei einer Schwefelwasserstoff-(H_2S-)SIBO würde ich in der ersten Therapierunde zusätzlich zu ein bis zwei Kräuterextrakten immer Bismut dazugeben. Bei fehlendem Erfolg würde ich ggf. Oreganoöl als Monopräparat in erhöhter Dosierung empfehlen (5 Tabletten Oregano ADP 3 × tgl. für 10 Tage, gefolgt von 3 Tabletten Oregano ADP 3 × tgl. für weitere 20 Tage) oder auf Uva ursi zurückgreifen.

INFO

Die-off-Symptomatik

Im Rahmen der antibakteriellen SIBO-Behandlung wird immer wieder eine sogenannte »Die-off-Symptomatik« diskutiert. Dieses Phänomen ist im Rahmen der klassischen Medizin als sogenannte »Herxheimer-Reaktion« bei der antibiotischen Behandlung von Infektionen wie Syphilis oder Borreliose bekannt. Dabei kommt es durch die Antibiotika-bedingte Bakterienzerstörung und den Zerfall der Bakterien zur übermäßigen Freisetzung bakterieller Toxine, also Giftstoffe, die dann zumindest vorübergehend zu einer Verschlimmerung der Symptomatik der Betroffenen führen.

Typische Anzeichen sind »Vergiftungssymptome« wie Fieber, Kopfschmerzen, Muskelschmerzen und Hautausschläge, bei SIBO-Patienten aber natürlich auch Verschlechterung ihrer Bauchbeschwerden, vermehrter Durchfall, Gasbildung, Schmerzen. Klinisch ist die Ursache einer Symptomverschlechterung oft nicht eindeutig festzustellen. Die verabreichten antibiotischen Stoffe können selbst Nebenwirkungen auslösen. Viele Pflanzenstoffe haben hier manchmal stärkere Nebenwirkungen als z. B. das wirklich sehr gut verträgliche Antibiotikum Rifaximin. Gleichzeitig kann eine Verschlechterung zu Beginn der oft intensiven SIBO-Therapie mit Kombination von mehreren (pflanzlichen) antibiotischen Substanzen aber auch durch ein solches »Die off« verursacht werden.

Zur Vermeidung der »Die-off-Symptomatik« und generellen Nebenwirkungen empfehle ich dringend, die im Verlauf über mehrere Wochen gegebenen und relativ hoch dosierten Präparate wie oben beschrieben einzuschleichen. Falls es trotzdem zu Nebenwirkungen kommt, sollte die Dosis auf jeden Fall reduziert werden, eventuell muss auch die Einnahme des Präparats oder der Präparate beendet und auf eine andere Kombination zurückgegriffen werden.

Zusätzlich können während der antibakteriellen Therapiewochen zur Prophylaxe eines »Die-off«-Phänomens durch Zerfallsprodukte von Bakterien Bindemittel, z. B. Zeolith oder Heilerde, zur Nacht eingenommen werden.

Generell gilt, dass jede eindeutig nachgewiesene SIBO oder IMO durch eine antibakterielle Behandlung zumindest verbessert werden kann. Manche Patienten profitieren am besten von einer klassischen Antibiotikatherapie, wie oben dargestellt, andere sprechen besser auf pflanzliche Antibiotika an. Bei einer dritten Gruppe bedarf es statt des »Killings« der Anwendung der Therapiestrategie mit dem Prinzip des »Starvings«.

Und damit sind wir bei der Elementardiät.

SOPHIE, 35 JAHRE

Ein typischer SIBO-Fall

Sophie kommt in die spezielle Darmsprechstunde unserer Praxis und beschreibt ihr Leben und ihre Symptome so: »Seit drei Jahren habe ich einen stressigen Job. Seit etwa zwei Jahren treten bei mir folgende Symptome auf: aufgeblähter Bauch, teilweise krampfartige Bauchschmerzen, häufige Durchfälle, Schlafstörungen (ich wache nachts häufig auf). Und gegen Sodbrennen nehme ich häufig Säureblocker.«

Auf meine Frage, wie sie sich ernährt, antwortet sie: »Ich esse eher unregelmäßig, für Frühstück habe ich keine Zeit. Mittags gibt es Salat, Gemüsesuppen oder Ähnliches. Abends esse ich meistens Knäckebrot mit Aufstrich und Gemüse. Und zwischendurch gönne ich mir Süßigkeiten, Nüsse, Proteinshakes und Obst-Smoothies.«

Sophie war bereits bei ihrem Hausarzt, der irgendwann nicht mehr weiterwusste und sie auch nicht so ganz ernst nahm. Als er ihr unter der Vermutung, dass ihr Leiden psychosomatisch sei, Antidepressiva verschreiben wollte, ist sie nicht mehr hingegangen. Stattdessen war sie beim Gastroenterologen. Er hat bei ihr eine Magen- und Darmspiegelung durchgeführt, allerdings ohne Befund. Das hatte sie zwar einerseits erleichtert, andererseits aber wiederum ratlos zurückgelassen. Als der Gastroenterologe erzählte, dass es sich bei ihr in jedem Fall um ein Reizdarmsyndrom handele und er ihr dann gemäß der deutschen Reizdarm-Leitlinie ebenfalls ein Antidepressivum verschreiben wollte, machte sie einen Termin bei uns in der Praxis aus.

Diagnose

Aufgrund des Leitsymptoms »Gasbildung nach dem Essen« führten wir – bereits unter dem Verdacht einer SIBO – als Erstes einen Lactulose-Atemtest durch. Das Ergebnis sehen Sie auf der Abbildung *(S. 107):*

Es zeigt sich relativ eindeutig eine bakterielle Fermentation mit signifikanter Wasserstoffbildung bereits nach 60 Minuten (nur Bakterien produzieren Wasserstoff, der Mensch ist dazu nicht in der Lage!). Danach zeigt sich sogar ein Abfall der bakteriellen Wasserstoffbildung, bevor diese (ganz normal) im Bakterien-reichen Dickdarm wieder ansteigt. Diagnose: eine eindeutige Wasserstoff-SIBO. Eine sehr gute Erklärung für alle ihre Beschwerden.

Untersuchung	Wert	Referenzbereich
H_2 (max. Anstieg bis Minute 100)	**66 ppm**	< 20 (Steigerung über Basalwert bis Minute 100)
CH_4 (max. Anstieg)	4,0 ppm	< 10 (Höchstwert innerhalb 180 Minuten)
CO_2-Kontrolle (min. Wert)	3,5 %	≥ 2

Minute	H_2	CH_4	CO_2 (%)
0	2	1	4,2
20	7	2	4,5
40	18	3	4
60	68	4	3,7
80	59	2	4,2
100	44	1	4
120	19	2	3,8
140	31	4	3,5
160	50	1	4,1
180	52	1	4,2

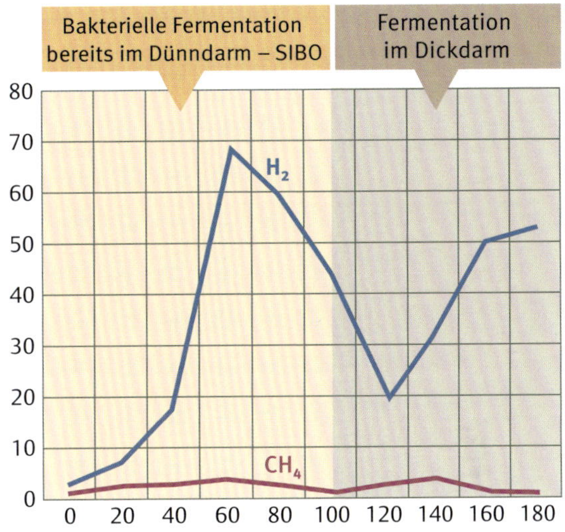

Daten basieren auf www.reizdarm-SOS.de

▲ Der Lactulose-Atemgastest zeigt eine klassische SIBO mit Aufwucherung Wasserstoff (H_2) bildender Bakterien bis in den Dünndarmbereich.

Wir führten zur Sicherheit noch einen Stuhltest durch, insbesondere zum Ausschluss einer eventuell zusätzlichen, entzündlichen Komponente (die wäre aber wahrscheinlich bei ihrer Darmspiegelung schon aufgefallen) und um ihre Verdauungs-Leistung und ihre Produktion von Verdauungsenzymen beurteilen zu können. Dabei zeigten sich jedoch keine Auffälligkeiten.

Therapiebeginn

Bei einer reinen Wasserstoff-SIBO mit (durch Wasserstoff zumindest stark begünstigter) Durchfallsymptomatik und hohem Leidensdruck ist oft die Verwendung von Rifaximin die beste Wahl. Wir verordneten Sophie also eine Antibiotikakur mit Rifaximin 550 mg 3 × täglich über insgesamt 10 Tage.

Gleichzeitig versuchten wir, ihre Verdauung durch die Gabe von (löslichen) Ballaststoffen (OptiFibre) zu verbessern, und gaben ihr zur besse-

ren Verdauung von größeren Mahlzeiten noch Bitterstoffe dazu. Außerdem sollte sie eine FODMAP-arme Ernährung – von der sie zwar schon gehört, diese bisher aber nicht ausprobiert hatte – einhalten.

Nach Ende der zehntägigen Antibiotikakur verordneten wir ihr darüber hinaus als mildes Prokinetikum die Einnahme von 1000 mg Ingwer zur Nacht, in den ersten 4 Wochen mit zusätzlich 30 Tropfen Iberogast Classic.

Erste Erfolge

Sophie kam dann – immer noch unter der prokinetischen Therapie mit Ingwer – nach etwa 10 Wochen wieder in die Praxis. Ihre Beschwerden waren bereits unter der Antibiotikatherapie weitgehend verschwunden. Der Stuhlgang war wieder geformt, die Gasbildung »aushaltbar«, Sodbrennen hatte sie nicht mehr und auch keine Säureblocker mehr benutzt. Nach Umstellung auf Ingwer und Iberogast, verbunden mit einer FODMAP-armen Diät, war das Sodbrennen zunächst nicht zurückgekommen. Seitdem sie das Iberogast weggelassen hatte und nur noch Ingwer zur Nacht nahm, hatte sie wieder gelegentlich Beschwerden. Auf genaue Nachfrage aber eigentlich nur, wenn sie extrem stressige Tage hatte und dann oft zusätzlich ihre FODMAP-arme Ernährung einfach vergessen hatte.

Weitere Therapie

Wir besprachen die Fortführung der Ingwergabe für mindestens drei weitere Monate und das strikte Einhalten einer FODMAP-armen Ernährung zumindest an stressigen Tagen. An entspannten Tagen, z. B. am Wochenende, sollte sie hingegen die (Wieder-)Einführung von Lebensmitteln mit höherem FODMAP-Gehalt in kleinen Mengen versuchen. Die verdauungsverbessernden Maßnahmen sollte sie ebenfalls beibehalten, wir gaben ihr sogar noch für die geplante Wiedereinführung von Lebensmitteln ein in solchen Fällen zusätzlich einzunehmendes Enzympräparat dazu.

Außerdem besprachen wir mit ihr die dringend notwendige Stressreduktion zur Verbesserung ihrer Darmdurchblutung und damit ihrer Verdauung, damit ihre bakterielle Fehlbesiedlung nicht wiederkehren würde.

Und tatsächlich, als Sophie nach weiteren drei Monaten wieder in die Praxis kam, wirkte sie wie ein neuer Mensch. Sie strahlte, hatte ihren Job gekündigt und bereits einen neuen begonnen, der ihr besser gefiel und von ihr als deutlich weniger stressig empfunden wurde. Ihr Energielevel beschrieb sie als deutlich gebessert und ihre Darmprobleme als Vergangenheit.

Sie nahm weiter Ingwer zur Nacht, was ihr guttat, täglich OptiFibre und Flohsamen als Ballaststoffe und zusätzlich Bitterstoffe zu vielen Mahlzeiten. Essen konnte sie wieder fast alles. Low-FODMAP war nicht mehr nötig. Letztens, als sie einen riesigen Teller Linseneintopf bei einer Freundin gegessen habe, habe sie mal wieder Beschwerden gehabt, vor allem Gas. Dann habe sie zwei- oder dreimal gepupst, und dann war alles wieder gut. Seitdem habe ich Sophie nicht mehr gesehen.

Starving: die Elementardiät

Die sogenannte »Elementardiät« ist die einzige rein diätetische Therapie, um den Dünndarm von den hochgewanderten Bakterien zu befreien. Durch andere Diäten gelingt oft eine Symptomlinderung, aber keine wirkliche Beseitigung der SIBO oder IMO. Dafür braucht man bei diesen Diäten zusätzlich antibiotische Substanzen. Nicht aber bei der Elementardiät!

Bei der Elementardiät handelt es sich aber um eine sehr spezielle Form der Nahrungszufuhr: Über mindestens zwei Wochen ernährt man sich rein flüssig und komplett ohne Ballaststoffe, nur von bereits aufgespaltenen Nährstoffen. Dadurch gelingt es, die im Dünndarm befindlichen Bakterien »auszuhungern« und auf diesem Wege zu reduzieren, ohne zusätzliche antibiotische oder antimikrobielle Arzneimittel anwenden zu müssen. Starving statt Killing mit Antibiotika!

Das gelingt durch Ausnutzen der Anatomie und Physiologie des Dünndarms: Der erste Meter des etwa sechs Meter langen Dünndarms ist eine ziemlich lebensgefährliche Umgebung. Das dort befindliche Gemisch aus Magensäure, Verdauungsenzymen der Bauchspeicheldrüse sowie der Galle aus der Leber lässt kaum mikrobielles Leben zu. Entsprechend findet man dort kaum Bakterien. Die flüssige Nährstoffmischung der Elementardiät braucht nicht verdaut zu werden und kann bereits in diesem ersten Meter des Dünndarms nahezu vollständig aufgenommen werden. Dadurch bleibt für den dahinter befindlichen »Bakterienrasen« kein Nährstoffangebot mehr übrig, und die Bakterien »verhungern«.

In Studien weist diese Form der SIBO-Behandlung eine Erfolgsrate von bis zu 100 Prozent bei einer reinen Wasserstoff-SIBO auf. Bei Vorliegen einer IMO mit methanbildenden Keimen gelingt eine erfolgreiche Behandlung in 70 bis 80 Prozent der Fälle. Auch bei zusätzlicher Besiedlung mit schwefelwasserstoffbildenden Keimen zeigt eine 2- bis 3-wöchige Elementardiät eine gute Wirkung, bei insgesamt guter Verträglichkeit und kaum Nebenwirkungen [54][55]. Viele SIBO-Therapeuten verwenden den Ansatz der Elementardiät vor allem bei starker Gasentwicklung (sichtbar an hohen Werten im Atemtest), weil sonst oft mehrere Runden antibiotischer bzw. antimikrobieller Therapie notwendig sind.

Und was passiert mit den guten Bakterien im Dickdarm, also unserem Mikrobiom, wenn diese wichtigen Mitbewohner zwei Wochen lang nichts zu essen bekommen? Diese normalen Darmbewohner scheinen in der Lage zu sein, von dem von unseren Darmschleimhaut-

INFO

Wie wird die Elementardiät angewendet?

In der Regel wird 3–5 × pro Tag eine Flüssignahrung aus Zucker (Glukose oder Honig), Fett (pflanzliche Öle) und einer Aminosäuremischung zusammen mit zusätzlichen Mineralien und Vitaminen, aber komplett ohne Ballaststoffe getrunken. Die Zufuhr sollte langsam und in kleinen Schlucken erfolgen, um die Aufnahmefähigkeit des Dünndarms nicht zu überlasten und keine Nahrung für Bakterien übrig zu lassen.

zellen produzierten Schleim zu leben, zumindest eine gewisse Zeit lang. Untersuchungen der ersten Stuhlausscheidung von Bären nach ihrem oft monatelangen Winterschlaf ohne jede Nahrungszufuhr zeigten jedenfalls erstaunlicherweise ein sehr gesundes Mikrobiom. Eine gewisse Pause in der Nahrungszufuhr oder, zur Vermeidung eines Gewichtsverlustes, die Zufuhr einer sofort und weit oben verdaubaren Elementardiät scheint unserem Mikrobiom nicht zu schaden. Und im Falle einer SIBO ist sie sogar nützlich.

Welche fertigen Elementardiäten gibt es?

Um die Versorgung mit allen notwendigen Nährstoffen sowie einer ausreichenden Kalorienmenge zu gewährleisten, werden meist kommerziell erhältliche, leider jedoch ziemlich teure Fertigdrinks verwendet. Diese Produkte müssen entweder in Wasser eingerührt werden oder sind bereits als Trinkpack vorgefertigt.

Ein Problem der Elementardiäten sind die relativ hohen Kosten für die vorgefertigten Produkte. Und oft auch der Geschmack. 2024 wurde mit MBiota eine neue Elementardiät vorgestellt, die zumindest in den bisherigen Studien einen verbesserten Geschmack zeigte und von den Patienten deutlich besser angenommen wurde. Bisher ist sie jedoch nur in den USA bestellbar, mit den damit verbundenen eventuellen Zollproblemen, und – nicht zuletzt aufgrund der sehr hohen Versandkosten – ebenfalls sehr teuer. Sie können mit mindestens 300 bis 1000 Euro für 2 Wochen bei 2000 Kcal/Tag rechnen.

VERSCHIEDENE ELEMENTARDIÄTEN:

- Nutricia Elemental 028
- Nutricia Neocate Junior Unflavoured
- Physicians' Elemental Diet
- Elemental Heal Whey Free
- MOSS Elemental Select
- Mbiota Elemental
- Nestle Vivonex Plus

Etwas günstiger sind semi-elementare Diäten, die allerdings bisher in Studien nicht genauso gut untersucht sind. Viele Therapeuten wenden sie jedoch ebenfalls erfolgreich an.

Diese semi-elementare Varianten enthalten im Unterschied zur elementaren Variante auch noch nicht komplett in Aminosäuren aufgespaltene Eiweiße. Diese dann noch vorhandenen (kleineren) Proteine oder Peptide (Moleküle aus einigen wenigen Aminosäuren) müssen von unserem Körper noch selbst enzymatisch aufgebrochen werden, um die Aminosäuren aufnehmen zu können. Dauert entsprechend etwas länger, klappt in der Regel aber auch, sodass Sie eventuell auch diese günstigeren und etwas besser schmeckenden semi-elementaren Varianten einsetzen können.

VERSCHIEDENE SEMI-ELEMENTARE DIÄTEN:

- Elemental Heal
- Elemental Heal Low Carb

Alternativ können Sie die Elementardiät auch selbst herstellen. Hinweise finden Sie im Kapitel »Die Elementardiät« (S. 172).

Zur Sicherstellung einer ausreichenden Versorgung und Vermeidung von Gewichtsverlust sollten Sie vor der zweiwöchigen Kur unbedingt Rücksprache mit einem Ernährungsberater oder einer Therapeutin halten, die Erfahrung mit dieser Therapieform der bakteriellen Fehlbesiedlung hat.

Nach der Elementardiät gilt es, etwa 10 Tage abzuwarten, um einen Erfolg oder Misserfolg zu beurteilen. Auch der Übergang zur normalen Ernährung sollte mindestens zwei bis drei Wochen betragen. Bis dahin sollten Sie Schonkost aus leicht verdaulichen Nahrungsmitteln zu sich nehmen (S. 174).

Verbesserung der Motilität oder das »Prinzip Spülmaschine«

Wie oben beschrieben, ist die Grundlage der meisten Darmprobleme eine unzureichende Darmreinigung in Form einer gestörten Motilität [56]. Das ist vergleichbar mit einem Teller, von dem man immer wieder isst, ihn aber nie in die Spülmaschine stellt. Dieser Teller wird schnell ziemlich eklig werden. Genauso geht es dem Darm, wenn wir seine Reinigung nicht berücksichtigen, zulassen und unterstützen.

Das wichtigste Prinzip zur Verbesserung dieser Reinigung des Dünndarms ist das sogenannte »Meal Spacing«, d.h. das Einhalten von Pausen zwischen den Mahlzeiten. Ich sagte es bereits: Nicht Snacken!

Der Dünndarm benötigt in der Regel vier bis fünf Stunden, bis er mit seiner Verdauung fertig ist und den Rest der Nahrung zur weiteren Verwendung den Bakterien im Dickdarm zur Verfügung stellt. Diese Zeit sollte man ihm geben. Im Alltag bedeutet das: zwei bis maximal vier Mahlzeiten pro Tag und das Einhalten von Pausen zwischen den Mahlzeiten. In den Pausen darf lediglich Wasser oder ungesüßter (Kräuter-)Tee getrunken werden.

Diese Basismaßnahmen sollten allerdings im Falle einer (therapierten) SIBO durch die Gabe von motilitätsfördernden Substanzen, sogenannten »Prokinetika«, unterstützt werden [57]. Prokinetika sind (pflanzliche oder klassisch-schulmedizinische) Medikamente, die die Vorwärtsbewegung und damit die Reinigung des Darms unterstützen. Die Einnahme erfolgt typischerweise zur Nacht, also wenn wir zu Bett gehen, um diese längste Pause unserer Verdauung optimal zur Reinigung auszunutzen. Die Anwendung dieser Prokinetika erfolgt in der Regel längerfristig, oft über Monate bis Jahre. Insofern ist natürlich auf eine gute Verträglichkeit der verwendeten Präparate zu achten. Typische, als Prokinetika einzeln oder in Kombination angewendete Medikamente stelle ich Ihnen hier vor:

Prucaloprid (Resolor)

Prucaloprid (Handelsname: Resolor) ist in Deutschland zur Behandlung von chronischer Verstopfung zugelassen, wird von mehreren Pharmafirmen vertrieben und ist über Apotheken erhältlich. Prucaloprid ist ein selektiver Agonist am 5-HT4-Rezeptor, einem Serotoninrezeptor, der in der Darmwand produziert wird und bei Aktivierung die Motilität des Magen-Darm-Traktes erhöht. Die Verträglichkeit ist in der Regel gut und eine längerfristige Anwendung möglich [58]. Das Medikament ist aber verschreibungspflichtig, sodass die Indikation von einem Arzt überprüft werden muss.

Prucaloprid ist das wahrscheinlich am häufigsten zur Verbesserung der Darmmotilität nach erfolgter antibakterieller SIBO-Behandlung eingesetzte schulmedizinische Medikament. Aufgrund seiner fehlenden Zulassung im Bereich der Dünndarmfehlbesiedlung stellt die

Verordnung jedoch in der Regel einen Off-Label-Use dar, sodass die Kosten selbst zu tragen sind. Es sind Tabletten mit den Wirkungsstärken 1 und 2 mg erhältlich.

DOSIERUNG ZUR SIBO-REZIDIVPROPHYLAXE: ¼ bis maximal 2 mg zur Nacht (Tabletten sind leider schwierig zu teilen, ggf. speziellen Tablettenteiler verwenden)

Ingwer-Kapseln

Das wahrscheinlich am häufigsten verwendete pflanzliche Produkt zur Stärkung der Magen-Darm-Peristaltik in der Rezidivprophylaxe der SIBO nach erfolgter antibakterieller Behandlung sind Ingwer-Kapseln (500 mg) [51].

Die Verträglichkeit ist in der Regel gut, bei manchen Patienten kann es jedoch durch die Schärfe des Ingwers nach Einnahme zu einer Reflux-ähnlichen Brennsymptomatik im Oberbauch oder hinter dem Brustbein kommen, dem sogenannten »Ginger-burn«. Dann muss die Dosierung reduziert werden, eventuell ist die Einnahme bei solchen Patienten auch nicht möglich.

DOSIERUNG: in der Regel mit 2–4 Kapseln à 500 mg zur Nacht, oft über sehr lange Zeiträume

MotilPro

Etwas stärker, weil noch mit weiteren orthomolekularen Substanzen kombiniert, ist das Medikament MotilPro der Firma Pure Encapsulations. Es enthält neben Ingwer zusätzlich 5-Hydroxy-Tryptophan (5-HTP), Vitamin B_6 und Acetyl-L-Carnitin, denen zusätzliche motilitätsfördernde Eigenschaften zugesprochen werden. Es ist im Internet als Import aus den USA erhältlich und in manchen Fällen etwas besser wirksam als reiner Ingwer. Die Verträglichkeit ist ebenfalls gut, eine längerfristige Einnahme ist möglich.

DOSIERUNG: 3 Kapseln zur Nacht, kann aber auf bis zu 6 Kapseln gesteigert werden

Iberogast Classic/Advance

Aufgrund der etwas schwächeren Wirksamkeit von Ingwer (im Vergleich zu Prucaloprid) ist zumindest anfangs oft eine Kombination mit Iberogast Classic möglich. Dabei handelt es sich um einen in Apotheken freiverkäuflichen Extrakt aus neun verschiedenen Kräutern. Sie fördern Magenentleerung und Darmmotilität und werden daher seit Jahrzehnten bei Übelkeit oder Völlegefühl angewendet [59].

Die Verträglichkeit ist in der Regel sehr gut, vor einigen Jahren gab es jedoch aufgrund des in Iberogast Classic enthaltenen Schöllkrauts nach längerfristiger Einnahme Probleme mit Lebertoxizität. Die Packungsgröße wurde seitdem reduziert und die Einnahme ist nur noch kurzfristig empfohlen. Als Alternative hat die Firma das neuere Produkt Iberogast Advance entwickelt, mit nur noch sechs Kräutern und besserer (langfristiger) Verträglichkeit. Es hat auch eine gewisse prokinetische Wirkung, allerdings etwas schwächer als das originale Classic-Produkt.

Ich verschreibe in der Regel anfangs Iberogast Classic, um eine ausreichende prokinetische Wirkung und Förderung der Darmreinigung zu erreichen, meist zusammen mit Ingwer. Nach 1–2 Packungen kann entweder auf eine Ingwer- (oder Motil pro-)Monotherapie gewechselt oder statt Iberogast Classic Iberogast Advance verwendet werden.

DOSIERUNG FÜR BEIDE IBEROGAST-PRODUKTE: jeweils 30 bis maximal 50 Tropfen in einer kleinen Menge lauwarmen Wassers zur Nacht

Metoclopramid/Domperidon

Die vielen Patienten bekannten und in Deutschland zur Behandlung von Übelkeit und

Völlegefühl zugelassenen Wirkstoffe Metoclopramid (MCP) und Domperidon (Markenname Motilium) fördern vor allem die Magenentleerung und die Motilität im oberen Magen-Darm-Trakt. Insbesondere bei Oberbauchsymptomen in Form von Aufstoßen oder beim Nachweis einer SIBO im oberen Dünndarmbereich (z.B. über den Glukosetest) kann nach entsprechender antibakterieller Behandlung eines dieser Medikamente eingesetzt werden. Der Bezug erfolgt über Apotheken, beide Medikamente sind verschreibungspflichtig.

Die Nebenwirkungsrate von Domperidon ist aufgrund seines fehlenden Übertritts über die Blut-Hirn-Schranke insgesamt geringer, sodass ich zu Domperidon raten würde. Bei beiden Medikamenten sollten Sie jedoch Rücksprache mit ihrem behandelnden Arzt halten, weil insbesondere bei längerfristiger Einnahme Wechselwirkungen mit dem Abbau von anderen Medikamenten auftreten können. Die oft als Problem genannte »Tachyphylaxie« (Gewöhnung an das Medikament mit entsprechender abfallender Wirkung im Zeitverlauf) ist hingegen aufgrund der nur einmal täglichen Einnahme in der Regel kein Problem.

DOSIERUNG: meist 10 mg zur Nacht

Naltrexon low dose (als Rezeptur)

Naltrexon ist als Opiat-Gegenspieler (Antagonist zum klassischen Morphium) in Deutschland in Dosierungen von 50 mg und höher zur Unterstützung der Behandlung von ehemals Opiat- oder auch Alkohol-abhängigen Patienten zugelassen und verschreibungspflichtig.

Im Rahmen einer Schmerztherapie verabreichte morphiumhaltige Schmerzmittel (oder auch das Suchtmittel Heroin) sind im Darmbereich starke Motilitätshemmer und haben als klassische Nebenwirkung eine Verstopfung zur Folge. Naltrexon wirkt als Antagonist am Morphinrezeptor entgegengesetzt und beschleunigt deswegen den Weitertransport und die Darmentleerung. Dies macht es zu einem eigentlich idealen Prokinetikum im Rahmen der Rezidivprophylaxe der antibakteriell behandelten SIBO.

Die verfügbare Standard-Tablette mit einer Dosierung von minimal 50 mg ist allerdings viel zu stark, sodass eine spezielle Verschreibung von 0,5–5-mg-Kapseln nötig ist. Diese sind leider im Handel nicht als Fertigprodukt erhältlich, sodass Ihr Arzt sie Ihnen als Rezeptur verschreiben muss und die Kapseln von Apotheken, die Rezepturen herstellen, speziell angefertigt müssen. Diese spezielle Herstellung bedingt leider in der Regel trotz der geringen Wirkstoffmenge einen höheren Preis. Die Verträglichkeit ist in der Regel sehr gut, eine Einnahme über einen längeren Zeitraum ist möglich [60][61].

DOSIERUNG: einschleichend, beginnend mit 0,5 bis maximal 1 mg, dann 1–5 mg zur Nacht, kann dann bei fehlender ausreichender Wirksamkeit noch gesteigert werden

Erythromycin (Saft)

Das eigentlich als Antibiotikum bekannte Erythromycin hat in geringer Dosierung sehr gute prokinetische und motilitätsfördernde Eigenschaften, ohne dass es zu einer zusätzlichen, (nicht gewünschten) antibiotischen Wirkung kommt [57].

Die Einnahme der apothekenüblichen Erythromycin-Tabletten mit 250–500 mg ist nicht sinnvoll, weil dabei die antibiotische Wirkung voll zum Tragen kommt und die benötigte Dosierung zur Motilitätsverbesserung nur 25–50 mg beträgt. Man kann jedoch auf den eigentlich für Kinder zugelassenen Erythromycin-Saft (InfectoMycin) zurückgreifen und damit die Einnahmemenge steuern. Der Bezug erfolgt nach Verschreibung über Apotheken. Zu beachten ist, dass es sich um einen Off-Label-Use handelt.

FAZIT

Was wir jetzt wissen

Generell gilt: Die Einnahme der Prokinetika erfolgt in der Regel über einen längeren Zeitraum von Monaten bis Jahren. Erst bei Beschwerdefreiheit über einen längeren Zeitraum sollte versucht werden, die Prokinetika wieder auszuschleichen. Eine Kombination verschiedener Prokinetika ist möglich und – insbesondere bei pflanzlichen Produkten – oft sogar zumindest anfangs sinnvoll. Bei längerfristiger Einnahme sollte die Indikation jedoch idealerweise in regelmäßigen Abständen von einem in der Behandlung der SIBO-erfahrenen Therapeuten überprüft werden.

DOSIERUNG: 25–50 mg zur Nacht

Constella (Linaclotid)

Constella ist ein klassisches schulmedizinisches Prokinetikum zur Behandlung von chronischer Verstopfung. Wie Prucaloprid ist es aber zur Stimulierung der Motilität im Sinne der Darmreinigung im gesamten Magen-Darm-Trakt gut geeignet und in den USA sogar für Kinder zugelassen [62][63].

Sein Vertrieb in Deutschland wurde aber leider aufgrund einer fehlenden Einigung mit den Krankenkassen über den Erstattungspreis bereits 2014 eingestellt. Es ist deswegen (nach ärztlicher Verordnung) derzeit nur als Originalpräparat zu einem relativ hohen Preis über internationale Apotheken erhältlich. Entsprechend stellt es in der Regel ein Reservepräparat zur Anwendung bei schwierigen Fällen dar, wo die anderen Prokinetika keine Wirkung zeigen.

DOSIERUNG: 1 Tablette (290 mg) zur Nacht

ANNA, 46 JAHRE

Ein schwieriger Fall

Die Musiklehrerin Anna litt beim ersten Termin in unserer Praxis bereits seit mehreren Jahren unter starken Verdauungsbeschwerden mit Übelkeit, Reflux und riesigem Blähbauch nach fast allen Nahrungsmitteln. Seit fast zwei Jahren konnte sie nur Kartoffeln ohne allzu große Beschwerden essen.

Auf der Suche nach der Diagnose

Anna war schon bei diversen Ärzten gewesen und hat bereits verschiedene »Darmsanierungen« hinter sich. Sie hatte bereits diverse Atemtests mit verschiedenen Zuckerlösungen durchgeführt, immer hatten sich moderate Mengen an Gas gezeigt, Wasserstoff, aber auch Methan. Eine eindeutige Diagnose hatte sich aber nie ergeben. Im teilweise als Durchfall, teilweise als Verstopfung auftretenden Stuhl war in ei-

ner ersten Analyse einmalig – danach in weiteren Analysen aber nicht mehr – eine verringerte Pankreaselastase gemessen worden. Sie hatte daraufhin unter dem Verdacht einer »exokrinen Pankreasinsuffizienz«, also einer Schwäche der Bauchspeicheldrüse für die Bildung von Verdauungsenzymen, Pankreasenzyme zur Einnahme zu den Mahlzeiten verschrieben bekommen. Diese hatte sie in hohen Dosen bis zu 10 Kapseln am Tag eingenommen, leider ohne Besserung. Danach brachte eine Therapie mit 3 Kapseln/Tag Sibosan kurzfristig eine Besserung, die aber ebenfalls nicht von Dauer war.

Anna besteht aus ethischen Gründen auf eine vegane Ernährung, deshalb sind viele gut verdauliche Lebensmittel aus dem tierischen Bereich leider nicht möglich und eine strenge FODMAP-arme Ernährung ist schwierig. Außerdem ist sie in regelmäßiger gynäkologischer Betreuung aufgrund einer positiven Familienanamnese für Brustkrebs, eine Hormonersatztherapie wird aus diesem Grund nicht durchgeführt und auch abgelehnt.

Nach Erstvorstellung in unserer Praxis schickte sie einige Tage später eine E-Mail, die besagte, dass sich ihr Allgemeinzustand nochmals verschlechtert hätte, sogar Kartoffeln würden jetzt zu Übelkeit, Gasbildung und Bauchschmerzen führen. Sie schilderte ihren Zustand als unerträglich.

In einem darauffolgenden Telefonat gelang es in einem ersten Schritt, Anna zu überzeugen, zumindest kurzfristig auf ihre vegane Ernährung zu verzichten. Sie aß eineinhalb Wochen leicht verdaubares Hühnerfilet als Hauptnahrungsmittel, darunter besserten sich ihre Bauchschmerzen deutlich und eine weitere Diagnostik war möglich.

Erste Ergebnisse

Im Lactulosetest zeigte sie lediglich eine moderate IMO, im Stuhltest eine deutliche Dysbiose bei gleichzeitigem Hinweis auf Vorliegen eines Leaky-Gut-Syndroms. Im Blut zeigten sich bei erhöhten Histaminwerten und gleichzeitig deutlich erhöhtem Abbauenzym Diaminooxidase (DAO) Hinweise auf eine erhöhte Histaminbelastung ohne Vorliegen einer klassischen Histaminintoleranz.

Trotz nur leicht positivem Atemtest und trotz fehlendem Hinweis auf eine evtl. im Atemtest unsichtbare klassische Schwefelwasserstoff-SIBO bei immer komplett geruchslosen Gasabgängen gingen wir aufgrund des

Leitsymptoms »Gasbildung nach dem Essen« von einer Überwucherung mit gasbildenden Mikroben aus. Leider hatten wir jedoch keinen klaren Anhaltspunkt dafür, welche Keime (Bakterien? Pilze? Parasiten? Würmer?) wir behandeln sollten.

Wir versuchten entsprechend verschiedene Therapieschemata: Zunächst aufgrund des breiteren Therapiespektrums eine Behandlung mit hochdosierten pflanzlichen Antibiotika (Oregano ADP und Allimed), dann wegen des unzureichenden Erfolgs eine klassische antibiotische Therapie mit Rifaximin. Bei erneut nicht anhaltender Besserung versuchten wir eine Wurmkur mit dem gut verträglichen Wurmmittel Mebendazol (bekommen Kindergartenkinder gegen Madenwürmchen) hochdosiert für 4 Tage. Keine Besserung! Wir wechselten von »Killing« auf »Starving« und verordneten im weiteren Verlauf eine insgesamt 3-wöchige, von der Patientin gut tolerierte Elementardiät.

Immerhin kam es während der antibakteriellen Therapie zu einer kurzfristigen Verbesserung der Symptome, diese kamen allerdings nach Ende der Therapiephase schnell in voller Stärke wieder.

Wir gingen deshalb von einer grundsätzlichen Störung der Verdauung bei Anna aus und intensivierten die entsprechenden Maßnahmen durch die Gabe von Bitterstoffen, vorsichtige Zufuhr von Ballaststoffen (OptiFibre, langsam gesteigert) und komplexen Enzympräparaten. Nach einem positiven Natrontest als Hinweis auf Vorliegen eines Magensäuremangels gaben wir sogar Betain-HCl als Magensäureersatz.

Wegen des Verdachts auf zusätzlich durch histamingetriggerte Probleme therapierten wir außerdem mit Bindemitteln wie Zeolith oder Activomin, gaben Antihistaminika und Allergoval zur Mastzell-Stabilisierung. Wir veranlassten auch eine zusätzliche osteopathische Mitbetreuung bei Verdacht auf mechanische Störung und waren zwischenzeitlich sogar gezwungen, Anna aufgrund einer Verschlechterung zur kurzfristigen Betreuung ins Krankenhaus einzuweisen.

Dort, im Krankenhaus, erfolgte natürlich weitere Diagnostik, allerdings konnte in Endoskopie, Bildgebung per Sonografie und MRT und in einer zum Ausschluss einer Motilitätsstörung der Speiseröhre durchgeführten Ösophagusmanometrie erfreulicherweise kein Anhalt für eine anatomisch bedingte Krankheit nachgewiesen werden. Im MRT zeigte sich allerdings eine massive Koprostase (vermehrte Stuhlfüllung des gesamten Dickdarmrahmens).

Entsprechend intensivierten wir nach Entlassung insbesondere die motilitätsfördernden Maßnahmen: Wir verordneten Ozovit und hochdosiert Magnesium (bei schwieriger Verträglichkeit komplexerer Ballaststoffe), Probiotika, leichte pflanzliche Prokinetika wie Ingwer und Iberogast. Kurzfristig kam es wieder oft zur Besserung ihrer Symptomatik, was jedoch nie von anhaltender Dauer war.

Auslöser für die Rückfälle waren nicht sicher feststellbar, teilweise freute sich Anna so sehr über die bessere Verträglichkeit mancher Speisen, dass es zu »Diätfehlern« in Form des (zu frühen) Verzehrs größerer Mengen von High-FODMAP-Lebensmitteln kam.

Dann – endlich – der Durchbruch!

Als wir uns trotz der führenden Durchfallsymptomatik trauten, Resolor (Prucaloprid) einzusetzen, kam es erstmalig zu einer länger andauernden Verbesserung der Symptomatik bei Anna. Eigentlich ist Prucaloprid zugelassen für die Behandlung von chronischer Verstopfung, es wirkt aber im gesamten Magen-Darm-Trakt exzellent als Prokinetikum, unterstützt damit die körpereigene Reinigung und kann die bakterielle Überwucherung effizient reduzieren.

Immer mehr stellten sich die Symptome von Anna als klassische Motilitätsstörung dar, wahrscheinlich aufgrund von Verwachsungen. Sie hatte mehrere Bauchoperationen im Rahmen einer Gallenblasenentfernung und einer Refluxoperation (Fundoplicatio) vor mehr als 10 Jahren hinter sich.

Wir versuchten im weiteren Verlauf zusätzlich zu Resolor weitere Prokinetika: Pflanzliche Prokinetika hatten interessanterweise keinen Effekt, Domperidon hatte unangenehme Nebenwirkungen, niedrigdosiertes Erythromycin blieb weitgehend wirkungslos, genauso wie das über eine internationale Apotheke bestellte Constella. Erst als wir zusätzlich zum Resolor niedrigdosiertes Naltrexon in die Therapie einführten, kam es zu einer jetzt seit mehreren Monaten anhaltenden Verbesserung.

Da sich in einem jetzt noch zusätzlich durchgeführten Glukosetest außerdem doch eine leichte Überwucherung mit Wasserstoff- und auch Methan-bildenden Keimen in den oberen Darmabschnitten zeigte, die zuvor im Lactulosetest nicht gefunden worden war, erfolgte auch eine nochmalige pflanzliche Antibiotikatherapie. Sie hatte jedoch keine zusätzliche Verbesserung zur Folge.

Immerhin: Zum jetzigen Zeitpunkt ist Anna erfreulicherweise unter fortgesetzten verdauungsverbessernden Maßnahmen, einer weiter eingeschränkten Diät (bei jedoch gutem Gewichtserhalt) und einer Kombination aus 1–2 mg Resolor mit derzeit 5 mg Naltrexon zur Nacht seit mehreren Monaten so weit beschwerdegebessert, dass ein normales Leben inklusive voller Arbeitsfähigkeit wieder möglich ist. Sie ist weiterhin in regelmäßiger Behandlung unserer Praxis.

▼ Mögliches Ablaufschema bei Verdacht auf Vorliegen einer SIBO/IMO (nach Dr. Siebecker).

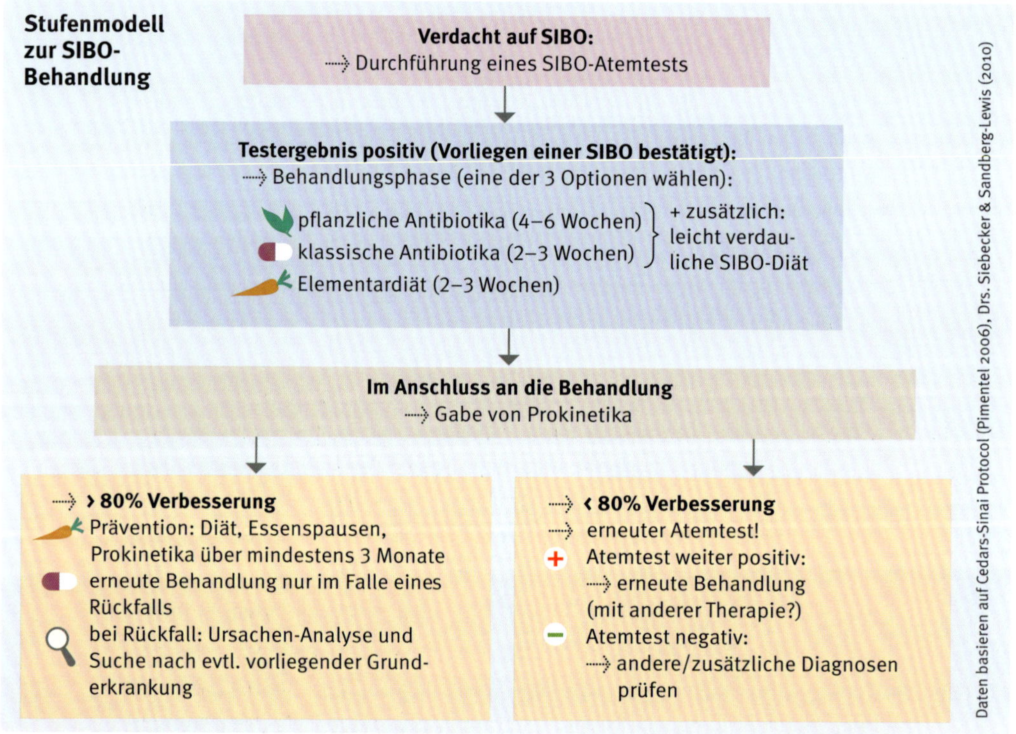

HÄUFIGE FOLGEN UND BEGLEITSYMPTOME EINER SIBO

Ein Ungleichgewicht des Mikrobioms, ein »löchriger« Darm, eine Histaminintoleranz oder verschiedene Lebensmittelallergien treten häufig im Zusammenhang mit einer SIBO auf.

Viele Patienten, die mit chronischen Magen-Darm-Symptomen in unsere Praxis kommen, bringen Ergebnisse bereits durchgeführter Untersuchungen mit. Diese stammen meist von Heilpraktikern oder ganzheitlich tätigen Ärztinnen, die sich bemühen, den als Reizdarm klassifizierten Symptomen der Patienten auf den Grund zu kommen.

DIE HÄUFIGSTEN DIAGNOSEN:

- Dysbiose des (Dickdarm-)Mikrobioms
- Leaky-Gut-Syndrom
- Histaminintoleranz
- Verdacht auf eine Lebensmittelallergie

Deswegen möchte ich auf diese Diagnosen im Folgenden noch kurz eingehen und ihren (häufigen) Zusammenhang mit dem Vorliegen einer SIBO beleuchten.

Dysbiose des (Dickdarm-) Mikrobioms

Das Mikrobiom ist die Gesamtheit der im Darm befindlichen Mikroorganismen. Diese leben normalerweise mit uns in einer Art Symbiose, werden von uns ernährt und geben uns dafür viel zurück. Bei Störungen der Verdauung kommt es fast zwangsläufig auch zu Störungen dieses harmonischen Miteinanders. Man spricht von einer Dysbiose. Das Gleichgewicht der Bakterien untereinander ist also verschoben. Die einen haben zu viel zu essen bekommen und konnten aufwuchern, die anderen waren schwächer, haben vielleicht einfach weniger zu verdauen bekommen und wurden zurückgedrängt. Im Extremfall so stark, dass sie ganz verschwinden. Dann leidet die Vielfalt in unserem Mikrobiom.

INFO

Probiotikum zum Antibiotikum?

Viele Heilpraktikerinnen, Apotheker und inzwischen auch viele Ärztinnen empfehlen bei einer Antibiotika-Therapie die zusätzliche Einnahme eines Probiotikums, also einer Kapsel oder eines Pulvers mit guten Darmbakterien zur Abmilderung der Darm-Nebenwirkungen der Antibiotika. Entsprechend viele Präparate sind inzwischen auf dem Markt, erkennbar in der Regel an der zusätzlichen Abkürzung AAD für »antibiotisch assoziierte Durchfälle«. Probiotika mit diesem Zusatz sind gezielt entwickelt worden, um Durchfälle (und andere Nebenwirkungen von Antibiotika) abzumildern.

Funktioniert das? Zumindest zum Teil. Vorausgesetzt, die Probiotika werden rechtzeitig eingenommen. Dann können vor allem schwere Durchfallerkrankungen nach Antibiotika reduziert werden. Rechtzeitig heißt aber, dass das Probiotikum unbedingt bereits zusammen mit dem Antibiotikum eingenommen werden muss. Nicht erst danach. Nicht mal der oft empfohlene Abstand zwischen der Einnahme des Antibiotikums und des Probiotikums scheint nötig zu sein. Die ursprüngliche Vorstellung, »erst den Bakterienrasen mit dem Antibiotikum abzumähen, um ihn dann hinterher mit dem Probiotikum wieder nachzusäen«, scheint falsch zu sein. Bei einer Untersuchung an Probanden zeigte sich, dass die Gabe eines Probiotikums erst nach Abschluss einer Antibiotikagabe die Regeneration der Darmbakterien sogar behinderte. Diese Regeneration erfolgte deutlich langsamer, als wenn man gar kein Probiotikum gegeben hätte, und konnte nur verbessert werden, wenn man den Probanden ihren eigenen, vor der Antibiotikagabe konservierten Stuhl zurückgab. Dann gelang es, die ursprüngliche Flora am schnellsten wiederherzustellen [64].

Vielleicht ist das die Zukunft? Jeder konserviert seinen eigenen Stuhl in einer Phase der Darmgesundheit und ohne Antibiotika in einer Kapsel im Kühlschrank? Und wenn es einem schlechtgeht oder man Antibiotika nimmt, dann nimmt man diese Kapseln ein und stellt alles auf Anfang zurück. Eigentlich eine schöne Idee. Braucht nur eventuell ein Extrafach im Kühlschrank. Solange das noch nicht möglich ist, gilt: Probiotika sind wahrscheinlich hilfreich, um Nebenwirkungen von Antibiotika abzufangen [65]. Die Einnahme erfolgt bitte ab dem ersten Tag der Antibiotikaeinnahme, idealerweise, um es nicht zu vergessen, einfach gleichzeitig mit dem Antibiotikum. Dann sollte der beste derzeit mögliche Effekt erzielt werden.

Diese Diversität wird bei vielen Stuhlbefunden angegeben und ist der vielleicht wichtigste Marker für eine gesunde Bakterienlandschaft in unserem Dickdarm. Ist sie verringert, gleicht der »Mischwald« des Mikrobioms eher einer Monokultur. Ist in der Natur meist nicht so günstig – und im Darm auch nicht. Es fehlt das nötige Zusammenspiel, die Produktion essenzieller Stoffwechselfaktoren für uns selbst und andere Darmbakterien, die wiederum für das große Ganze wichtig sind.

Am stärksten leiden das Darm-Mikrobiom und seine Diversität nach der Einnahme von Antibiotika, die manche Bakterien stark dezimieren und andere in Ruhe lassen. Ungünstig sind vor allem multiple Antibiotika-»Kuren«. Nach einer einmaligen Antibiotikagabe schafft es der Darm meistens, sein ursprüngliches Mikrobiom wiederherzustellen. Nach mehreren Runden Antibiotika gelingt das oft nicht mehr. Dann hat man sein im Darm befindliches Biotop oft längerfristig verändert. Deswegen sollten Antibiotika immer nur dann eingesetzt werden, wenn sie wirklich benötigt werden. Und immer nur so lange wie unbedingt nötig.

Bitte nicht falsch verstehen: Antibiotika sind oft lebensrettende Medikamente und therapieentscheidend im Falle von schweren Infektionen. Dann kommt man um die Einnahme eines Antibiotikums nicht herum, sonst drohen schwere Komplikationen. Weltweit sterben immer noch die meisten Menschen an Infektionserkrankungen, die durch Antibiotika behandelbar sind. Weil Antibiotika unseren Darmbakterien in der Regel aber schaden, sollte ihre Verordnung entsprechend auf diese wichtigen und schweren Fälle begrenzt bleiben.

Probiotika zur Behandlung der Dysbiose?

Wäre doch schön! Die geschluckten guten und hilfreichen Bakterien aus einem Probiotikum wandern durch den Darm, suchen sich ein freies Plätzchen, lassen sich nieder und beginnen ihren für uns vorteilhaften Stoffwechsel. Das funktioniert aber leider meistens nicht.

Studien mit extra markierten probiotischen Keimen konnten zeigen, dass die geschluckten Bakterien sich kaum im Bereich der Darmschleimhaut ansiedeln [64][66]. Sie wandern durch den Darm, haben vielleicht auch kurzfristig positive Wirkungen, werden dann aber mit dem Stuhl wieder ausgeschieden. Ein eventuell positiver Effekt ist dann in der Regel auch wieder weg.

Warum aber funktioniert das Ansiedeln nicht? Im unteren Darm, wo die Bakterien sein sollen, ist eigentlich nie Platz. Wenn ein Bakterium oder eine Bakteriengattung verschwindet, wird der Platz sofort von anderen Bakterienstämmen, die bessere Bedingungen haben, überwuchert. Und alle Bakterien leben von dem, was wir essen, genauso wie wir. Das heißt, eigentlich leben sie von dem, was wir übrig lassen. Deswegen ist so wichtig, was wir essen und wie wir es verdauen. Das bestimmt, was für die Bakterien übrig bleibt und welche Bakterienarten Überlebensvorteile bekommen und sich durchsetzen werden.

Möchte man also sein Mikrobiom verändern, muss man in der Regel seine Ernährung ändern [67]. Und eventuell seine Verdauung verbessern, z. B. durch eine SIBO-Behandlung (S. 82). In Einzelfällen kann diese Behandlung durch die Einnahme von Probiotika zumindest unterstützt werden (S. 142).

Darmbakterien lieben Präbiotika

Präbiotika sind Stoffe, die wir nicht oder kaum verdauen. Dadurch bleiben sie für die Bakterien übrig. Klassische Präbiotika sind resistente Stärke, sekundäre Pflanzenstoffe, Frukto und Galakto-Oligosaccharide, Akazienfasern usw. Solche Präbiotika gibt es inzwischen auch als Nahrungsergänzungsmittel, entweder als Einzelstoff, meistens ein Pulver, oder als Mix, in dem mehrere dieser »Bakterienfutterstoffe« enthalten sind. Gegen die Einnahme ist in der Regel nichts einzuwenden. Mit einigen Produkten haben wir gute Erfahrungen gemacht.

EMPFEHLENSWERTE PRÄBIOTIKA:

- Sunfiber, das partiell hydrolisierte Guarkernmehl (PHGG (S. 150), enthalten z. B. in Optifibre oder Easy-IBS. Es funktioniert in der Regel auch bei SIBO gut, weil es im Dünndarm als Ballaststoff, im Dickdarm dann aber als Präbiotikum wirkt.

- Präbioma sensitive besteht aus einer Mischung von gut verträglichen Präbiotika, die auch darmempfindliche Patienten in der Regel vertragen. In der längerfristigen Einnahme hilft es oft, den Erfolg einer durchgeführten Therapie zu bewahren.
- Pro Präbioma enthält ebenfalls Sunfiber, aber auch anderes sinnvolles »Bakterienfutter«, mit dem viele Patienten sehr gut zurechtkommen.

Was muss ich bei der Einnahme beachten?

Beginnen Sie bei allen Präbiotika vorsichtig – und in der Regel nicht mit der auf der Packung empfohlenen 3-maligen Einnahme eines größeren (Mess-)Löffels täglich. Denn sonst bekommen die Bakterien meist zu schnell zu viel zu essen. Bedeutet: Bakterienparty. Und auch wenn es sich um nette und liebe »bugs« handelt, kann es für uns sehr unangenehm werden, in Form von Gas und Bakterienabbauprodukten. Schließlich sind diese Präbiotika genau die FODMAPS, die wir eigentlich im Rahmen der SIBO-Therapie zumindest anfangs reduzieren, weil beim Vorliegen einer SIBO die Bakterien an der falschen Stelle sind, nämlich zu weit oben. Deshalb müssen wir vorsichtig sein, wenn wir ihnen noch was extra zu essen geben. Und erst dafür sorgen, dass diese Bakterien dort oben verschwinden und sich in den unteren Darmbereich zurückziehen, wo sie hingehören. Danach können wir vorsichtig anfangen, sie zu füttern.

Um zu vermeiden, lebenslang Kapseln oder Pulver mit Präbiotika (oder auch Probiotika) zu schlucken, ist aber natürlich – wie immer – eine gesunde Ernährung am wichtigsten. Dann regelt der Darm das oft von allein. Hier hilft es wieder, sich daran zu erinnern, dass wir von der Verdauung her eigentlich immer noch Jäger und Sammler sind. Wir und unser Darm brauchen vor allem diese Dinge: Grünzeug, Samen, Nüsse, Knollen, Beeren, Früchte, Wurzeln, Pilze. Dinge mit vielen Ballaststoffen, vielen Bitterstoffen, vielen sekundären Pflanzenstoffen. Am besten gekocht und warm, damit wir sie besser verdauen können.

Und unser wichtigstes Verdauungsorgan, der Dünndarm, muss natürlich funktionieren. Muss bereit und sauber sein. Darf also keine SIBO haben! Wenn wir uns »gesund« ernähren und alles richtig verdauen, dann freut sich auch unser (Dickdarm-)Mikrobiom. Und die Dysbiose verschwindet, die Diversität nimmt zu.

Das Leaky-Gut-Syndrom: der Darm hat Löcher

»Leaky gut« beschreibt das Phänomen einer gestörten Darmbarriere [68]. Diese Barrierefunktion ist wichtig für alle Außenflächen unseres Körpers – und der Darm gehört, wie wir schon gesehen haben (S. 17), auch dazu. Alles, was sich im Magen-Darm-Trakt befindet, ist noch in der Außenwelt. Erst die Aufnahme durch die Darmschleimhaut lässt die Nahrungsbestandteile zu einem Teil unseres Organismus werden. Neben dieser gezielten Aufnahme von erwünschten Nahrungsbestandteilen muss die Schleimhaut des Magen-Darm-Traktes sicherstellen, dass nicht einfach alles, was sich dort befindet, ins Blut übertritt oder in Kontakt mit den auf der Blutseite befindlichen Immunzellen kommt. Im Gegensatz zur Außenhaut unseres Körpers, die aus mehreren, dachziegelartig angeordneten Schichten von verhornenden Zellen übereinander besteht, muss sich die Darmschleimhaut mit einer einzigen Zellschicht begnügen.

Die Darmschleimhautzellen können und dürfen auch nicht verhornen wie unsere Haut-

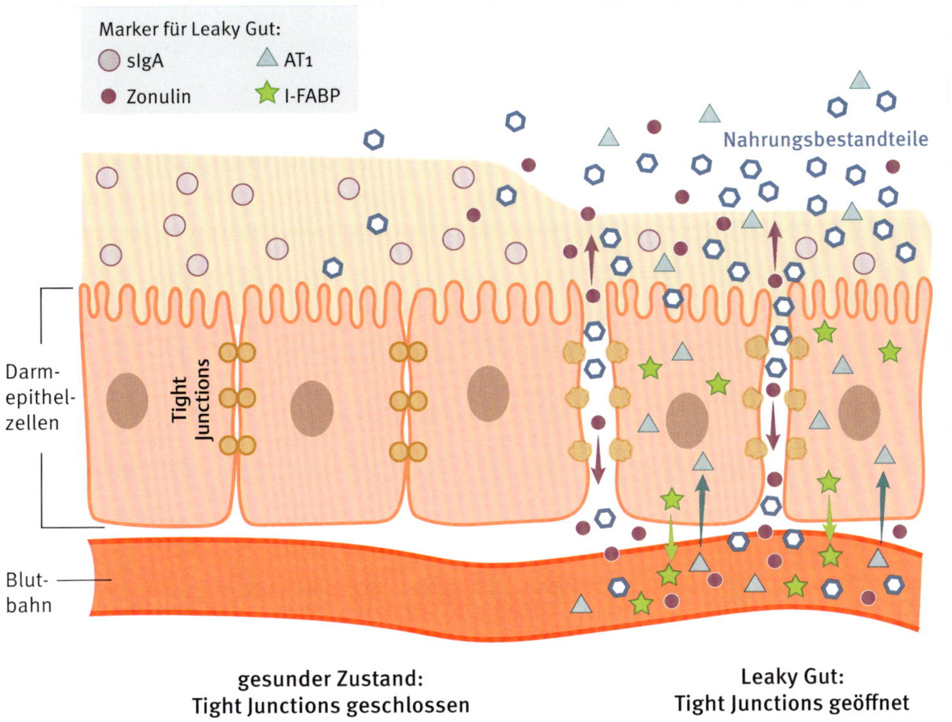

Aus Escher M. Expertenwissen: Zöliakie. 1. Aufl. Stuttgart: TRIAS; 2024, nach Renkawitz, Schutzschild Darm. Stuttgart: TRIAS; 2022

▲ Intakte Darmbarriere (links) und Leaky-Gut-Syndrom (rechts) als Folge der Öffnung der Tight Junctions. Typische Marker für die erhöhte Durchlässigkeit lassen sich im Darm (Zonulin, AT1) oder auch im Blut (Zonulin, I-FABP) nachweisen.

zellen, weil sie neben der Barriere- auch noch eine Aufnahmefunktion für die Bestandteile unserer Nahrung besitzen. Eine schwierige Doppelfunktion also. Die »Lösung« unseres Darms für diese Aufgabe ist eine einlagige Schicht aus blockförmigen, dicht nebeneinanderstehenden Zellen, die mit sogenannten »Tight Junctions« (engen Verbindungen) miteinander verbunden sind. Sieht ein bisschen aus wie eine Reihe von untergehakten Soldaten. Durch die Tight Junctions, also das Unterhaken, wird sichergestellt, dass zwischen den Zellen kein Austausch zwischen Darminhalt und Blut stattfinden kann (Abb. oben).

Wenn nun diese Zellen zerstört werden oder auseinanderweichen, kann das unangenehme Folgen für den Rest des Körpers haben. Die Barriere steht nicht mehr, der Darm ist »leaky«. Also »löchrig«. Klingt ungünstig. Und ist es natürlich auch. Aber was bedeutet das konkret? Was kann man dagegen tun? Und wie hängt es eventuell mit einer SIBO zusammen?

Wichtig ist zunächst, dass wir nicht von riesigen Löchern sprechen. Sondern in der Regel nur von einem per Elektronenmikroskop in einer 10^9-fachen Vergrößerung nachweisbaren Auseinanderweichen unserer Darmschleimhautzellen. Dieses Auseinanderweichen der Zellen ist sogar ein normaler Vorgang, der wahrscheinlich mehrmals täglich auftritt. Immer dann, wenn der Darm besonders gereizt wird. Der klassische Nahrungs-Reizstoff scheint dabei Gluten zu sein. Aber auch Alkohol und viele in (Fertig-)Gerichten vorhandene Emulgatoren verringern unsere Darmbarriere.

Ein Leaky Gut kann selbst ohne Nahrungszufuhr entstehen, z. B. wenn der Darm und die Darmschleimhaut schlecht versorgt werden, bei chronischem Stress und ständiger Sympathikus-Aktivierung. Dann wird unser Magen-Darm-Trakt chronisch vernachlässigt und bekommt nur wenig Blut und Nährstoffe. Oft zu wenig, um die Barrierefunktion aufrechtzuerhalten. Ein Leaky Gut kann aber sogar – zumindest vorübergehend – auch bei verstärkter körperlicher Betätigung entstehen [69]. Nehmen wir das extreme Beispiel eines Marathonlaufs. Eine zwar bewundernswerte menschliche Leistung, aber medizinisch als eher ungesund einzustufen. Würde man alle Teilnehmenden eines Marathonlaufs direkt nach dem Lauf auf Leaky Gut untersuchen, gäbe es wohl kaum jemanden, der keine solche Barrierestörung hätte.

Wichtig ist: Normalerweise sollte der Darm nach Ende der Belastung oder der Reizung von selbst in der Lage sein, sich wieder zu schließen und seine Barrierefunktion wiederherzustellen. Gelingt dies nicht vollständig oder nicht in ausreichendem Maße, kommt es zu einem (chronisch) vermehrten Kontakt des Nahrungsbreis mit den auf der Blutseite wartenden Immunzellen. Dieser Kontakt ist umso relevanter, je schlechter die Verdauung des Nahrungsbreis fortgeschnitten ist. Unverdaute Nahrung enthält deutlich mehr komplexe Eiweiß-Bestandteile, also die typischen Trigger unseres Immunsystems. Dann steigt die Wahrscheinlichkeit einer immunologischen Reaktion, in der Regel Entzündung und/oder Allergie. Deswegen sollte ein chronischer Leaky Gut, also eine chronische Barrierestörung, auf jeden Fall verhindert bzw. ggf. therapiert werden [70].

Diagnose des Leaky-Gut-Syndroms

Die Diagnose beruht in der Regel auf drei Markern:

1. Zonulin: reguliert die Öffnung der Tight Junctions, der zwischen den Darmschleimhautzellen bestehenden und die Barriere komplett machenden »engen Verbindungen«. Dieses Eiweiß scheint insbesondere bei Reizung des Darms durch Gluten vermehrt freigesetzt und in Stuhl oder Blut ausgewaschen zu werden. Es ist aber nicht spezifisch für die Darmschleimhaut und könnte entsprechend – zumindest bei Nachweis im Blut – theoretisch auch von anderen Schleimhäuten stammen. Bei Nachweis im Stuhl ist in der Regel von einer Freisetzung in den tieferen Darmabschnitten auszugehen, weil es bei Freisetzung weiter oben wahrscheinlich noch verdaut worden wäre.
2. Alpha-1-Antitrypsin: ist ein größeres, normalerweise die Darmbarriere nicht passierendes Bluteiweiß. Das bedeutet: Im Blut ist es vorhanden, sein Nachweis im Stuhl bedeutet aber in jedem Fall eine zum Zeitpunkt der Abnahme der Stuhlprobe gestörte Barrierefunktion irgendwo im Bereich der Darmschleimhaut.
3. I-FABP: Das intestinale »Fatty Acid Binding Protein« (I-FABP) ist ein spezifisches Eiweiß der Darmschleimhautzellen und beweist bei Erhöhung (im Blut!) das Vorliegen eines strukturellen Schadens der Darmschleimhautzellen zum Blutabnahmezeitpunkt. Es ist jedoch sehr empfindlich, sodass oft schon eine leichtere körperliche Betätigung – weit unterhalb einer Marathonbelastung – kurzfristig zu einer Erhöhung führen kann. Erhöhte Werte müssen also immer im Zusammenhang mit der Beschwerdesituation des Patienten zum Zeitpunkt der Blutabnahme gesehen werden.

Darüber hinaus werden weitere Blut-Marker diskutiert, die auf eine zumindest vorrübergehende Störung der Darmbarriere im Sinne eines Leaky Gut hinweisen sollen, z.B. LBP (LPS Binding Protein) oder sCD 14. Beide sind etabliert

TIPP

Sahne ist nicht gleich Sahne

Normale Sahne enthält in der Regel »Carrageen«, einen Emulgator, der das Aufrahmen verhindert, gleichzeitig aber auch unsere Darmbarriere »emulgiert« und ein Leaky Gut begünstigt. In Bio-Sahne ist der Stoff nicht enthalten, hier lohnt sich meines Erachtens der höhere Preis für das Bio-Produkt in jedem Fall.

als Marker für den Übertritt von Lipopolysacchariden (bestimmte, das Immunsystem triggernde Bestandteile von Bakterienmembranen) ins Blut. Beide sind entsprechend auch bei anderen Erkrankungen, z. B. bakteriellen Infektionen, erhöht, dadurch eher unspezifisch und im Rahmen der Leaky-Gut-Diagnostik bisher unzureichend erforscht.

Auf die Darmbarriere achten!

Was können Sie zur Verhinderung bzw. zur Heilung eines Leaky-Gut-Syndroms tun? Ganz schön viel [70]. Das Wichtigste stelle ich hier nochmal kurz zusammen:

VERRINGERUNG DER REIZUNG: Neben einer Unterstützung der Heilung sollte immer eine Verringerung der Reizung stehen. Entsprechend sollten Sie »reizende Lebensmittel« reduzieren oder sogar zeitweise ganz meiden. Insbesondere ein – zumindest zeitweiliger – Verzicht auf Gluten kann hier hilfreich sein. Typischerweise würde man – unter gleichzeitiger Einnahme von Glutamin und ggf. weiterer der unten genannten Stoffe – den Verzehr von glutenhaltigem Getreide für vier Wochen einstellen bzw. massiv verringern, um dann vorsichtig mit eher gering glutenhaltigen Getreideprodukten wieder zu beginnen. Oft reicht langfristig der weitgehende Verzicht auf Weizen aus, um die Symptome (und die Marker) von Leaky Gut deutlich zu verbessern.

VERMEIDUNG VON ALKOHOL, NIKOTIN UND KAFFEE: Typische Genussmittel wie (hochprozentiger) Alkohol, Nikotin oder auch Kaffee führen zu einer Reizung der Darmschleimhaut und sollten – vor allem im Fall von Alkohol und Nikotin – möglichst vollständig vermieden werden.

MEIDEN VON UNGÜNSTIGEN LEBENSMITTELN: Da in der Regel das Vorliegen eines Leaky Gut immer auch eine Störung des Darmmikrobioms voraussetzt, sollten Lebensmittel, die das Mikrobiom ungünstig beeinflussen, vor allem Zucker, Weißmehl und (stark) verarbeitete und oft Emulgatoren enthaltende Lebensmittel, ebenfalls reduziert werden. Stark verarbeitete Lebensmittel erkennen Sie an den Inhaltsangaben auf der Verpackung. Wenn Sie viele der dort genannten Stoffe nicht kennen, handelt es sich in der Regel um ein stark verarbeitetes Lebensmittel, das Sie möglichst gar nicht oder nur in geringen Mengen konsumieren sollten.

STRESSREDUKTION: Da eine gute Barrierefunktion der Darmschleimhaut, wie oben beschrieben, von der generellen Durchblutung und Versorgung der Darmschleimhautzellen abhängt, gilt der generelle ärztliche Rat zur Stressreduktion natürlich auch hier! Noch mal zur Erinnerung: Stress bedeutet eine Alarmreaktion des Körpers, der versuchen wird, alle Reserven zu mobilisieren, um aus dieser als bedrohlich empfundenen Situation wieder herauszukommen. Für den Magen-Darm-Trakt bleibt dann wenig übrig, denn die von ihm betriebene Verdauung wird in diesem (bedrohlichen) Moment als nicht relevant gesehen. Entsprechend wird er eher schlecht durchblutet und schlecht versorgt und eher dazu neigen, »löchrig« zu werden. Das gilt auch für (zu) intensive sportliche Betätigung. Marathonlaufen z.B. ist Stress pur, während regelmäßige, moderate körperliche Betätigung für den Darm – und nicht nur für ihn! – stark positive Effekte hat.

BEHANDLUNG DER SIBO: Und last but not least ist natürlich wieder die SIBO zu nennen. Eine unzureichende Verdauung aufgrund einer bakteriellen Überwucherung in oberen Darmabschnitten plus die zusätzliche Belastung durch Abbauprodukte der aufgewucherten Bakterien wird langfristig auch zu einer Barrierestörung im Sinne eines Leaky Gut führen. Deswegen gilt der Grundsatz: SIBO first! Bedeutet: Bei Vorliegen einer SIBO und eines Leaky-Gut-Syndroms sollte immer zuerst die SIBO behandelt werden. Der Rest schafft der Darm dann oft sogar allein.

Medikamentöse Therapie des Leaky-Gut-Syndroms

Können bei einem Patienten ein oder mehrere der drei Marker (S. 125, Diagnose im Blut oder Stuhl) wiederholt nachgewiesen werden und besteht somit der Verdacht auf das Vorliegen einer Barrierestörung der Darmschleimhaut im Sinne eines Leaky-Gut-Syndroms, kann durch die folgenden Maßnahmen versucht werden, dem Darm bei der Wiederherstellung seiner Barrierefunktion zu helfen [70]:

Glutamin

Glutamin ist die häufigste Aminosäure des Körpers und wird immer gebraucht, um Zellen zu reparieren. Weil die Magen-Darm-Zellen als wohl einzige Zellen des Körpers nicht nur vom Blut versorgt werden, sondern auch in der Lage sind, sich direkt aus dem Speisebrei zu bedienen, ist eine solche Glutamin-Zufuhr oft hilfreich, um den Reparaturprozess zu verbessern.

Bei Verdacht auf Leaky Gut erfolgt die Anwendung von Glutamin höher dosiert als Pulver oder in Pillenform. Damit soll den Darmschleimhautzellen Material zur Reparatur zur Verfügung gestellt werden. Idealerweise mehrfach täglich 3–5 g, um eine kontinuierliche Zufuhr zu erreichen. Höchstdosis 15–25 g/Tag.

Huminsäuren

Huminsäuren (z. B. Activomin) werden aus Moorerde gewonnen und helfen, Reizungen im Darm zu verringern, indem sie sich wie eine Art Kitt auf beschädigte Areale legen, wodurch diese wieder verschlossen werden.

Einnahme idealerweise 3 × tgl. 1–2 Kapseln, aufgrund ihrer Eigenschaft als Bindemittel am besten getrennt von anderen Medikamenten.

Auch andere Bindemittel wie das aus Vulkanerde gewonnene Zeolith können Reizstoffe binden und zur Heilung der Darmschleimhaut beitragen. Einnahme ggf. auch zusätzlich möglich, z. B. 1 Messlöffel oder 2 bis maximal 4 Kapseln zur Nacht.

Probiotika

Bestimmte Probiotika scheinen durch eine Verbesserung des die Schleimhaut schützenden Bakterienfilms ebenfalls in der Lage zu sein, die Barrierefunktion des Darms wieder zu verbessern. Gute Erfahrungen haben wir hier mit Multispeziespräparaten, z. B. Omni-Biotic SR 9 gemacht. Einnahme idealerweise 2 × tgl.

Alternativ empfehlen wir auch sporenbasierte Probiotika, die durch ihre robuste Sporenhülle in der Lage sind, das bakterienfeindliche Milieu im oberen Magen-Darm-Trakt zu überstehen und lebend in den unteren Darmabschnitten anzukommen. Beispiele sind MegaSporeBiotic oder SuperMikroben. Einnahme 1–2 × tgl.

Präbiotika

Präbiotika, die das Bakterienmilieu insbesondere im Dickdarm durch gezielte Förderung Schleim-produzierender Arten verbessern helfen, können ebenfalls hilfreich sein. Hier ist insbesondere das bereits mehrfach erwähnte Sunfiber (partiell hydrolisiertes Guarkernmehl) zu nennen. Einnahme mehrmals täglich, immer mit Flüssigkeit zur Nahrungsaufnahme dazu.

Quercetin

Bei den pflanzlichen Wirkstoffen haben wir die besten Erfahrungen mit Quercetin gemacht. Es handelt sich dabei um einen sekundären Pflanzenstoff aus der Gruppe der Flavonoide, der als gelber Naturfarbstoff in vielen Obst- und Gemüsesorten wie Äpfeln, Zwiebeln, Beeren oder Brokkoli vorkommt, aber auch konzentriert als Kapseln erhältlich ist. Einnahme 1–2 × tgl. 1–2 Kapseln.

Zink

Die tägliche Einnahme von Zink kann im Darm einen positiven Effekt auf eine gereizte Schleimhaut haben – ähnlich wie das Auftragen von Zinksalbe auf die äußere Haut bei chronischen Wunden. Die Einnahme sollte idealerweise nach Bestimmung des Zinkspiegels im Blut entsprechend des jeweiligen Bedarfs erfolgen.

Kombipräparate

Durch die Kombination von Wirkstoffen versuchen viele Firmen einen zusätzlichen Effekt zu erreichen und die Zahl der nötigen Pillen oder Pulver zu reduzieren. Dagegen ist prinzipiell nichts einzuwenden und es kann einen Versuch wert sein.

TYPISCHE PRODUKTE SIND:

- Mucosa Formula
- Pro Mukosa
- Mukozink (leider mit Zuckerzusatz)

Einnahme bitte entsprechend der Verzehrempfehlung. Bezugsquellen finden sich in meinen Empfehlungen (S. 182).

Histaminintoleranz: Probleme mit den Darmbakterien

Das Krankheitsbild der Histaminintoleranz wird in der Regel als Abbaustörung von Histamin beschrieben, das über die Nahrung aufgenommen wird [71][72]. Im Internet oder in entsprechenden Ratgebern finden sich lange Listen von Lebensmitteln, die viel Histamin enthalten und die entsprechend gemieden werden sollen. Die meisten meiner Patienten mit eingeschränkter Histaminverdauung erfahren aber durch das Einhalten einer histaminarmen Ernährung kaum oder nur geringe Linderung. Deshalb lohnt es sich, Histamin, seine Quellen und seinen Abbau genauer anzusehen.

Was ist Histamin?

Histamin ist zunächst einmal nur ein Botenstoff und als solcher ein wichtiger Übermittler von Informationen in unserem Körper, meist über Entzündungen.

Histamin bei Allergien

Das typische Beispiel ist die Allergie, z. B. gegen Pollen. Kommt ein auf Pollen sensibler Patient mit diesen in Kontakt, wird über die Vermittlung von spezifischen Pollenantikörpern Histamin ausgeschüttet. Dieses Histamin macht dem Patienten dann die typischen Heuschnupfen-Symptome mit roten Augen, laufender Nase und vermehrter Schleimbildung. Dann greift er – neben cortisolhaltigen Nasensprays – in der Regel zu einem Antihistaminikum. Das sind meist freiverkäufliche Produkte wie Cetirizin oder Loratadin. Sie blocken die Wirkung des Histamins und lindern so die Symptome.

In diesem Fall produziert der Körper das Histamin als Reaktion auf eine Umgebungsreizung also selbst. Die Therapie wäre im Idealfall das Meiden des Reizes, also in diesem Fall das Einatmen einer pollenfreien Luft. Oder die symptomatische Therapie mit Antihistaminika. In schweren Fällen ist eventuell auch eine spezifische Immuntherapie in Form einer Hyposensibilisierung angesagt. Gegebenenfalls brauchen Sie einen Termin beim Allergologen.

Histamin in Lebensmitteln

Eine zweite Quelle von Histamin ist unsere Nahrung. Histamin ist ein Botenstoff, der auch in vielen Lebensmitteln vorkommt. Natürlicherweise ist er in so häufig verwendeten Lebensmitteln wie Tomaten, Avocados oder Spinat enthalten. Am meisten kommt er aber in Lebensmitteln vor, die mithilfe von Bakterien hergestellt wurden, also lange gelagerten, lange gereiften oder fermentierten Lebensmitteln. Denn Histamin ist auch ein Botenstoff von vielen Bakterien und entsprechend in solchen Lebensmitteln in größerem Ausmaß vorhanden. Typische Beispiele sind älterer Käse, Rotwein, aber auch Sauerkraut und Kim Chi.

Diese Zunahme an Histamin gilt übrigens auch für alle zu Hause länger gelagerten Lebensmittel, zumindest dann, wenn sie bereits verarbeitet sind. Zum Beispiel die Kartoffelsuppe: Gegessen am ersten Tag enthält sie kaum Histamin. Nach fünf Tagen im Kühlschrank (inklusive Besiedlung durch Bakterien) schmeckt die Suppe vielleicht sogar besser, enthält dann aber größere Mengen an Histamin. Und wenn man dann nach fünf Tagen feststellt, dass man gar keinen Appetit mehr auf Kartoffelsuppe hat und sie einfriert, dann friert man das Histamin mit ein. Wird die Suppe aufgetaut und wieder heißgemacht, erhitzt man das Histamin mit. Denn Histamin ist kälte- und auch hitzestabil. Einmal da, immer da.

Ähnliches gilt für Fisch. Frisch aus dem Wasser geholt und direkt auf den Grill gelegt enthält kaum Histamin. Mittelmeerfisch, den Sie an der Fischtheke kaufen, können Sie natürlich noch essen, aber er wird im Rahmen der Lagerung (und der damit verbundenen Besiedlung mit Bakterien) schon eine größere Menge Histamin enthalten. Dosenfisch ist oft eine Histaminbombe.

Es ist unserem Körper durchaus bewusst, dass es keine gute Idee ist, sich – z.B. durch das Essen von Sauerkraut mit länger gereiftem Speck, einer zusätzlichen Portion altem Käse und einer Flasche Rotwein – mit Histamin zu fluten. Deswegen besitzen wir ein Enzym, das Histamin abbaut. Die sogenannte »Diaminooxidase« (DAO). Dieses Enzym wird vor allem von den Darmschleimhautzellen gebildet und in den Darm abgegeben. Dort, auf dieser nach innen gestülpten Außenhaut unseres Körpers, arbeitet die DAO wie eine Art Türsteher, der das Histamin schon dort abbaut und zerlegt und so seinen Eintritt in den Körper verhindert.

Die Aktivität der DAO, dieses Türsteherenzyms, ist allerdings individuell sehr unterschiedlich. Bei mangelnder Aktivität wird der Betroffene Probleme haben, größere Menge Histamin abzubauen, bevor diese aufgenommen werden. In der Regel spricht man dann – bei nachgewiesener geringer Enzymaktivität und dem Auftreten von histaminvermittelten Symptomen – vom Krankheitsbild einer Histaminintoleranz (HIT).

Die Symptome einer Histaminintoleranz können sehr unterschiedlich sein. Die Beschwerden können – je nach Verteilung der Histaminrezeptoren – in verschiedenen Organen auftreten und reichen von gastrointestinalen Beschwerden – meistens Durchfall – bis zu verstopfter Nase, Fließschnupfen, Kopfschmerzen, Menstruationsbeschwerden (Dysmenorrhö), niedrigem Blutdruck (Hypotonie), Herzrhythmusstörungen (Arrhythmien), Nesselsucht, Juckreiz,

INFO

Vollblut-Analyse von Mikronährstoffen und Elektrolyten

Von ganzheitlichen Ärztinnen und von Heilpraktikern wird oft in darauf spezialisierten Laboren die Analyse der wichtigsten Mikronährstoffe im Vollblut durchgeführt. Meist zusätzlich zu einer »normalen« Blutabnahme mit Messung der klassischen Elektrolyte. Manchmal sind Patienten dann irritiert, warum Werte wie Magnesium, Kalium, Natrium oder Kalzium doppelt auf ihrem Laborwertebogen stehen. Trotz Bestimmung der gleichen Werte handelt es sich aber um sehr verschiedene Analysen und Aussagen.

Bestimmung im Blutserum

Im Rahmen der klassischen (Schul-)Medizin erfolgt die Bestimmung der wichtigsten Elektrolyte und Mineralstoffe im Blutserum, also in der reinen Flüssigkeit des Blutes. Dafür wird der Zellanteil, der in der Regel gut 40 Prozent des Blutes ausmacht, vorher abzentrifugiert. Dann wird in der verbliebenen Flüssigkeit die Menge an Natrium, Kalium, Kalzium oder Magnesium gemessen. Das sind wichtige Analysen zum Nachweis eines akuten Mangels oder auch einer Überversorgung mit diesen Mineralien. Ausschläge in beide Rich-

Analyt	Ergebnis	Referenzbereich
Magnesium	34,9 mg/l	30–40
Selen	119 µg/l	90–230
Zink	5,5 mg/l	4,5–7,5
Calcium	67 mg/l	55–70
Kalium	1801 mg/l	1386–1950
Natrium	1687 mg/l	1500–1850
Phosphor	489 mg/l	403–577
Chrom	0,16 µg/l	0,14–0,52
Kupfer	0,82 mg/l	0,70–1,39
Mangan	**16,2 µg/l**	8,3–15,0
Molybdän	0,7 µg/l	0,3–1,3

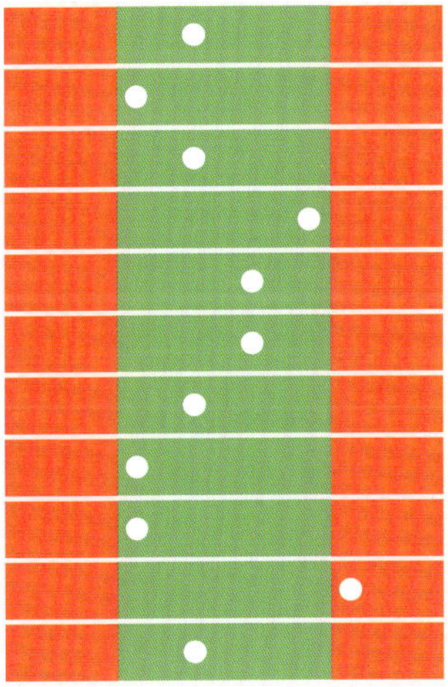

Daten basieren auf IMD Berlin Mikronährstoffprofil

▲ Beispiel einer Vollblutanalyse der wichtigsten Mineralstoffe. Der weiße Punkt zeigt den individuellen Wert des Patienten innerhalb (oder außerhalb) des Referenzbereichs.

tungen – Mangel, aber auch Überversorgung – können schwere akute Symptome auslösen. Verschiebungen im Kaliumhaushalt können beispielsweise Herzrhythmusstörungen auslösen. Über- oder Unterversorgung mit Natrium verschlechtert dramatisch unsere Hirnleistung bis hin zu Delir und Koma.

Vollblutanalyse

Bei der Vollblutanalyse erfolgt die Bestimmung der Mikronährstoffe nach »Zerstampfen« des Zellanteils im gesamten (»vollen«) Blut. Dann wird die Gesamtmenge der im Blut vorhandenen Stoffe gemessen. Also die, die im Serum schwimmen, aber auch die in den Zellen gespeicherten. Damit bekommt man einen Überblick über den Vorrat und die Gesamtversorgung des Körpers mit den analysierten Mineralstoffen. Oft sieht man dann plötzlich vorliegende Mängel, die in der reinen Serumanalyse noch durch Ausschwemmung aus den Zellen kompensiert wurden und deswegen nicht sichtbar waren. Diese Analyse ist umso wichtiger, je mehr des spezifischen Minerals typischerweise in den Blutzellen gespeichert ist. Kalium, Magnesium, Zink und Selen sind hauptsächlich intrazellulär vorkommende Mineralien, d. h., 50 bis 90 Prozent des Vorrats des Körpers befindet sich in den Zellen und nicht im Serum. Möchte man also wissen, ob man eine ausreichende Menge dieser Mineralstoffe besitzt, hat eine Vollblutanalyse nach »Zerstampfen« der Blutzellen eine deutlich bessere Aussagekraft als eine reine Serumanalyse. Entsprechend sollte eine eventuelle Substitution anhand der Ergebnisse einer Vollblutanalyse erfolgen.

einer plötzlichen Rötung größerer Hautareale (Flush-Symptome) und Asthmaanfällen.

Die Histaminintoleranz kann aufgrund eines Mangels an Diaminooxidase genetisch bedingt sein, d. h., man bildet bereits seit der Geburt zu wenig von dem Enzym. Diese genetische Veranlagung lässt sich durch einen Labortest feststellen. Die Testung ist bei starker Symptomatik und gleichzeitig kaum nachweisbarer Aktivität der Diaminooxidase zum Beweis des Vorliegens der genetischen Erkrankung als Diagnosesicherung sinnvoll.

Häufiger ist jedoch eine mangelnde Aktivität der Vitamin B_6-, Kupfer- und Zink-abhängigen Diaminooxidase aufgrund eines Mangels an diesen Stoffen. Deshalb sollte bei Verdacht auf Histaminintoleranz mit Nachweis einer verringerten DAO-Aktivität idealerweise die laborchemische Bestimmung von Zink, Kupfer und Vitamin B_6 erfolgen. Beim Nachweis von Mängeln kann dann durch entsprechende Substitution manchmal bereits eine deutliche Verbesserung des Histaminabbaus erreicht werden. Die Mikronährstoffe Zink und Kupfer sollten dabei idealerweise im Rahmen einer Vollblutanalyse bestimmt werden (siehe Infokasten oben).

Hilfen zum besseren Histaminabbau oder zur Symptomlinderung

DIAMINOOXIDASE-ENZYMPRÄPARATE gibt es als Kapsel oder Tablette. Das typische Präparat heißt Daosin und ist in Apotheken oder im Internet erhältlich.

DOSIERUNG: Begonnen wird mit 1 Tablette pro Mahlzeit. In der Regel wird das nicht ausreichen, meist sind 2–4 Tabletten pro Mahlzeit nötig, um eine ausreichende Substitution der körpereigenen DAO zu erreichen.

Auch dann sind nach meiner Erfahrung die Erfolge oft mäßig, sodass die Patienten, auch aufgrund der hohen Kosten für Daosin (bis zu 1 € pro Tablette, in der Regel keine Kostenerstattung durch die gesetzliche Krankenkasse!) diesen Therapieversuch wieder beenden oder Daosin nur bei besonderen Gelegenheiten, also Mahlzeiten mit sehr hoher Histaminbelastung, anwenden.

CROMOGLICINSÄURE: Die Einnahme von Cromoglicinsäure (Allergoval oder Pentatop) erweist sich oft als effektiver. Sie ist in der Lage, Mastzellen (die Zellen, in denen der Körper sein Histamin bildet und bei Bedarf ausschüttet) zu stabilisieren und die körpereigene Histamin-Ausschüttung zu reduzieren. Der Effekt basiert wahrscheinlich zumindest zum Teil auf der Neutralisierung der in vielen Lebensmittel neben Histamin enthaltenen sogenannten »Liberatoren«, die nach Verspeisen des Lebensmittels die zusätzliche Freisetzung von körpereigenem Histamin fördern.

DOSIERUNG: in der Regel 2 Tabletten kurz vor problematischen Nahrungsmitteln, also Lebensmitteln, die typischerweise Symptome auslösen. In der langfristigen Therapie ist oft auch eine intermittierende Gabe, also eine Einnahme 1- bis 3-mal/Woche hilfreich. Dadurch scheint es zu gelingen, dass die bei Reizdarmpatienten oft vermehrt in der Darmschleimhaut nachweisbaren Mastzellen so weit stabil bleiben, dass es nicht mehr zu einer relevanten Symptomatik kommt.

Idealerweise kombiniert man die Einnahme von Cromoglicinsäure vor der Nahrungsaufnahme mit der zusätzlichen Einnahme eines Bindemittels von Histamin nach der Mahlzeit.

HEILERDEN & CO: Gute Erfahrungen als solches Bindemittel haben wir in unserer Praxis mit den aus Moor oder Torf gewonnenen Huminsäuren gemacht (Activomin) gemacht. Aber auch andere Heilerden oder das aus Vulkangestein gewonnene Zeolith eignen sich gut. Die Wirkung dieser Stoffe beruht wahrscheinlich zum einen aus der Bindung von Histamin und anderen (bakteriellen) Abbauprodukten im Darm und der damit geförderten Ausscheidung über den Stuhl (statt Aufnahme in den Körper!). Zum anderen scheinen insbesondere Huminsäuren und Zeolith die Barrierefunktion der Darmwand zu stabilisieren und zu verschließen. Damit gelingt es, die Auslösung einer körpereigenen, oft histaminvermittelten Reaktion auf die aufgenommene Nahrung zu verringern.

All diese Maßnahmen lassen sich auch kombinieren: Einnahme von Cromoglicinsäure vor der Mahlzeit, Huminsäuren oder Zeolith nach der Mahlzeit, Schlucken von 2–4 Kapseln Daosin zum Essen.

ANTIHISTAMINIKA: Kommt es trotzdem zu histaminvermittelten Symptomen, bleibt immer noch die Möglichkeit, die Wirkung des Histamins im Körper zumindest zum Teil abzufangen. Das geschieht wie bei der klassischen Allergie durch die Einnahme von Antihistaminika. Diese in der Apotheke frei verkäuflichen Medikamente sind häufig aus dem Allergiebereich bekannt, wo sie von vielen Betroffenen beispielsweise in der Pollensaison geschluckt werden. Die Vertreter dieser Substanzklasse teilen sich ein in drei Generationen:

- Fenistil ist oft als Gel zur externen Anwendung bei Insektenstichen erhältlich, aber sonst aufgrund seiner müde machenden Nebenwirkung nicht mehr erste Wahl.
- Typische und immer noch gängige Vertreter der zweiten Generation sind Medikamente wie Cetirizin oder Loratadin.

— Noch spezifischer (und angeblich noch weniger müde machend) sind Präparate der dritten Generation wie Levocetirizin, Desloratadin, Ebastin und Fexofenadin.

Histamin aus unserem Darm

In unserem Darm befinden sich Milliarden von Bakterien, mehr als in jedem alten Käse oder in jeder Flasche Rotwein. Viele dieser Bakterien sind Histamin-Bildner [73][74]. Insbesondere die, die beim Vorliegen einer SIBO die Tendenz haben, in den Dünndarm vorzudringen und diesen zu überwuchern. Diese Bakterien bekommen dann bei jedem Essen zu viel Nahrung, einfach weil sie zu weit oben sind, wo wir mit unserer Verdauung noch nicht fertig sind. Dann machen sie vermehrten Stoffwechsel, und wir baden quasi im Histamin, obwohl wir uns so bemühen, es nicht zu essen.

Das führt bei Betroffenen zu vermehrter Gasbelastung in Form eines aufgeblähten Bauchs, bedeutet aber gleichzeitig einen deutlich erhöhten Anfall an Histamin. In einem solchen Fall wird man dann – trotz evtl. komplett histaminfreier Ernährung – durch die Histaminbildung seiner eigenen, überversorgten Darmbakterien unter den Symptomen einer Histaminintoleranz leiden.

Diese 3. Quelle von Histamin – die Produktion durch unsere eigenen Darmbakterien, vor allem bei Dünndarm-Überwucherung im Rahmen einer SIBO – ist meines Erachtens das am häufigsten übersehene (und damit nicht behandelte) Problem bei einer Histaminintoleranz. Dann hilft auch die histaminärmste Diät nicht. Vielmehr sollte durch eine Ernährung nach dem Low-FODMAP-Prinzip zusammen mit Maßnahmen zur Verdauungsverbesserung und einer antibakteriellen SIBO-Behandlung versucht werden, die Bakterien zurückzudrängen und ihren Stoffwechsel (inklusive der Produktion von Histamin) zu reduzieren. Gelingt das, geht es vielen Patienten auch bezüglich ihrer histaminvermittelten Symptome deutlich besser.

Mastzellaktivierungsyndrom

Ein Kapitel über Histamin und seine Folgen wäre unvollständig, ohne das in den letzten Jahren vermehrt in den Fokus geratene Mastzellaktivierungsyndrom (MCAS) zumindest zu erwähnen. Dabei handelt es sich um eine erhöhte Sensibilität der in unserem Körper natürlicherweise als Histaminspeicher dienenden Mastzellen. Sie sind eigentlich eine Untergruppe der weißen Blutkörperchen, also der »Körperpolizei«, gehören zum unspezifischen, angeborenen Immunsystem und sind dafür da, durch die Ausschüttung ihrer Botenstoffe (Degranulation) Entzündungsreaktionen im Körper auszulösen oder zu unterstützen. Normalerweise machen sie das wohldosiert, am richtigen Platz und zur richtigen Zeit, sodass unser Körper in der Lage ist, sich durch die vermittelte Entzündung beispielsweise gegen Eindringlinge von außen zu wehren.

Manchmal sind die Mastzellen aber übereifrig oder »aktiviert«. Dann schütten sie ihre Entzündungsmediatoren – u. a. sehr viel Histamin – schon bei geringsten und unspezifischen Reizen aus. Beispielsweise bei physikalischen Reizen wie Temperaturschwankungen oder chemischen Reizen wie ungewöhnlichen Duftstoffen. Oder bei psychischen Belastungen. Manchmal – entweder angeboren bei entsprechender Veranlagung oder auch erworben, z. B. im Rahmen einer posttraumatischen Belastungsstörung – ist die Aktivierungsschwelle für die Mastzellen so gering, dass die Patienten ständig unter Mastzell-getriggerten Symptomen leiden. Dann spricht man vom Vollbild eines Mastzellaktivierungssyndroms [75].

Therapeutisch eignen sich Antihistaminika mit zusätzlich mastzellstabilisierenden Eigenschaften am besten. Hier ist das zur ersten

Generation gehörende Ketotifen ein immer noch oft sehr hilfreiches Medikament. Die Einnahme erfolgt aufgrund der müde machenden Nebenwirkung in der Regel zur Nacht, wodurch gleichzeitig der oft auch gestörte Schlaf verbessert werden kann. In schweren Fällen sind auch mehrere Tabletten pro Tag möglich.

Aus der neueren Generation scheint vor allem das Präparat Rupatadin in der Lage zu sein, zusätzlich Mastzellen zu stabilisieren und Patienten mit HIT und/oder MCAS zu helfen.

Zu erwähnen und im naturheilkundlichen Bereich weit verbreitet sind auch mastzellstabilisierende Pflanzenstoffe wie Quercetin, Brennnessel oder das natürliche Antihistaminikum Vitamin C (Ascorbinsäure):

QUERCETIN: Insbesondere mit Quercetin haben wir in unserer Praxis sehr gute Erfahrungen gemacht. Ich empfehle bei Histamin-Problemen, HIT oder MCAS einen Therapieversuch mit täglich 500 bis maximal 2000 mg Quercetin zumindest für einige Wochen. In Einzelfällen kann auch höher dosiert werden.

VITAMIN C hat bei oraler Aufnahme als einzige mögliche Nebenwirkung die Entwicklung von Durchfall bei Überdosierung (in der Regel ab einer Dosierung von mehr als 2000 mg/Tag möglich). Aufgrund seiner vielen positiven antioxidativen, antientzündlichen, immunstärkenden und eben auch antihistaminergen Eigenschaften kann eine Substitution fast generell befürwortet werden. In unserer Praxis verwenden wir auch intravenöse Infusionen mit oft deutlich höherdosiertem Vitamin C. Durch die Umgehung der eingeschränkten Aufnahmekapazität des Darms können so kurzfristig deutlich höhere Blutspiegel erreicht werden, sodass die positiven Eigenschaften der Ascorbinsäure voll zum Tragen kommen. Bei starker Histaminsymptomatik unbedingt mal ausprobieren!

Verdacht auf eine Lebensmittelallergie

Viele Patienten vermuten eine Lebensmittelallergie als Ursache ihrer Magen-Darm-Beschwerden. Oft haben sie schon verschiedene Dinge weggelassen, eine wirkliche Besserung wollte aber nicht eintreten. Spätestens dann stellt sich die Frage, ob es sich überhaupt um eine Allergie handelt. Hier ist zunächst eine begriffliche Präzisierung wichtig:

Klassische (Nahrungsmittel)-Allergie

Bei einer Allergie bildet der Körper im Blut Antikörper gegen bestimmte Eiweiße in einem bestimmten Lebensmittel. Das ist eine sehr spezifische Reaktion, die sich nur gegen dieses eine Lebensmittel richtet, oft sogar nur gegen ein bestimmtes Eiweiß dieses Lebensmittels. Die Reaktion tritt entsprechend auch nur bei Kontakt mit diesem Lebensmittel auf. Dabei kann die Reaktion sehr stark variieren. Es ist aber immer eine spezifische immunologische Reaktion. Das heißt, die gegen das Allergen in dem Lebensmittel gerichteten IgE-Antikörper werden dazu führen, dass der Körper Histamin ausschüttet. Und der Patient wird entsprechend eine Histaminreaktion bekommen. Sie kann von einem harmlosen oralen Allergiesyndrom, z. B. leichtes Kribbeln oder leichtes Anschwellen der Mundschleimhaut, bis hin zu einem lebensbedrohlichen Kreislaufzusammenbruch und Zuschwellen der Atemwege reichen.

Deutlich am häufigsten ist glücklicherweise das harmlose orale Allergiesyndrom, bei dem Patienten – oft auch nur aufgrund von Kreuzreaktionen gegenüber inhalativen Allergenen – bei bestimmten Lebensmitteln im Mundbereich mit Kribbeln, Jucken oder leichter Schwellung reagieren. Am häufigsten tritt das bei Patienten auf, die eigentlich eine Allergie gegen Birken-

INFO

Dosierung von Nahrungsergänzungsmitteln

Unsere Ernährung besteht aus Makronährstoffen, das sind die kalorienhaltigen Bestandteile in Form von Kohlenhydraten, Eiweiß und Fett, sowie idealerweise aus zahlreichen zusätzlichen Elektrolyten, Mikronährstoffen, Vitaminen und sekundären Pflanzenstoffen. Während die Versorgung mit Makronährstoffen in der Bevölkerung in der Regel eher zu gut funktioniert (weswegen die Zahl der übergewichtigen Menschen ständig weiter steigt), bestehen bezüglich der Versorgung der (deutschen) Bevölkerung mit essenziellen Vitaminen und Mikronährstoffen durch die normale Ernährung unterschiedliche Meinungen. Meist gehen Mediziner davon aus, dass bei Einhalten einer normalen Ernährung eine ausreichende Versorgung mit diesen Stoffen gewährleistet ist. Dabei beziehen sie sich meist auf die Empfehlungen der Deutschen Gesellschaft für Ernährung (DGE), die sogenannte Untergrenzen für die minimale Versorgung mit den wichtigsten Vitaminen und Mikronährstoffen definiert.

Interessanterweise zeigen die jährlich ausgegebenen Berichte der DGE allerdings bereits im Bereich dieser Minimalversorgung oft deutliche Defizite bei größeren Bevölkerungsgruppen. Das sind die Bevölkerungsgruppen, die sich nicht »normal« oder »ideal« ernähren. Leider ziemlich viele Menschen. Und dazu gehören auch oft Menschen mit Reizdarm und anderen Darmproblemen, weil sie viele gesunde Lebensmittel mit einem hohen Gehalt an diesen Vitaminen und Mikronährstoffe nicht vertragen und deswegen meiden. Daraus resultieren oft Mängel, festzustellen an einer Unterschreitung der im Labor bestimmten Normwerte. Die unteren Normwerte definieren dabei sogar nur die unbedingt nötige Minimalversorgung mit diesen für viele Körperfunktionen essenziellen Stoffen. Ein dort festgestellter Mangel ist also in der Regel ein gravierender Mangel und sollte unbedingt ausgeglichen werden.

Es kann auch sinnvoll sein, durch die gezielte Zufuhr von Nahrungsergänzungsprodukten zu versuchen, »optimale« Werte in der Versorgung zumindest von Einzelstoffen zu erreichen. Im Fall einer Histaminintoleranz durch mangelnde Aktivität der DAO sollten z. B. die Spiegel von Kupfer, Zink und Vitamin B_6 auf jeden Fall im oberen Normbereich liegen [71]. Auch die Versorgung mit Vitamin C sollte sich keinesfalls an der Untergrenze der DGE von 100 oder 110 mg pro Tag orientieren. Mit einer solchen Dosierung kann man zwar Skorbut als die klassische Vitamin-C-Mangelerkrankung verhindern, erreicht aber keinesfalls eine ideale Versorgung inklusive einer Antihistamin-Wirkung.

pollen haben (also unter einem klassischen »Heuschnupfen« leiden), wenn sie z. B. Äpfel essen. Diese Reaktion ist harmlos, trotzdem werden Betroffene wahrscheinlich aufgrund der Symptome nicht allzu gerne Äpfel essen.

Schwere allergische Reaktionen gegen Lebensmittel sind hingegen zum Glück selten. Am bekanntesten ist in diesem Bereich die (echte) Erdnuss-Allergie. Dann ist der Betroffene allergisch gegen ein bestimmtes Eiweiß, das in der

Erdnuss vorkommt. Dieses Krankheitsbild ist bereits im Falle eines Kontakts mit minimalen Erdnussspuren lebensbedrohlich, weil es zu massiven Kreislaufreaktionen und Atemproblemen führen kann. Meist fallen solche schweren Allergiesyndrome aber bereits im Kindesalter auf. Es gibt spezialisierte Abteilungen in Krankenhäusern, die Tests durchführen, um das Allergen, den Schweregrad und das Ausmaß der allergischen Reaktion unter kontrollierten Bedingungen festzustellen und entsprechende Empfehlungen abzugeben. Diese Empfehlungen bestehen zunächst natürlich in der Vermeidung. Jemand, der schwer gegen Erdnüsse allergisch ist, sollte natürlich keine Erdnüsse essen!

Das ist aber oft nicht leicht, weil in vielen Nahrungsmitteln Spuren anderer Nahrungsmittel enthalten sein können. Auf den Packungen steht dann: »Kann Spuren von … enthalten«. Das sind Hinweise für Allergiker, dieses Produkt nur mit Vorsicht oder besser gar nicht zu genießen (und die Möglichkeit für den Hersteller, etwaige Schadensansprüche zu vermeiden).

Patienten mit solch schweren allergischen Reaktionen bekommen in der Regel ein Notfallset vom Arzt verschrieben und werden in seiner Anwendung geschult, sodass sie sich beim Auftreten einer solchen Reaktion sofort selbst behandeln können.

Nahrungsmittelunverträglichkeiten

Generell zu unterscheiden von diesen spezifischen allergischen Reaktionen auf einzelne Lebensmittel sind Unverträglichkeiten. Sie sind deutlich häufiger als klassische Nahrungsmittelallergien, zumindest bei Patienten mit Reizdarmsymptomen. Die Symptome sind oft auf den Magen-Darm-Trakt beschränkt. Und es ist oft nicht möglich, sie einzelnen Lebensmitteln zuzuordnen. Denn Unverträglichkeiten beziehen sich in der Regel nicht auf lebensmittelspezifische Eiweiße, sondern auf in vielen Lebensmittel vorkommende Nahrungsbestandteile. In der Regel handelt es sich dabei um Zuckerverbindungen.

Typische Beispiele sind die Fruktose- oder Laktoseintoleranz. Hier handelt es sich nicht um eine spezifische Antikörperbildung im Blut, sondern um eine eingeschränkte Verdauung dieser Substanzen, die typischerweise zu Magen-Darm-Symptomen, oft aufgrund einer vermehrten Fermentation durch Darmbakterien, führt. Es entstehen »nur« klassische Reizdarmsymptome. Kreislaufzusammenbrüche oder Erstickungsanfälle drohen nicht.

Für die Therapie reicht in der Regel die Reduzierung dieser Substanzen, das komplette Meiden ist oft nicht nötig. Eventuell können durch die Einnahme von bestimmten Enzymen, die die Verdauung des problematischen Stoffs unterstützen (z. B. Laktase bei Laktoseintoleranz), die Verträglichkeit deutlich verbessert und die Symptome entsprechend reduziert werden.

Und oft steckt hinter solchen Unverträglichkeiten auch eine generell eingeschränkte Verdauungsleistung unseres Dünndarms. Häufigste Ursache? Natürlich die SIBO! Wenn die SIBO richtig behandelt wurde, verschwindet die vermeintliche Laktose-, Fruktose- oder auch Glutenunverträglichkeit auf einmal.

Weitere Symptome mit möglichem Zusammenhang mit dem Darm

Der Darm als größte Oberfläche unseres Körpers, als unser wichtigstes Immunorgan und als unser größter Energieverbraucher spielt nahezu immer eine Rolle, wenn es uns irgendwie nicht gutgeht. Typische extraintestinale (außerhalb des Darms liegende) Symptome, die aber mit unserer Verdauung in Zusammenhang stehen, sind

INFO

Das Eigenbrauer-Syndrom

Die vielleicht schwerste Form einer übermäßigen Belastung durch mikrobiellen Stoffwechsel, insbesondere nach Genuss von Kohlenhydraten, stellt das sogenannte »Eigenbrauer-Syndrom« dar. Es wurde in der Literatur mehrfach beschrieben: Ein Patient stellte sich regelmäßig in der Notaufnahme aufgrund einer Alkoholvergiftung vor. Nach Ausschluss von Alkoholgenuss wurde letztlich eine massive Fehlbesiedlung mit alkoholproduzierenden Bakterien und Pilzen im Darm des Patienten festgestellt, die zu einer Alkoholbelastung in Höhe von über zwei Promille führte. Der Patient litt unter dem sogenannten »Eigenbrauer-Syndrom« [76].

Hierbei handelt es sich natürlich um ein extremes Beispiel, in geringerem Ausmaß muss aber jeder von uns täglich Abbauprodukte des Stoffwechsels von Bakterien oder anderer mikrobieller Darmbewohner verarbeiten und entgiften. Und diese Bewohner betreiben in der Regel Fäulnis- oder Gärungs-Stoffwechsel. Dann entstehen Stoffwechselprodukte wie z. B. Alkohol (durch Gärung) wie im obigen Fall oder Histamin (durch Fäulnis). Diese Stoffwechselprodukte müssen wir – in der Regel unsere Leber – dann abbauen. Wenn dieser Abfall unserer mikrobiellen Darmbewohner zu viel wird – z. B. weil sie sich beim Vorliegen einer SIBO zu weit oben befinden und sie deswegen immer zu viel zu essen bekommen –, dann kann es zu einer Überforderung unserer Entgiftungs- und Abbausysteme kommen. Also zumindest einer leichten »Vergiftung« mit Symptomen, je nach dem übermäßig produzierten »Gift«.

Dass diese im Darm produzierten Stoffe nicht harmlos sind, sieht man am schnellsten, wenn unsere Leber als unser wichtigstes Organ für diese Aufgabe nicht gut funktioniert. Während meiner Tätigkeit auf der Leberstation der Charité kamen unsere Zirrhose-Patienten regelmäßig wieder, wenn sie verstopft waren. Weil dann der Stuhl nicht rauskam, zu viele mikrobielle Abbauprodukte vom Darm ins Blut gespült wurden und die Leber damit nicht klarkam. Dann wurden sie geistig immer langsamer, bis hin zum Koma – quasi die Extremform von Brainfog. Nach Abführmaßnahmen wurde es in der Regel zum Glück meist schnell wieder besser.

Deswegen ist es so wichtig, dass unsere Verdauung funktioniert. Dass der Dünndarm »unser« Verdauungsorgan bleibt und nicht besiedelt wird. Dass wir regelmäßig Stuhlgang haben. Sodass unsere eigentlich harmlosen Mitbewohner im Darm nur das zu essen bekommen, was ihnen zusteht. Und dass ihr Müll regelmäßig entsorgt wird. Via Toilette.

Erschöpfung, Hautprobleme, Gelenkschmerzen bis hin zu rheumatischen Problemen oder immer nach dem Essen auftretender Brainfog (Unfähigkeit, klar und präzise zu denken). Dabei können die Beschwerden, wie typischerweise der Brainfog, direkt mit der Nahrungsaufnahme auftreten. Manchmal gibt es allerdings keinen eindeutigen zeitlichen Bezug.

Trotzdem sollte man nach meiner Erfahrung bei solchen unspezifischen Symptomen immer auch an Ernährung, Verdauung und den Darm denken. Insbesondere dann, wenn die klassische, in Fächer eingeteilte Schulmedizin keine sonstige Ursache oder eine nur symptomatische Therapie zur Verfügung stellt. Wenn also der Gastroenterologe nichts findet, der Hautarzt immer nur eine Cortisonsalbe verordnet, der Neurologe ratlos ist und etwas von »Psychosomatik« murmelt oder der Rheumatologe schwere antientzündliche Medikamente vorschlägt, sollten wir einen Blick auf unsere Nahrungsaufnahme werfen – insbesondere, wenn wir gleichzeitig über Magen-Darm-Beschwerden oder Verdauungsstörungen klagen.

Ein häufiger Zusammenhang besteht z.B. mit dem Vorliegen einer SIBO. Insbesondere die erhöhte Belastung unserer Leber durch den Abbau der übermäßig anfallenden Bakterien-Stoffwechselprodukte spielt eine Rolle. Immerhin belegen Daten eine bis zu 63-mal höhere mikrobielle Fermentation bei Patienten mit SIBO als ohne [33][33]. Aber auch der bei Vorliegen einer SIBO erhöhte Energieverbrauch für unsere Verdauung und die erhöhte Stressbelastung durch die ständigen Bauchprobleme können die körpereigene Widerstandsfähigkeit (Resilienz) unseres Systems überfordern. Je nach individueller »Schwachstelle« des Körpersystems entstehen dann Symptome, die anscheinend gar nichts mit dem Magen-Darm-Trakt zu tun haben.

Der Zusammenhang zwischen dem Auftreten von Brainfog und Erschöpfung immer nach dem Essen mit vermehrtem Abbau schwer verdaulicher Nahrungsbestandteile durch Darmbakterien ist inzwischen sogar in Studien belegt [3][4].

Was hilft gegen unspezifische Darm-assoziierte Symptome?

Im Folgenden möchte ich kurz auf die häufigsten unspezifischen Symptome im Zusammenhang mit Magen-Darm-Problemen eingehen, mögliche Gründe aufzeigen und Ihnen Hinweise geben, was Sie dagegen tun können.

Brainfog

Oft liegt eine Bakterien- und Pilzüberwucherung im Dickdarm und Dünndarm (SIBO und SIFO) vor. Eine Besserung tritt häufig durch Weglassen von Zucker und leicht verdaubaren Kohlenhydraten (und Weglassen von Probiotika!) auf. Dazu sollte eine SIBO- und eventuell eine Pilz-Behandlung erfolgen.

Entzündliche Hauterkrankungen

Verschiedene entzündliche Hauterkrankungen können einen Zusammenhang mit dem Darm haben.

- Ekzeme, Rosazea, Neurodermitis oder ähnliche Hauterkrankungen stehen eventuell in Zusammenhang mit einer Helicobacter-Infektion im Magen (S.27, Nachweis durch Magenspiegelung oder von Helicobacter-Antigen im Stuhl). Dann muss die Infektion behandelt werden.
- Es könnte auch einen Zusammenhang mit einer sehr schwefelhaltigen Ernährung (z.B. viel rotes Fleisch, Eier, Knoblauch, Erdnüsse) geben, oft bei gleichzeitig vorliegender H_2S-SIBO mit Schwefelwasserstoff-bildenden Keimen (und entsprechend unangenehm riechenden Pupsen). Hier sind eine Schwefelreduktion und eine H_2S-SIBO-Therapie angesagt. Zusätzlich hilfreich sind oft Epsom-Salz-Bäder.
- Eventuell wird das Immunsystem auch durch komplexe, schwer verdaubare Eiweiße angeregt, wie sie insbesondere in Milch, eventuell auch in glutenhaltigem Getreide, Soja oder auch Nachtschattengewächsen zu finden sind. Lassen Sie die entsprechenden Lebensmittel weg – aber nicht alle auf einmal. Und längerfristig nur, wenn es zu einer wirklichen Besserung kommt.

Unklare Schmerzsyndrome

Unklare Schmerzsyndrome können im Zusammenhang mit Bakterien in unserem Darm stehen.

- Eventuell könnte ein Zusammenhang mit einer stark Oxalat-haltigen Ernährung bestehen. Bei einer Reduzierung tritt manchmal eine Besserung ein. Probieren Sie, für zwei bis vier Wochen stark Oxalat-haltige Lebensmittel zu reduzieren, z.B. Kräuter wie Petersilie und Schnittlauch, Gemüse wie Rhabarber, Spinat oder Rote Bete, aber auch schwarzer Tee. Listen finden Sie im Internet (S.182).
- Bei empfindlichen Menschen können auch Lektine, die insbesondere in nicht gekochten Hülsenfrüchten, Vollkornprodukten oder auch Nachtschattengewächsen (als Abwehrstoffe dieser Pflanzen) vorkommen, unspezifische Beschwerden oder Schmerzen im Magen-Darm-Bereich, chronische Entzündungen, Autoimmunreaktionen oder Durchblutungsstörungen durch Verklumpung von roten Blutkörperchen hervorrufen. Durch Weglassen oder einfaches Kochen dieser Lebensmittel können sich die Symptome deutlich verbessern. Listen mit entsprechenden Lebensmitteln gibt es im Internet (S.182).

Entzündliche (Gelenk-) Erkrankungen

Hierbei könnte es eventuell wieder einen Zusammenhang mit Immunreaktionen auf komplexe Eiweiße (Milch, Gluten, Soja, Nachtschattengewächse) geben. Auch durch Fastenkuren tritt oft eine deutliche Besserung ein. Ich empfehle das Immanuel-Krankenhaus Berlin, wo bei solchen Erkrankungen ayurvedische und Fasten-Konzepte in der dortigen naturheilkundlichen Abteilung mit viel Erfolg eingesetzt werden.

Samter-Trias

Darunter versteht man Asthma, wiederholtes Auftreten von Nasenpolypen und Unverträglichkeit gegenüber Salicylaten (typischerweise komplette Unverträglichkeit gegenüber ASS, also dem klassischen Aspirin). Das Weglassen von salicylathaltigen Lebensmitteln, Medikamenten und auch Kosmetikprodukten führt oft zu einer signifikanten Besserung der Symptome. Weitere Informationen finden Sie im Internet (S.182).

AUSBLICK UND AKTUELLE ENTWICKLUNGEN

Zu den Themen Reizdarm und Dünndarmfehlbesiedlung wird viel geforscht. Es gibt immer wieder neue Erkenntnisse zu Diagnostik und Therapie.

Im Folgenden gebe ich einen kurzen Ausblick über aktuelle und spannende Entwicklungen im Bereich von SIBO und IMO. Der Überblick ist sicherlich unvollständig. Hier können in naher Zukunft viele entspannende Entwicklungen erwartet werden.

Entwicklungen in Diagnostik und Therapie der SIBO/IMO

Hier die spannendsten neuen Entwicklungen in der Diagnostik und Therapie der SIBO/IMO.

Trio-Smart-Test

Der von der Arbeitsgruppe um Dr. Pimentel entwickelte Atemtest mit Messung aller drei bakteriellen Gase (Wasserstoff, Methan und jetzt auch Schwefelwasserstoff) ist in den USA bereits erhältlich und wird in den nächsten Jahren sicherlich nach Europa kommen. Aufgrund der dann möglichen genaueren Bestimmung der für die Symptomatik verantwortlichen, gasbildenden Bakterien und einer damit verbundenen noch gezielteren Therapie stellt der Test sicherlich eine relevante Verbesserung der SIBO-/IMO-Behandlung dar.

Momentan ist der Test geprüft und zugelassen (validiert) für (eigentlich zu kurze) zwei Stunden, wobei alle 15 Minuten gepustet wird. Dann werden die Atemgasproben analysiert. Um eine mögliche Überwucherung auch im Dickdarm nicht zu verpassen, kann aber versucht werden, statt alle 15 alle 22 Minuten zu pusten, sodass eine Verlängerung auf drei Stunden möglich ist. Aufgrund der Instabilität von Schwefelwasserstoff entspricht das aber nicht den

Herstellerangaben. Dr. Pimentel empfiehlt insbesondere im Falle einer solchen verlängerten Testung, die Schwelle für Schwefelwasserstoff von 3 auf 2 ppm zu reduzieren [33]. Das bedeutet, dass bereits der Nachweis von mindestens 2 ppm Schwefelwasserstoff in irgendeiner der 10 Atemgasproben während des Tests als positiv zu werten ist und man von einer Schwefelwasserstoff-Überwucherung ausgehen kann. Im Zuge der Verbesserung des Tests wird es hier aber sicherlich auch Korrekturen durch den Hersteller geben.

Nachweis von Zytokin-Mustern

Zytokine sind Botenstoffe, mit deren Hilfe die verschiedenen Abwehrzellen unseres Körpers miteinander kommunizieren. Insbesondere im Rahmen von Entzündungsprozessen »sprechen« die verschiedenen am Entzündungsprozess beteiligten Zellen miteinander, um eine optimale Verteidigung zu ermöglichen. Bei Verdacht auf entzündliche Darmprozesse kann man inzwischen neben etablierten Markern wie Histamin oder Calprotectin auch EPX (aus eosinophilen Granulozyten), aus Makrophagen oder Lymphozyten stammende Interleukine, TNF-Alpha oder Interferon-Gamma zusätzlich untersuchen.

Man versucht, durch diese Diagnostik ein genaueres Bild von Immunprozessen im Darm zu ermöglichen, eventuell bisher nicht erkannte (Mikro-)Entzündungen zu erkennen oder antientzündliche und immunmodulatorische Therapien besser beobachten und steuern zu können. Verlockend ist die Möglichkeit insbesondere bei Reizdarmpatienten. Bisher nicht erkannte entzündliche Prozesse als mögliche (zusätzliche) Ursache der Beschwerden der Patienten können so eventuell erkannt werden. Therapeutisch würde entsprechend die bisher weiter oft unspezifische Therapie des Reizdarms eine neue Grundlage erhalten, indem auch bei solchen Patienten spezifische, antientzündliche (pflanzliche?) Medikamente zum Einsatz kommen könnten. Auf jeden Fall spannend für die Zukunft!

Kombinationskapsel Rifaximin + NAC

Vielversprechend erscheint das Ergebnis einer vor kurzem durchgeführten Studie an Tieren, die unter SIBO leiden [49]. Hier wurde zusätzlich zu Rifaximin N-Acetylcystein (NAC, entspricht dem als Hustenlöser bekannten ACC) gegeben, und zwar in einer Kombinationskapsel, die dafür sorgte, dass zuerst das NAC und kurz darauf das Rifaximin freigesetzt wurde. Dadurch gelang trotz geringerer Rifaximin-Dosierung eine deutlich stärkere Reduktion der SIBO-verursachenden Bakterien als durch eine alleinige (deutlich höherdosierte) Rifaximin-Therapie. Das erscheint sehr positiv, weil NAC sehr gut verträglich und verfügbar ist. Darüber hinaus ist es deutlich günstiger als das zumindest in Deutschland sehr teure Rifaximin.

Entscheidend scheint die Verzögerung der Freisetzung und Sicherstellung der Wirkung des NAC erst im Bereich des Dünndarms zu sein, wo es den von den Bakterien gebildeten Biofilm aufbricht, sodass Rifaximin besser wirken kann. Dadurch braucht man vom Rifaximin nicht mehr so viel.

Entsprechende Kombinationspillen mit Rifaximin und NAC sollen in der Entwicklung sein. Bis diese auf dem Markt erhältlich sind, kann man versuchen, im Falle einer Rifaximin-Therapie NAC (600 mg) dazuzunehmen, immer etwa 30 Minuten vor der Einnahme des Rifaximin. Der Hersteller Sunday naturals plant darüber hinaus, im Sommer 2025 NAC-Kapseln mit verzögerter Freisetzung erst im Dünndarm auf dem Markt zu bringen. Sie könnten in Kombination mit Rifaximin ebenfalls eine gute neue Therapieoption darstellen.

Hochdosiertes MSM

Eine eventuelle vielsprechende, nicht antibiotische Möglichkeit, Bakterien im (Dünn-) Darm zu reduzieren, scheint entsprechend der Erfahrung einzelner amerikanischen SIBO-Experten die hochdosierte Gabe von MSM (Methyl-Sulfonyl-Methan) zu sein. Dabei handelt es sich um eine gut verträgliche organische Schwefelverbindung. Sie scheint in höheren Dosen mit bis zu 30 g/Tag, aufgeteilt in 2 Einzeldosen und über 8 Wochen eingenommen, zu einer signifikanten Beschwerdereduktion und Verbesserung der Ergebnisse der Atemgastests zu führen.

Wichtig sind das Einschleichen, beginnend mit etwa 2,5 g/Tag, und dann die langsame Steigerung. Nach 8 Wochen kann wieder auf eine Erhaltungsdosis von 2,5–5 g/Tag reduziert werden.

Ich selbst habe bisher keine Erfahrung mit dieser Therapie, aufgrund der guten Verträglichkeit von MSM kann diese Therapie jedoch meines Erachtens ausprobiert werden. Bei Verdacht auf Schwefelwasserstoff-SIBO mit entsprechend stark unangenehmer Gasbildung wären aufgrund der zusätzlichen Zufuhr von Schwefel bei der Gabe von MSM andere Therapieoptionen jedoch wahrscheinlich vorzuziehen.

Neue (und besser schmeckende) Elementardiäten

Die neu entwickelte Elementardiät Mbiota konnte in bisherigen Studien aufgrund ihres verbesserten Geschmacks eine deutliche bessere Akzeptanz – bei gleichzeitig hervorragender Wirksamkeit – bei den Patienten erreichen [77]. Das ist ein guter Anfang. Zahlreiche Unternehmen im Nahrungsergänzungs-Bereich oder Hersteller von Formula-Diäten – wie sie sich im Bereich der Adipositas-Therapie bereits etabliert haben – werden in den nächsten Jahren neue Varianten von Elementardiäten auf den Markt bringen. Dadurch könnte die Ernährungstherapie zur eigenständigen Behandlung (und nicht nur der Symptomreduktion!) der SIBO/IMO weiter in den Vordergrund rücken. Ernährungsberaterinnen werden den nächsten Jahren sicherlich (noch) wichtiger werden als bisher schon.

Regelmäßige Gabe von antibakteriellen Substanzen

In der Behandlung von schwierigen, immer wieder Beschwerden entwickelnden Patienten haben ich und viele andere Therapeuten die Erfahrung gemacht, dass eine dauerhafte niedrigdosierte Gabe von gut verträglichen antimikrobiellen Substanzen (wie längerfristig Rifaximin 200 mg 1 × tgl. oder die intermittierende Gabe von 3 × 200 mg Rifaximin einmal pro Woche) sehr hilfreich sein kann, um ein Wiederauftreten von Beschwerden zu verhindern.

Insbesondere bei Rifaximin sind aufgrund seiner besonderen Eigenschaften kaum Nebenwirkungen zu erwarten [44]. Hier möchte ich auch auf seine Zulassung zur Therapie der hepatischen Enzephalopathie hinweisen, wo es über Monate bis Jahre in höheren Dosen eingesetzt wird, um bei leberkranken Patienten mit gestörter Entgiftung den Anfall von bakteriellen Giftstoffen aus dem Darm zu reduzieren. Eine regelmäßige Einnahme in geringen Dosen kann also aufgrund dieser Erfahrungen bei oft schwer kranken Patienten als generell sicher gelten.

Man nimmt an, dass ein genereller Mangel an antimikrobiellen Substanzen im Darm als Folge unserer modernen Ernährung mit deutlich weniger sekundären Pflanzenstoffen eine bakterielle Überwucherung unseres Darms mitbegünstigt. Da scheint dieses Vorgehen durchaus rational und zukunftsweisend. Statt Rifaximin können natürlich auch pflanzliche Antibiotika in geringen Dosen längerfristig oder in etwas höherer Dosierung intermittierend eingesetzt werden. Gegenwärtig befinden wir uns in Gesprächen mit verschiedenen Herstellern von Nahrungsergänzungsmitteln, ob nicht eventuell eine Kombination von antimikrobiellen Pflanzenstoffen wie Berberin zusammen mit geeigneten Ballaststoffen (wie dem bereits erwähnten Sunfiber) oder sogar mit gezielt bestimmte Bakterien-Arten anzüchtenden Präbiotika ein geeignetes, längerfristig einzunehmendes Nahrungsergänzungsprodukt für Darm- und insbesondere SIBO-Patienten darstellen könnte.

Doch Probiotika gegen SIBO?

Immer wieder gibt es Erfahrungsberichte, dass SIBO-Patienten nicht nur durch die antibakterielle Therapie (S.95), sondern auch bei der Einnahme von bestimmten probiotischen Stämmen Verbesserungen ihrer Darmbeschwerden erzielen. Hierzu gibt es bisher keine abschließenden Erkenntnisse, es wird jedoch viel geforscht. Die Idee, ungünstige, aufgewucherte Dickdarmbakterien aus dem Dünndarm durch gute, für den Dünndarm passende Bakterien einfach wieder zu verdrängen, ist einfach zu verlockend.

Und manchmal klappt es auch. Am häufigsten nach meiner Erfahrung durch bestimmte Lactobacillus-reuteri- oder -plantarum-Subtypen. Manchmal auch durch den Heilpilz Saccharomyces boulardii oder spezifische sporenbildende Präparate.

Patienten mit Skepsis gegenüber Antibiotika und der nicht so leckeren Elementardiät können also auch probieren, durch mehrwöchige und (nach Einschleichen) höherdosierte Einnahme von Präparaten mit diesen Stämmen ihre Beschwerden zu bekämpfen. Typische Produkte sind BiGaia (Lactobacillus reuteri DSM17398), Innovall RDS (Lactobacillus plantarum 299v), Kapseln mit Saccharomyces boulardii (von verschiedenen Firmen erhältlich) oder Megaspore-Biotic bzw. Supermikroben (Sporenbildner).

Ursachen von therapieresistenten SIBO-Fällen

In der Diskussion mit in der Behandlung von SIBO-Patienten erfahrenen Kollegen und in den Foren und Podcasts von internationalen SIBO-Experten kommen als Ursachen für (immer wiederkehrende) Therapie-Fehlschläge oft die folgenden Punkte zur Sprache:

SCHIMMELBEFALL DER WOHNUNG ODER DES ARBEITSPLATZES: Chronische Belastung mit Schimmel an Orten, an denen wir uns häufig aufhalten, ist nach Meinung vieler ganzheitlicher Kollegen mitverantwortlich für die Schwächung unseres Gesamtsystems und auch dafür, dass die Therapie vieler Beschwerden nicht anschlägt. Wird eine entsprechende Belastung vermutet, kann man überlegen, Tests zur Messung von Schimmel in Raumluft und Oberflächen zu bestellen (S. 182).

PSYCHISCHE ODER PHYSISCHE TRAUMATA: Sind in der Anamnese entsprechende Traumata ersichtlich, sollte unbedingt eine spezifische Mitbetreuung erfolgen. Bei einem psychischen Trauma kann das eine psychotherapeutische Behandlung, das Erlernen einer Entspannungs- oder Meditationstechnik oder, darmspezifisch, die regelmäßige Anwendung einer Darmhypnose sein. Ich empfehle das Buch »Darmhypnose« von Prof. Martin Storr (S. 182). Bei einem physischen Trauma, z. B. infolge eines schweren Sturzes oder eines Autounfalls, sollte eine osteopathische Mitbetreuung erfolgen, insbesondere bei Hinweis auf Traumata im Halswirbelsäulenbereich hat sich die Durchführung einer Atlastherapie gelegentlich als sehr hilfreich erwiesen.

PILZ ODER WURMBESIEDLUNG IM DARMBEREICH: Bei manchen Betroffenen liegt eine (zusätzliche) Pilzbesiedlung im Darm (SIFO) vor oder es sind (zusätzlich) Parasiten bzw. Würmer, (häufiger bei Hundebesitzern) vorhanden. Weil sich in den bereits beschriebenen Stuhluntersuchungen (S. 36) Pilze, Parasiten oder Würmer oft nur schwer nachweisen lassen, kann bei entsprechender ärztlicher Vermutung eine Pilz-, Wurm- oder Parasitenkur versucht werden. Die Medikamente sind in der Regel sehr gut verträglich, müssen nur über einen kurzen Zeitraum eingenommen werden und zeigen in Einzelfällen große Wirkung

BAKTERIELLE RESERVOIRS: Der Mund und die Zähne sind der erste Kontakt unseres Verdauungssystems mit der Nahrung und gleichzeitig der Ort mit den wahrscheinlich meisten (zahn-) ärztlichen Eingriffen im Laufe unseres Lebens. Deshalb sollten Mund und Zähne im Rahmen einer ganzheitlichen Behandlung immer mitbetrachtet werden. Bakterielle Reservoirs durch faulende Zähne, durch unsachgemäß durchgeführte Wurzelbehandlungen oder chronische Reizungen durch Unverträglichkeit gegenüber eingebrachtem Zahnmaterial stellen eine konstante Belastung unseres Systems dar. Das Ausmaß der Belastung ist oft schwer abschätzbar. Zumindest bei Patienten mit chronischen, ansonsten nicht erklärbaren Beschwerden sollten Mund- und Zahngesundheit unbedingt mitbetrachtet werden, z. B. durch Vorstellung bei einem ganzheitlichen Zahnarzt.

(NICHT ERKANNTE) ENDOMETRIOSE: Generell stellt bei jungen Frauen die gynäkologische Vorsorgeuntersuchung oft die wichtigste ärztliche Untersuchung dar. Schließlich stammen bei jüngeren Patientinnen die relevantesten Erkrankungen oft aus dem gynäkologischen Bereich und sollten unbedingt frühzeitig erkannt werden. Stichwort Brustkrebs. Die einmal jährliche Vorsorge sollte entsprechend Standard sein. Und im Fall von chronischen, evtl. auch noch regelabhängigen Beschwerden im Unterbauch sollte eine Endometriose (Gebärmutterschleimhaut-Inseln im Bereich des Bauchfells) sicher ausgeschlossen werden.

FAZIT

Was wir jetzt wissen

Bei diesen (und weiteren) Punkten sind in den nächsten Jahren sicherlich durch das Fortschreiten der medizinischen Forschung und der Zunahme der Bedeutung der ganzheitlichen Medizin weitere Erkenntnisse zu erwarten.

Und nicht zuletzt ist zu erwarten, dass im Rahmen der zunehmenden Erkenntnis der Bedeutung unseres Mikrobioms für unsere Gesundheit und von Störungen dieses bakteriellen Gleichgewichts für die Entstehung von Krankheiten neue und spezifische antibakterielle Substanzen entwickelt werden, um die bereits zum größten Teil identifizierten »Bösewichter« gezielt bekämpfen zu können.

Und wenn die Diagnose »Reizdarm« es schafft, von einer überwiegend psychosomatischen Krankheit zu einer zwar psychosymptomatisch mitbedingten, aber überwiegend mikrobiell verursachten Erkrankung »aufzusteigen«, wird sich auch im (fach-)ärztlichen Bereich einiges tun. Wir sind gespannt: Die nächsten Jahre werden für Darm-Patienten und sich mit dem Darm beschäftigende Therapeuten sehr spannend werden!

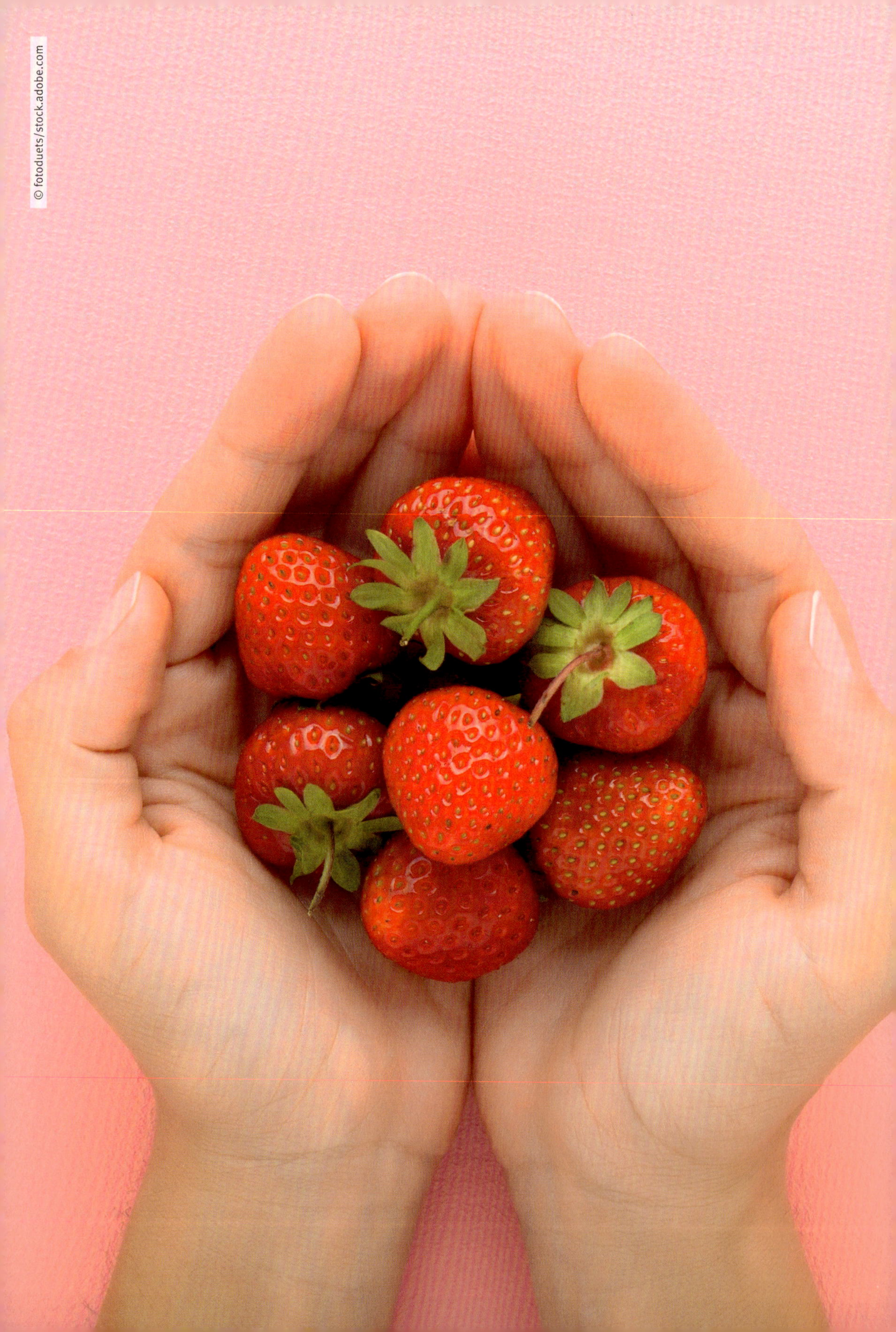

Darmfreundliche Ernährung

Das, was wir unter »gesunder Ernährung« verstehen, ist nicht unbedingt auch gut für unseren Darm. Für unseren Darm ist es entscheidend, dass er die Nahrung gut verdauen kann.

GESUNDE ERNÄHRUNG – WAS MEINT DER DARM?

Ballaststoffe sind gesund!? Eigentlich ja, aber warum wird dann bei Reizdarmsymptomen und SIBO oft eine Low-FODMAP-Diät mit wenig Ballaststoffen empfohlen?

Viele Patientinnen und Patienten berichten stolz von ihrer sehr bewussten und gesunden Ernährung, davon, dass sie nur im Bio-Supermarkt kaufen, kaum Fleisch essen oder sogar Veganer sind. Umso enttäuschter, manchmal sogar wütend sind sie, dass es ihnen trotzdem schlechtgeht. Dass Sie trotzdem Magen-Darm-Probleme haben, kaum abends mit Freunden zum Essen ausgehen können, sich manchmal gar nicht richtig aus dem Haus trauen, soziale Kontakte meiden. Weil dann immer die Symptome kommen: Gas, Blähungen, Schmerzen, Durchfall.

Dabei hat das einen einfachen Grund: Unserem Magen-Darm-Trakt ist es egal, ob unser Essen gesund oder bio oder low Carb oder vegan ist. Unserem Magen-Darm-Trakt geht es nur darum, ob er das, was er angeboten bekommt, auch verdauen kann. Wenn das gut klappt, wird genau das übrig bleiben von dem, was wir uns in den Mund gesteckt haben, was übrig bleiben soll. Dieser übrig gebliebene Rest wird dann Futter für die Bakterien und Mikroorganismen in den tieferen Darmabschnitten, die diesen Rest verwerten, oft zu unserem Vorteil, in einer Art Symbiose mit uns als ihrem Wirt. Wenn es nicht klappt, die Verdauung nicht funktioniert, dann bleibt zu viel übrig für diese Mitbewohner in unserem Darm. Und dann entstehen Probleme.

Dabei ist der Erfolg unserer Verdauung von vielen Faktoren abhängig, zuallererst von dem, was wir essen. Und da sind ein gesundes Bio-Vollkorn-Müsli mit Trockenfrüchten oder der reichhaltige und vitaminreiche, vegane Gemüseeintopf voller Ballaststoffe zwar hochwertig und gesund, aber eben schwer zu verdauen. Weißbrot mit Butter und Schinken oder eine Schale Kartoffelchips sind dagegen zwar mickrig in ihrer Wertigkeit, machen dick (und auf die Dauer auch krank), aber sie machen der Verdauung im Magen-Darm-Trakt wenige Probleme.

Es gilt also, einen guten Kompromiss zu finden. Nicht nur den Nährstoff- und Vitamingehalt unserer Nahrung sollten wir beachten, sondern auch die Verdauung und die »Verdaubarkeit« bei der Auswahl der Nahrungsmittel mitberücksichtigen. Zumindest dann, wenn wir Probleme mit unserem Darm haben.

Natürlich gelten gewisse Grundprinzipien: Eine ballaststoffreiche, eher pflanzenbasierte und zuckerarme Ernährung mit möglichst wenig Fertignahrungsmitteln ist sicherlich besser als das Gegenteil. Aber dann wird es individuell. So müssen (zu) dicke Menschen vor allem auf die Kalorien achten, Patienten mit Zuckererkrankung vor allem auf den Zucker und Menschen mit Reizdarmproblemen auf die Verdaubarkeit ihrer Lebensmittel. Zumindest solange sie Beschwerden haben. Das hat die Medizin inzwischen auch verstanden. Das Ergebnis ist das Low-FODMAP-Prinzip (S. 148), inzwischen weltweit Standard in der Beratung von Reizdarmpatienten [78].

Nochmal (weil so wichtig!): Ballaststoffe

Ballaststoffe sind die Inhaltsstoffe unserer Nahrung, die von uns nicht verdaut und auch von den weiter unten auf unsere Nahrungsreste schielenden Bakterien nur wenig oder kaum verwertet werden. Deswegen werden sie mit dem Stuhl wieder ausgeschieden. Ballast eben. Aber wertvoller Ballast. Zumindest für unseren Darm. Der Darm, letztlich nur ein Muskelschlauch, braucht diese Ballaststoffe, damit er unsere Nahrung gut kneten und hin- und herbewegen kann, sodass die Verdauungssäfte überall hinkommen und wir alles zerkleinern, zersetzen und aufnehmen können. Besonders für den Reizdarm-Typ O, den »Verstopfungstyp«, sind Ballaststoffe wichtig, damit die Verdauung wieder in Gang kommt (S. 55).

Leider essen wir meistens zu wenig davon. Das zeigt der Vergleich mit der Ernährung unserer Vorfahren: In der Zeit, als die Menschen noch Jäger und Sammler waren, haben sie sich hauptsächlich von dem ernährt, das sie gesammelt hatten. Außer an Tagen, an denen sie Glück hatten und ein Tier erlegen konnten. Sie aßen also vor allem Blätter, Beeren, Pilze, Kräuter und Wurzeln – alles Lebensmittel mit einem sehr hohen Ballaststoffanteil. Und sie mussten viel davon essen, weil der Kalorienanteil, also die darin enthaltene, für unseren Stoffwechsel verfügbare Energie eher gering war. Sie verspeisten also täglich eine sehr ballaststoffreiche, kalorienarme Nahrung.

Und heute? Wenn wir in den Supermarkt gehen, sind die Regale voll von Produkten mit hohem Kalorienanteil und meist geringem Ballaststoffanteil. Ziemlich genau das Gegenteil von dem, was unsere ursprüngliche, »artgerechte« Ernährung gewesen ist. Zucker und Fett schmecken halt besser und lassen sich besser verkaufen als die aus Fasern bestehenden Ballaststoffe.

Weil die Ballaststoffe für unsere Verdauung so wichtig sind, sollten wir darauf achten, den Ballaststoffanteil in unserer Ernährung möglichst hoch zu halten oder einen bereits hohen Ballaststoffanteil nochmals zu erhöhen. Es gilt das Sprichwort: Wenn du denkst, du isst genug Ballaststoffe – iss einfach mehr! Ballaststoffe sind vor allem in pflanzlichen Produkten enthalten, in Obst, in Gemüse, in Hülsenfrüchten, in Getreide, in Samen.

Nun ist es so, dass Menschen mit SIBO häufig versuchen, Ballaststoffe gezielt zu meiden, weil sie ihnen zusätzliche Probleme verursachen. Wir können sie nicht verdauen, deswegen werden sie Futter für die (aufgewuchterten) Darmbakterien, was zu einer erhöhten Gasproduktion im Darm führt. Diese Erkenntnis war die Grundlage für die Entwicklung der sogenannten Low-FODMAP-Ernährung. Dabei handelt es sich um eine grundlegend andere Einteilung unserer Nahrung: nicht mehr nach gesund oder ungesund, sondern nach leichter oder schwerer verdaubar.

Was sind FODMAPs?

Die FODMAP-Klassifikation ist die bekannteste Einteilung der Ernährung nach Verdaubarkeit. FODMAP ist dabei nur eine Abkürzung für »Fermentierbare Oligo-, Di-, Monosacccharide and (und) Polyole«. Klingt kompliziert, ist aber eigentlich einfach: Oligo-, Di- und Monosacccharide sind Zuckerverbindungen. Mehrfach-(Oligo-), Zweifach-(Di-) und Einfach-(Mono-)Zucker. Und Zucker-Verbindungen sind die chemischen Bausteine für Kohlenhydrate. Wir sprechen also von bestimmten Kohlenhydratverbindungen, die schwer zu verdauen sind. Und diese Kohlenhydratverbindungen müssen auch noch fermentierbar, also von Bakterien und Mikroorganismen abbaubar sein. Dann gehören sie zu den FODMAPs. Und dann sollte man – zumindest bei Magen-Darm-Beschwerden – nicht zu viele davon essen.

Auch von Polyolen sollte man nicht zu viel essen. Das sind die aus diesen Zuckerverbindungen hergestellten Zuckeralkohole. Die sind auch schlecht zu verdauen. Und bleiben deswegen leichter übrig und werden dann Futter für die Bewohner in unseren unteren Darmabschnitten.

Man muss die Chemie nicht unbedingt verstehen. Es gibt im Internet viele Listen mit dem FODMAP-Gehalt von wahrscheinlich allen Lebensmitteln. Daran kann man sich orientieren. Es gibt auch entsprechende Apps, z. B. die »Monash University Low FODMAP Diet App« von der Universität, die das Konzept eigentlich mal erfunden hat. Dort kann man den FODMAP-Gehalt von Lebensmitteln einsehen und bekommt Anweisungen nach dem Ampelprinzip, wie viel oder wie wenig man davon pro Tag essen sollte. Für den schnellen Überblick finden Sie auf den hinteren Buchklappen Listen von Lebensmitteln, die Sie bei Symptomen reduzieren oder meiden sollten, und solchen, die besser geeignet sind.

Wichtig ist aber auf jeden Fall, das Prinzip zu verstehen: Wir müssen bei unserer Ernährung die Verdauung mitbedenken! Gesund allein reicht nicht. Es muss auch verdaubar sein! Sonst werden die wertvollen Inhaltsstoffe nie im Inneren unseres Körpers ankommen. Wir erinnern uns: Der Magen-Darm-Trakt gehört noch zur Außenwelt, er ist eine nach innen gestülpte Haut mit Eingang vorne im Mund und Ausgang hinten am Po. Nur was wir verdauen, wird aufgenommen und wird auf die andere Seite kommen, auf die Blutseite, und wird so unserem Körper zur Verfügung stehen.

Alles, was wir nicht verdauen, fällt aber nicht einfach hinten, am Po, wieder raus. Sondern wird Futter für die Milliarden von Bakterien und Mikroorganismen, die den unteren Teil unseres Darms bevölkern. Diese Mitbewohner sind umso glücklicher, je mehr wir ihnen übrig lassen. Sie können dann mehr Stoffwechsel machen, besser wachsen und gedeihen, manchmal machen sie richtig Party. Meist ist diese Party für uns, ihre Hausbesitzer, eher ungünstig und mit Beschwerden verbunden. Denn für uns bedeutet es mehr Gas, mehr »Müll« in Form von Bakterienstoffwechselprodukten, mehr Blähungen, mehr Durchfall oder mehr Verstopfung. Deswegen sollten wir für unsere Mitbewohner immer nur genau so viel übrig lassen, dass die Hausgemeinschaft nicht gestört wird.

Und das ist das Prinzip aller Darm-freundlichen Diäten und Nahrungsumstellungen. Das Low-FODMAP-Konzept ist das bekannteste. Von der Monash University in Australien entwickelt und in einer großen Studie 2014 getestet, hat es sich weltweit durchgesetzt und wird von allen großen gastroenterologischen Fachgesellschaften als Ernährung bei Reizdarmsymptomen empfohlen [7][78].

Es gibt auch andere Konzepte, weniger strenge, wie die »Low Fermentation Diet« vom Cedars-Sinai Medical Center in Los Angeles [79]. Oder noch strengere, systematischere wie die »Biphasische Diät« von Dr. Jacobi [80].

Das Prinzip der Nahrungsumstellung ist jedoch immer das gleiche: Es muss verhindert werden, dass die Mitbewohner in unserem Darm zu viel zu essen bekommen. Und da Bakterien hauptsächlich Kohlenhydrate essen, werden diese fermentierbaren Kohlenhydratbestandteile (Zuckerverbindungen) in unserer Ernährung reduziert.

KONKRET REDUZIERT WERDEN FOLGENDE FODMAPS:

- Stärke
- resistente Stärke
- lösliche Fasern
- Zucker (in allen Formen)
- Präbiotika (Inulin, Frukto-Oligosaccharide, Galakto-Oligosaccharide, Arabinogalactan)

TYPISCHE QUELLEN DIESER FODMAPS SIND:

- Stärke: Getreide (Nudeln, Brot, Müsli ...), Bohnen, stärkehaltiges Gemüse
- resistente Stärke: Vollkornprodukte, Samen, Hülsenfrüchte
- lösliche Fasern: Getreide, Bohnen, Nüsse/Samen, Gemüse, Obst
- Zucker: Früchte, Obst, Süßstoffe, Säfte, gesüßte Getränke
- Präbiotika: Agave, Bohnen, Gemüse, Wurzeln/Kräuter, Nahrungsergänzungsmittel/Pro- oder Präbiotika mit Inulin oder Oligosacchariden

Einige Kohlenhydrate werden von unserem Darm so schnell aufgenommen, dass sie nicht in tiefere Darmabschnitte gelangen, um fermentiert zu werden. Das sind vor allem die Einfachzucker Glukose und Fruktose. Sie kommen allerdings nur in Honig als alleinige Kombination vor, in allen anderen Lebensmitteln sind sie mit langlebigeren Nährstoffen kombiniert. Dann werden sie entsprechend langsamer aufgenommen und können ebenfalls Bakterien als Nahrung dienen. Deswegen sind auch Glukose und Fruktose in der Regel limitiert bzw. nicht erlaubt.

Reifes Obst, nicht-stärkehaltiges Gemüse und Nüsse sind hingegen in vielen SIBO-Diäten erlaubt, um eine ausreichende Nährstoffversorgung zu gewährleisten und die Palette an Nahrungsmittel nicht zu sehr einzuschränken, obwohl sie fermentierbare Kohlenhydrate enthalten.

Viele SIBO-Patienten und Reizdarmpatienten werden sich fragen: »Was soll ich denn jetzt essen?«. Eigentlich sind Ballaststoffe gut für unsere Verdauung, gleichzeitig enthalten viele ballaststoffreiche Lebensmittel viele FODMAPs, die wiederum Beschwerden verursachen ... Die Antwort ist gar nicht so einfach.

Letztlich gilt es, eine individuelle Ernährung zu entwickeln, je nach Stand der eigenen Verdauung und Stärke der individuellen Beschwerden. Oft ist hier die Begleitung durch eine Ernährungsfachkraft (unbedingt mit Erfahrung in der Beratung von SIBO-Patienten/Reizdarmpatienten!) sehr hilfreich. Diese Begleitung kann Ihnen übrigens von Ihrem Arzt im Rahmen einer ärztlichen Notwendigkeitsbescheinigung gemäß § 40 Nr. 2 SGB V verordnet werden. Bei entsprechender Qualifikation der Ernährungsfachkraft werden die entstehenden Kosten dann zumindest teilweise von allen gesetzlichen Krankenkassen übernommen.

Generell gilt: Nichts ist komplett verboten, es ist immer eine Frage der Menge! Low FODMAP bedeutet nicht NO FODMAP, sondern eben nur weniger von diesen schwer verdaubaren Speisen. Je eingeschränkter die eigene Verdauung und je schlimmer die Beschwerden, desto weniger FODMAPs werden Sie vertragen. Nach (erfolgreicher) Behandlung der SIBO (und entsprechendem Rückgang der Beschwerden) können Sie langsam wieder vermehrt FODMAP-reiche Nahrungsmittel in den Speiseplan aufnehmen. Aber am Anfang immer langsam und in Maßen!

Bis dahin können Sie versuchen, gezielt verträgliche Ballaststoffe zuzuführen. Relativ gut verträglich sind oft Samenarten, insbesondere die bereits beschriebenen Flohsamenschalen (S. 84). Noch besser verträglich ist partiell hydrolisiertes Guarkernmehl (PHGG).

Partiell hydrolisiertes Guarkernmehl (PHGG)

PHGG ist ein Ballaststoff, der sogar als »SIBO-safe« gilt und der explizit als »Low-FODMAP-Produkt« klassifiziert wurde [81]. Der als Sunfiber patentierte Wirkstoff wird z. B. als OptiFibre (von Nestle) oder easyPHGG (von Mibiota) vermarktet und ist in Apotheken oder online erhältlich.

Dieser lösliche Ballaststoff besteht vor allem aus Galactomannan, wird durch langsame enzymatische Reaktion aus indischen Guar-Bohnen gewonnen (»teil-hydrolisiert«) und ergibt in der Mischung mit Wasser eine durchsichtige, nur leicht eingedickte Flüssigkeit ohne Geschmack oder Geruch. Man kann sie aber auch mit anderen Getränken mischen, sie wird diese kaum verändern.

PHGG konnte in zahlreichen Studien seine positiven Auswirkungen auf das Mikrobiom, die Darmgesundheit im Allgemeinen, auf Magen-Darm-Symptome und selbst auf den menschlichen Stoffwechsel zeigen [81]. Der Wirkmechanismus scheint dabei komplex: Im Dünndarm, wo unsere Verdauung stattfindet, scheint PHGG den Nahrungsbrei für die Verdauungsenzyme besser zugänglich zu machen. Weiter unten im (Dick-)Darm, wo viele Bakterien warten, kann Sunfiber zu 100 Prozent von diesen Bakterien verstoffwechselt werden. Sie bilden dann kurzkettige Fettsäuren oder »Short-Chain Fatty Acids« (SCFA). Zu deren Bedeutung als Futter für andere Darmbakterien, aber auch für unsere Gesundheit wurde in den letzten Jahren verstärkt geforscht.

Und zahlreiche Studien zeigten die Nützlichkeit dieser SCFAs für uns selbst und unsere bakteriellen Mitbewohner, sodass es die typischen Vertreter wie Butyrat (Buttersäure) inzwischen schon als Nahrungsergänzungsmittel gibt. Man kann es schlucken, es ist aber relativ teuer und die Buttersäure schmeckt trotz Verkapselung manchmal etwas ranzig. Medizinisch sinnvoller ist sicherlich die (mehrmals tägliche) Einnahme von PHGG, um die Eigenproduktion der Buttersäure im Darm zu erhöhen und das Mikrobiom langfristig zu verbessern. Da PHGG darüber hinaus das Ansprechen auf eine antibiotische SIBO-Therapie verbessert, wird es im Rahmen unserer Therapien als Standard-Ballaststoff zur Verbesserung der Verdauung und der Effektivität der antimikrobiellen Therapie eingesetzt [82].

Außer PHGG können Sie auch Gemüse und Obst mit geringem FODMAP-Gehalt zu sich nehmen, also die in den FODMAP-Tabellen auf der grünen Seite stehenden Sorten. Wählen Sie tendenziell eher Gemüse als Obst. Nicht umsonst lautet das Sprichwort: Gemüse hält das, was Obst verspricht!

Genug Trinken

Man kann es nicht oft genug wiederholen: Die Verdauung und vor allem der Weitertransport des Nahrungsbreis in dem langen Darm-

INFO

Ernährung und Esskultur

Wenn wir über Ernährung und Verdauung sprechen, darf die sogenannte »Esskultur« als der erste Schritt in Richtung einer vernünftigen und gesunden Verdauung nicht vergessen werden. Esskultur ist eigentlich das, was unsere Eltern uns als Kindern immer versucht haben zu vermitteln: sich Zeit nehmen beim Essen, am Tisch sitzen, sich nicht ablenken lassen durch Medien oder Zeitung, gut kauen, nicht ständig trinken, um die Nahrungsbrocken runterzuschlucken (was meist Kauen vermeidet und zusätzlich die Verdauungssäfte in unserem Magen-Darm-Trakt verdünnt und weniger wirksam macht).

Vielleicht hilft es, daran zu denken, dass der Mund mit seinen Zähnen die einzige Möglichkeit unseres Körpers ist, Nahrungsmittel mechanisch zu zerkleinern. Danach, im gesamten Darm, läuft alles chemisch ab. Enzyme knabbern an unseren Nahrungsmitteln, um sie zu zerkleinern und aufnahmefähig zu machen. Das klappt umso besser, je kleiner diese Nahrungsbestandteile durch unsere Zähne schon zermahlen wurden.

Zur Esskultur gehört auch das Einhalten von Mahlzeiten: besser drei, maximal vier Mahlzeiten pro Tag, dazwischen: nichts! Kein Snacken. Kein ständiges Essen. Kein Keks, kein Joghurt, kein Apfelstück, keine Süßigkeiten. Nichts. Auch keine gesüßten Getränke, vor allem nicht zwischen den Mahlzeiten. Das Trinken von Wasser oder ungesüßtem Tee ist dagegen zwischen den Mahlzeiten vorteilhaft. Die Hauptzufuhr von Flüssigkeit sollte zwischen den Mahlzeiten und nicht zum Essen erfolgen, damit unsere Magensäfte nicht verdünnt werden. Esskultur ist auch ein gewisses Maßhalten beim Essen. Sich nicht »überfressen«. In der Regel reicht ein Teller. Ideal ist auch noch das Einhalten von »morgens wie ein Kaiser, mittags wie ein König, abends wie ein Bettelmann«. Auch so ein Spruch meiner Oma. Und richtig: Morgens ist die Verdauung deutlich besser als abends. Insofern ein Plädoyer für das Frühstück! Gerne üppig. Und abends nicht zu spät zu essen. Ideal wäre vor 18 Uhr, spätestens 20 Uhr. Und: je später, desto weniger.

schlauch können nur gut und zügig erfolgen, wenn ausreichend Flüssigkeit dafür sorgt, dass der Inhalt transportabel bleibt. Eine feste und zähe Masse lässt sich nun mal schlecht bewegen. Ziel sollten mindestens 1,5 Liter, aber besser 2 oder mehr Liter Flüssigkeit pro Tag sein. Am besten in Form von Wasser oder ungesüßtem Tee. Oder auch mal eine warme (Knochen-)Brühe als spezielles Darmtherapeutikum dazu (S. 166).

Bitte keine gesüßten Getränke! Auch keine von der Werbung angepriesenen Getränke mit wenig Zucker. Und auch keine Getränke mit Süßungsmitteln oder Süßstoff. Wenn Sie nicht auf gesüßte Getränke verzichten können, dann bitte nur zusammen mit Mahlzeiten. Zwischen den Mahlzeiten immer ungesüßte Getränke! Und Alkohol natürlich nur in Maßen.

Stellt sich noch die Frage nach dem Kaffee: besser nur 2–3 Tassen pro Tag (in diesen Mengen wirkt Kaffee lebensverlängernd, ist quasi bewiesen). Ein Mehr an Kaffee entzieht unserem Körper oft zu viel Wasser. Koffein wirkt an der

Niere wassertreibend. Und der Körper reduziert die Koffein-Rezeptoren. Dann putscht der Kaffee noch nicht mal mehr auf. Also besser den Kaffeegenuss begrenzen. Und idealerweise auch im Zusammenhang mit der Nahrungsaufnahme genießen. Gute Idee, so ein Espresso nach dem Essen [83]!

Leckere Low-FODMAP-Küche

Auf den folgenden Seiten stelle ich Ihnen leckere Gerichte nach dem Low-FODMAP-Prinzip vor. Bevor Sie anfangen zu kochen, bekommen Sie noch ein paar wertvolle Tipps, damit das Essen richtig lecker schmeckt, Sie aber keine Darm-Probleme bekommen.

Anbraten von Speisen

Verwenden Sie bitte zum Anbraten kein hochwertiges (und teures) Omega-3-Öl oder kalt gepresstes Olivenöl extra vergine. Diese Öle haben geringe Rauchpunkte, die dazu führen, dass das Öl schnell verbrannt wird und die guten Omega-3-Fettsäuren zu sogenannten »Transfetten« werden – mit vielen negativen Wirkungen auf unsere Gesundheit, insbesondere unsere Gefäße.

Verwenden Sie deshalb zum Anbraten am besten Butter oder Butterschmalz (oder Ghee), die vegetarische Alternative ist Kokosfett. Diese Produkte halten deutlich höhere Temperaturen aus. Nutzen Sie davon aber möglichst wenig. Geben Sie dann das gute Öl dazu – gerne in größerer Menge –, sobald Sie den Inhalt aus der Pfanne genommen haben. So wird das gute Öl nicht erhitzt und seine Qualität bleibt erhalten.

Zwiebeln und Knoblauch

Vielen Menschen schätzen den Geschmack von Zwiebeln oder Knoblauch in ihren Mahlzeiten. Auch viele Darm-Patienten. Sie bekommen aber aufgrund des hohen FODMAP-Gehalts von Zwiebeln und Knoblauch nach dem Genuss solcher Speisen immer Probleme. Der Trick ist: Braten Sie die klein gehackten Zwiebeln und/oder den Knoblauch in Butter oder Öl an und gießen Sie das Fett danach durch ein Sieb. Die FODMAPs, die die Probleme im Darm verursachen, verbleiben im Sieb, der Geschmack ist dann aber im Fett. Und das können Sie bedenkenlos verwenden.

Gemüsebrühe

In einigen Rezepten in diesem Buch wird Gemüsebrühe verwendet. Achten Sie dabei unbedingt auf die Zutatenliste: Häufig sind Knoblauch oder Zwiebeln (High-FODMAP) enthalten. Es gibt aber auch als Low-FODMAP gekennzeichnete Produkte.

Und jetzt viel Freude beim Kochen und Genießen!

Quinoa-Porridge mit Zimt und Walnüssen

1 PORTION | 20 MIN.

100 g Quinoa **250 ml** laktosefreie Milch oder Mandelmilch **1 TL** Zimt **1 EL** Ahornsirup (optional) **30 g** gehackte Walnüsse **1 kleine** Handvoll frische Blaubeeren (optional)

Quinoa unter fließendem Wasser abspülen. In einem kleinen Topf mit der Milch aufkochen. Hitze reduzieren und ca. 15 Min. köcheln lassen, bis die Quinoa weich ist und die Milch größtenteils aufgesogen wurde. Zimt und Ahornsirup einrühren. In eine Schale geben, mit gehackten Walnüssen und frischen Blaubeeren bestreuen.

▶ **TIPPS:** *Walnüsse enthalten gesunde Omega-3-Fettsäuren, die entzündungshemmend wirken und zur Darmgesundheit beitragen. Sie sind außerdem reich an Antioxidantien, die den Körper vor schädlichen freien Radikalen schützen.*

Kürbis-Porridge mit Zimt

1–2 PORTIONEN | 20 MIN.

200 g Hokkaido-Kürbis **100 g** glutenfreie Haferflocken **300 ml** laktosefreie Milch oder Mandeldrink **1 TL** Zimt **1 EL** Ahornsirup (optional) **1 Prise** Muskatnuss

Kürbis schälen und würfeln. In einem Topf mit Wasser weich kochen, abtropfen lassen und pürieren. Haferflocken und Milch in einem Topf erhitzen und unter Rühren köcheln lassen, bis sie andicken. Kürbispüree, Zimt, Muskatnuss und Ahornsirup unterrühren und das Porridge warm servieren.

▶ **TIPPS:** *Kürbis ist reich an Ballaststoffen und Vitaminen, die die Darmgesundheit fördern und den Verdauungstrakt schonen.*

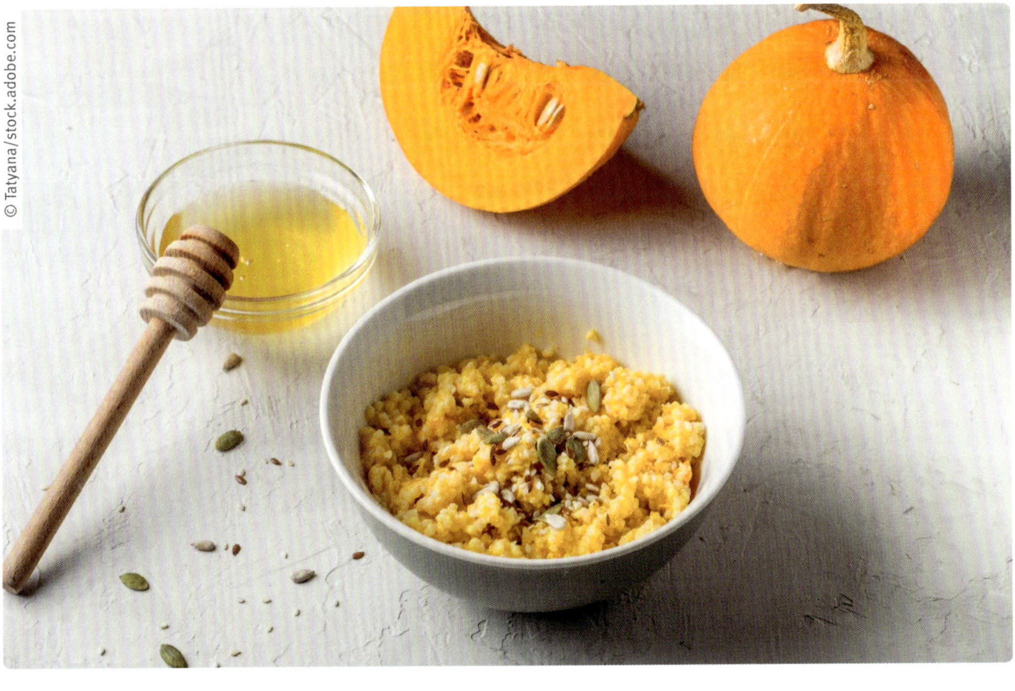

Karotten-Ingwer-Smoothie

1 PORTION | 5 MIN.

2 mittelgroße Karotten **½** Banane **1 TL** frisch geriebener Ingwer **200 ml** laktosefreie Milch oder Mandelmilch **1 TL** Reissirup (optional)

Karotten schälen und grob hacken.

Alle Zutaten in einen Mixer geben und pürieren, bis eine glatte Konsistenz erreicht ist.

In ein Glas füllen und gekühlt genießen.

TIPPS: *Karotten sind reich an Beta-Carotin und Ballaststoffen, die die Darmgesundheit unterstützen. Sie sind leicht verdaulich und helfen, Entzündungen im Darm zu reduzieren.*

Zucchini-Frittata mit Frühlingszwiebeln

2–3 PORTIONEN | 20 MIN.

1 kleine Zucchini **2** Frühlingszwiebeln (nur die grünen Teile!) **1 EL** Olivenöl **6** Eier Salz Pfeffer

Zucchini raspeln. Das Grün der Frühlingszwiebeln fein hacken.

Olivenöl in einer Pfanne erhitzen. Zucchini und Frühlingszwiebeln kurz anbraten.

Eier verquirlen, mit Salz und Pfeffer abschmecken und über das Gemüse gießen.

Frittata bei mittlerer Hitze stocken lassen, dabei die Pfanne gelegentlich schwenken, damit sie gleichmäßig gar wird.

Sobald die Frittata fest ist, in Stücke schneiden und servieren.

TIPPS: *Frühlingszwiebeln (nur die grünen Teile!) sind FODMAP-arm und bieten einen milden Zwiebelgeschmack ohne die typischen FODMAPs, die bei empfindlichen Personen Verdauungsprobleme verursachen können.*

Gurken-Avocado-Salat mit Dill-Dressing

2 PORTIONEN | 10 MIN.

1 große Gurke **1** reife Avocado **2 EL** frisch gehackter Dill **1 EL** Olivenöl ½ Zitrone (Saft) Salz Pfeffer

Gurke in dünne Scheiben schneiden. Avocado würfeln. Beides in eine Schüssel geben.

Dill, Olivenöl und Zitronensaft in einer kleinen Schüssel verrühren. Mit Salz und Pfeffer abschmecken.

Dressing über den Salat gießen und gut vermengen.

TIPPS: *Avocado ist reich an gesunden Fetten und Ballaststoffen. In kleinen Mengen ist sie FODMAP-arm und unterstützt die Darmgesundheit, indem sie die Verdauung fördert und entzündungshemmend wirkt.*

Hirse-Salat mit Gurke und Minze

2 PORTIONEN | 20 MIN.

100 g Hirse ½ Gurke **1** Karotte **2 EL** frisch gehackte Minzblätter **1 EL** Olivenöl ½ Zitrone (Saft) Salz Pfeffer

Hirse nach Packungsanweisung in Wasser garen, dann abkühlen lassen.

Gurke würfeln, Karotte raspeln.

In einer großen Schüssel abgekühlte Hirse mit Gurkenwürfeln, Karotte und Minzblättern vermengen.

Olivenöl und Zitronensaft hinzufügen und gut vermischen.

Mit Salz und Pfeffer abschmecken. Kalt servieren.

TIPPS: *Hirse ist glutenfrei und leicht verdaulich, was sie ideal für eine SIBO- und FODMAP-arme Ernährung macht. Sie ist reich an Magnesium und Eisen, was zur allgemeinen Darmgesundheit beiträgt und die Energieproduktion unterstützt.*

Zitronen-Dill-Hähnchen-Salat

2 PORTIONEN | 15 MIN. + MIND. 30 MIN. KÜHLZEIT

300 g Hähnchenbrust **½** Gurke **2 EL** laktosefreier Joghurt **1 EL** Zitronensaft **1 TL** frisch gehackter Dill Salz Pfeffer

Hähnchenbrust kochen, bis sie gar ist, dann würfeln. Gurke in dünne Scheiben schneiden.

Joghurt, Zitronensaft und Dill in einer Schüssel verrühren. Mit Salz und Pfeffer abschmecken.

Hähnchen und Gurkenscheiben hinzufügen und alles gut vermengen.

Salat im Kühlschrank mindestens 30 Min. ziehen lassen und kalt servieren.

▶ **TIPPS:** *Dill hat entzündungshemmende und antimikrobielle Eigenschaften, die zur Beruhigung des Verdauungstrakts beitragen. Er ist auch reich an Antioxidantien, die die Darmgesundheit fördern.*

Gebackene Zucchini-Chips

2–3 PORTIONEN | 10 MIN. + 1½ STD. BACKZEIT

2 mittelgroße Zucchini **1 EL** Olivenöl Salz Pfeffer **½ TL** Paprikapulver (optional)

Backofen auf 150 °C vorheizen.

Zucchini in sehr dünne Scheiben schneiden und in eine Schüssel geben. Mit Olivenöl, Salz, Pfeffer und Paprikapulver vermengen.

Zucchinischeiben auf ein mit Backpapier ausgelegtes Backblech legen und 1–1,5 Std. backen, bis sie knusprig sind, dabei einmal wenden.

▶ **TIPPS:** *Zucchini sind kalorienarm, reich an Ballaststoffen und leicht verdaulich. Sie unterstützen die Darmgesundheit und helfen, den Blutzuckerspiegel stabil zu halten.*

Kürbis-Suppe mit Ingwer

2–3 PORTIONEN | 30 MIN.

500 g Hokkaido-Kürbis **1 TL** frischer Ingwer **1 EL** Kokosöl **500 ml** Gemüsebrühe (Low-FODMAP) Salz Pfeffer

Kürbis schälen und würfeln. Ingwer reiben.

Kokosöl in einem großen Topf erhitzen und den Kürbis darin anbraten. Gemüsebrühe und Ingwer hinzufügen und alles zum Kochen bringen. Hitze reduzieren und ca. 20 Min. köcheln lassen, bis der Kürbis weich ist.

Suppe mit einem Pürierstab glatt pürieren und mit Salz und Pfeffer abschmecken.

TIPPS: *Ingwer ist bekannt für seine beruhigenden Eigenschaften bei Verdauungsbeschwerden. Er hilft, Entzündungen im Magen-Darm-Trakt zu reduzieren, und fördert eine gesunde Verdauung.*

SIBO-Gemüsesuppe

2–3 PORTIONEN | 35 MIN.

1 Karotte **1 kleine** Pastinake **1** Zucchini **1** rote Paprika **1 EL** Olivenöl **1 TL** getrockneter Thymian **1 l** Gemüsebrühe (Low-FODMAP) Salz Pfeffer frische Petersilie zum Garnieren

Karotte in Scheiben schneiden. Pastinake, Zucchini und Paprika würfeln.

Olivenöl in einem großen Topf erhitzen. Karotte, Pastinake und Paprika darin ca. 5 Min. anbraten. Zucchini und Thymian hinzufügen, kurz mitbraten, dann mit der Gemüsebrühe ablöschen.

Suppe zum Kochen bringen, dann die Hitze reduzieren und 20–25 Min. köcheln lassen, bis das Gemüse weich ist.

Mit Salz und Pfeffer abschmecken und mit frischer Petersilie garnieren.

TIPPS: *Pastinaken sind ein hervorragendes, ballaststoffreiches Wurzelgemüse, das in kleinen Mengen FODMAP-arm ist und die Verdauung unterstützt. Sie bieten eine sanfte Süße und viele Nährstoffe wie Kalium, das für eine gesunde Verdauungsfunktion wichtig ist.*

Knusprige Karotten-Pommes

1–2 PORTIONEN | 5 MIN.+30 MIN. BACKZEIT

3 große Karotten **1 EL** Olivenöl **1 TL** Paprikapulver (optional) Salz Pfeffer

Backofen auf 200 °C vorheizen.

Karotten in Pommesform schneiden. In einer Schüssel mit Olivenöl, Paprikapulver, Salz und Pfeffer vermengen.

Auf einem Backblech verteilen und 25–30 Min. backen, bis sie knusprig sind.

TIPP: *Karotten fördern die Darmgesundheit durch ihren hohen Gehalt an Ballaststoffen und Beta-Carotin.*

Zucchini-Lasagne

2 PORTIONEN | 45 MIN.

2 mittelgroße Zucchini **1 EL** Olivenöl **300 g** mageres Rinderhackfleisch **1 EL** Tomatenmark **1 Dose** Tomaten ohne Kerne (400 g) Salz Pfeffer **1 TL** getrockneter Oregano **1 TL** getrocknetes Basilikum **100 g** geriebener, laktosefreier Käse

Backofen auf 180 °C vorheizen.

Zucchini der Länge nach in dünne Scheiben schneiden und beiseitelegen.

In einer Pfanne Olivenöl erhitzen und das Hackfleisch anbraten. Tomatenmark, Dosentomaten und Gewürze hinzufügen. Ca. 10 Min. köcheln lassen, bis die Sauce eingedickt ist. Mit Salz und Pfeffer abschmecken.

Auflaufform leicht einfetten und eine Schicht Zucchinischeiben auf den Boden legen. Eine Schicht der Hackfleischsauce darübergeben und mit etwas geriebenem Käse bestreuen. Diesen Vorgang wiederholen, bis alle Zutaten verbraucht sind. Mit einer Schicht Käse abschließen.

Im Ofen 25–30 Min. backen, bis die Zucchini weich und der Käse goldbraun ist.

TIPPS: *Zucchini ist reich an Antioxidantien und fördert die Verdauung durch ihre entzündungshemmenden Eigenschaften. Sie enthält außerdem viel Wasser, was den Körper hydratisiert und die Darmgesundheit unterstützt.*

▶ Zucchini-Lasagne

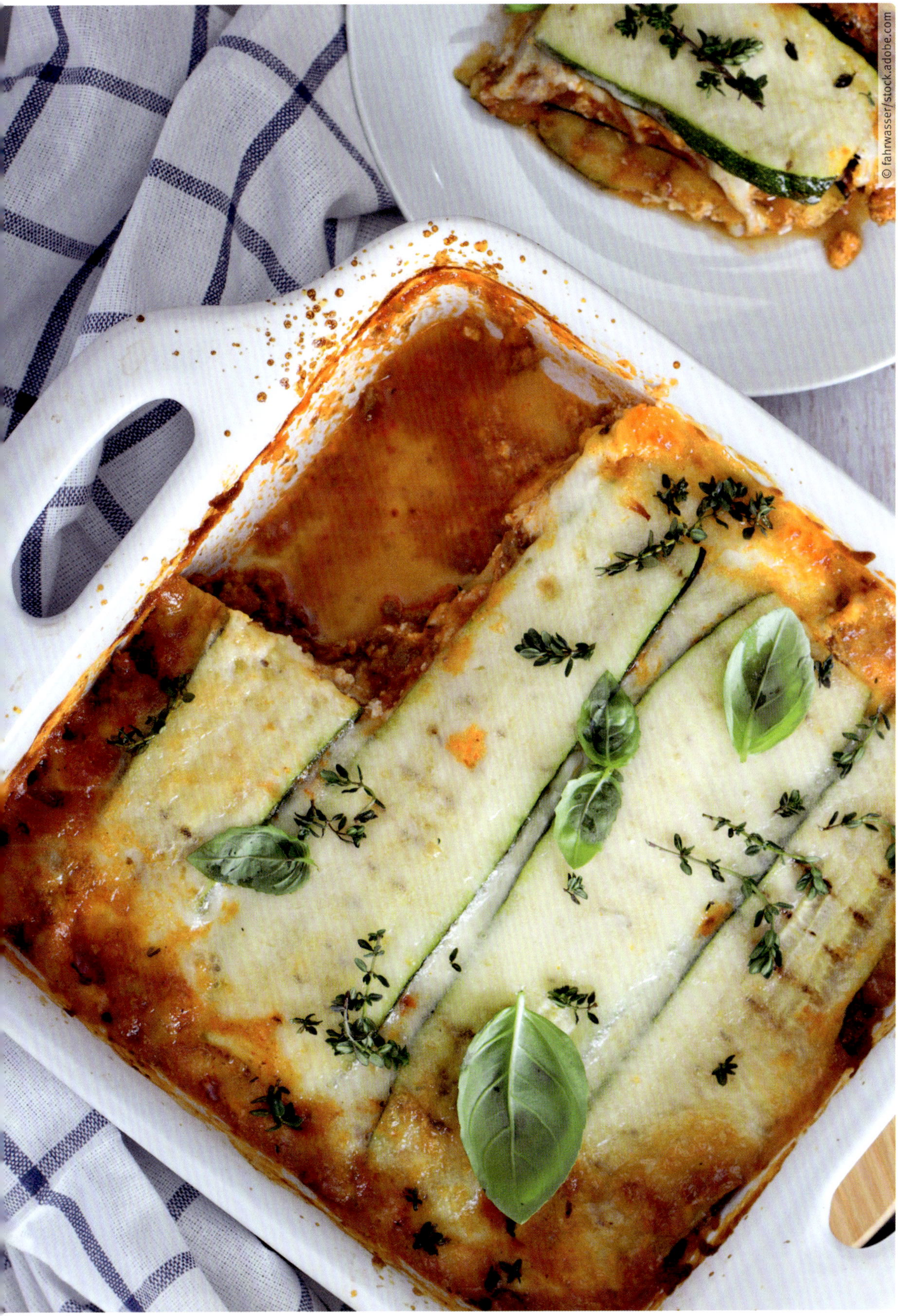

Low-FODMAP-Hirse-Pfanne

1 PORTION | 20 MIN.

100 g Hirse **1 EL** Sesamöl **100 g** frischer Spinat **1 EL** Sesamsamen **1 EL** glutenfreie Sojasauce Salz Pfeffer

Hirse nach Packungsanweisung garen.

Sesamöl in einer Pfanne erhitzen. Spinat kurz anbraten, bis er zusammenfällt.

Gekochte Hirse, Sojasauce und Sesamsamen hinzufügen und gut vermischen.

Mit Salz und Pfeffer abschmecken und servieren.

TIPPS: *Sesamsamen sind reich an gesunden Fetten und Ballaststoffen, die die Darmgesundheit fördern und entzündungshemmend wirken.*

Hähnchen-Kokos-Curry

2 PORTIONEN

25 MIN.

400 g Hähnchenbrust **1 kleine** Zucchini **1** Karotte **1 EL** Kokosöl Salz Pfeffer **1 TL** Kurkuma **200 ml** Kokosmilch (ohne Zusätze) frische Korianderblätter oder Petersilie zum Garnieren (optional)

Hähnchenbrust und Zucchini würfeln. Karotte in dünne Scheiben schneiden.

Kokosöl in einer Pfanne erhitzen und das Hähnchen anbraten, bis es goldbraun ist. Herausnehmen und beiseitestellen.

Karotte und Zucchini in derselben Pfanne anbraten, bis sie weich sind.

Gewürze und Kurkuma hinzufügen und kurz mitbraten, dann die Kokosmilch einrühren.

Hähnchen zurück in die Pfanne geben und alles bei schwacher Hitze ca. 10 Min. köcheln lassen, bis das Hähnchen durchgegart ist.

Mit Salz und Pfeffer abschmecken und mit frischem Koriander garnieren.

TIPPS: *Kurkuma ist bekannt für seine entzündungshemmenden Eigenschaften. Es unterstützt die Verdauung und kann helfen, die Darmflora ins Gleichgewicht zu bringen, was besonders bei SIBO von Vorteil ist.*

Kokos-Limetten-Hähnchen

2 PORTIONEN | 30 MIN.

1 EL Olivenöl **2** Hähnchenbrustfilets **200 ml** Kokosmilch (ohne Zusätze) **1** Bio-Limette (Saft und Schale) **1 TL** frisch geriebener Ingwer Salz Pfeffer frische Korianderblätter zum Garnieren (optional)

Olivenöl in einer Pfanne erhitzen und die Hähnchenbrustfilets von beiden Seiten anbraten, bis sie goldbraun sind.

Kokosmilch, Limettensaft, -schale und Ingwer hinzufügen.

Die Hitze reduzieren und Hähnchen in der Sauce ca. 15 Min. köcheln lassen, bis es gar ist.

Mit Salz und Pfeffer abschmecken und mit frischem Koriander garnieren.

TIPPS: *Limetten sind reich an Vitamin C und Antioxidantien, die das Immunsystem stärken und die Verdauung unterstützen.*

Gebackener Lachs mit Zitronen-Dill-Sauce

2 PORTIONEN | 25 MIN.

2 Lachsfilets (je ca. 150 g) **1 EL** Olivenöl **½** Zitrone (Saft) Salz Pfeffer **1 EL** frisch gehackter Dill

Backofen auf 180 °C vorheizen.

Die Lachsfilets in eine leicht geölte Auflaufform legen. Zitronensaft über den Lachs träufeln, mit Salz, Pfeffer und Dill bestreuen.

Lachs im Ofen 15–20 Min. backen, bis er gar ist und sich leicht mit einer Gabel zerteilen lässt.

TIPPS: *Lachs ist eine hervorragende Quelle für Omega-3-Fettsäuren, die nicht nur entzündungshemmend wirken, sondern auch die Darmgesundheit fördern, indem sie die Barrierefunktion des Darms stärken und das Mikrobiom unterstützen. Möglichst Lachs aus Wildfang wählen, weil in Aquakultur gezüchtete Fische durch die veränderte Ernährung oft viel weniger Omega-3-Fettsäuren enthalten.*

Gebratene Karotten und Pastinaken mit Rosmarin

1–2 PORTIONEN | 10 MIN.+30 MIN. BACKZEIT

3 mittelgroße Karotten **2** Pastinaken
1 EL Olivenöl **1 TL** frisch gehackter
Rosmarin Salz Pfeffer

Backofen auf 200 °C vorheizen.

Karotten und Pastinaken schälen und in Stifte schneiden. In einer Schüssel mit Olivenöl, Rosmarin, Salz und Pfeffer vermengen.

Gemüsestifte auf einem Backblech verteilen und 25–30 Min. im Ofen rösten, bis sie goldbraun und knusprig sind.

TIPPS: *Rosmarin hat antimikrobielle und entzündungshemmende Eigenschaften, die zur Beruhigung des Verdauungssystems beitragen können.*

Zoodles mit Pesto

2 PORTIONEN | 10 MIN.

2 Zucchini **1 EL** Olivenöl **2 EL** frisches
Basilikum-Pesto (FODMAP-arm) **1 EL** Pinienkerne Salz Pfeffer

Zucchini spiralförmig in Zoodles schneiden und in einer Pfanne mit Olivenöl 2–3 Min. leicht anbraten.

Basilikum-Pesto unterheben und mit Salz und Pfeffer abschmecken.

Pinienkerne in einer Pfanne ohne Fett rösten, bis sie zu duften beginnen.

Über die Zoodles streuen und sofort servieren.

TIPPS: *Basilikum hat entzündungshemmende und antibakterielle Eigenschaften, die die Darmgesundheit unterstützen und Verdauungsbeschwerden lindern können.*

Gebratene Garnelen mit Zucchininudeln

2 PORTIONEN | 15 MIN.

2 mittelgroße Zucchini **1 EL** Olivenöl **1** Knoblauchzehe **200 g** Garnelen, geschält und entdarmt **½** Zitrone (Saft) Salz Pfeffer frische Petersilie zum Garnieren

Zucchini in Spiralen schneiden.

Olivenöl in einer Pfanne erhitzen und die ganze Knoblauchzehe darin anbraten, bis sie duftet. Dann entfernen.

Garnelen in die Pfanne geben und 2–3 Min. pro Seite braten, bis sie rosa und durchgegart sind. Mit Zitronensaft beträufeln und mit Salz und Pfeffer würzen.

Die Zucchininudeln hinzufügen und 1–2 Min. leicht anbraten, bis sie weich, aber noch bissfest sind.

Alles gut vermengen, auf Teller verteilen und mit frischer Petersilie garnieren.

▶ **TIPPS:** *Garnelen sind eine hervorragende Proteinquelle, die leicht verdaulich ist und keine FODMAPs enthält. Sie liefern auch Selen, das entzündungshemmende Eigenschaften hat und die Immunfunktion unterstützt.*

Laktosefreies Beeren-Kokos-Dessert

1–2 PORTIONEN | 10 MIN.

200 g frische Erdbeeren und Himbeeren **200 ml** laktosefreier Kokosjoghurt **1 EL** Ahornsirup (optional) **1 TL** Vanilleextrakt frische Minzblätter zum Garnieren

Beeren waschen und trocken tupfen.

Kokosjoghurt mit Ahornsirup und Vanilleextrakt in einer Schüssel verrühren.

Beeren in Gläser verteilen, Kokosjoghurt darübergeben und mit Minzblättern garnieren.

▶ *Tipp: Beeren sind reich an Antioxidantien und Ballaststoffen, die den Darm schützen und die Verdauung unterstützen.*

Kokos-Chia-Pudding mit Beeren

1–2 PORTIONEN | 10 MIN. +MIND. 2 STD. KÜHLZEIT

200 ml Kokosmilch (ohne Zusätze)
3 EL Chia-Samen **1 TL** Ahornsirup (optional)
1 Handvoll frische Himbeeren oder Blaubeeren

Kokosmilch, Chia-Samen und Ahornsirup in einer Schüssel gut verrühren. Die Mischung in den Kühlschrank stellen und mind. 2 Std., besser über Nacht quellen lassen. Mit frischen Beeren garnieren und servieren.

TIPPS: *Chia-Samen sind eine hervorragende Quelle für Ballaststoffe und Omega-3-Fettsäuren, die beide die Darmgesundheit fördern. Sie unterstützen eine gesunde Verdauung und wirken entzündungshemmend.*

Laktosefreies Mandel-Vanille-Eis

2 PORTIONEN | 10 MIN.+4 STD. GEFRIERZEIT

200 ml laktosefreier Mandeldrink
2 EL Mandelmus **1 TL** Vanilleextrakt
2 EL Ahornsirup (optional)

Alle Zutaten in einen Mixer geben und glatt pürieren. Mischung in eine flache Form gießen und im Gefrierschrank einfrieren, dabei regelmäßig umrühren. Nach ca. 4 Std. ist das Eis servierfertig. Sie können das Eis auch in der Eismaschine zubereiten.

TIPPS: *Mandelmilch ist eine nussige, laktosefreie Alternative zu Milch, die sich gut für SIBO-Patienten eignet. Sie ist eine gute Quelle für Vitamin E und Magnesium.*

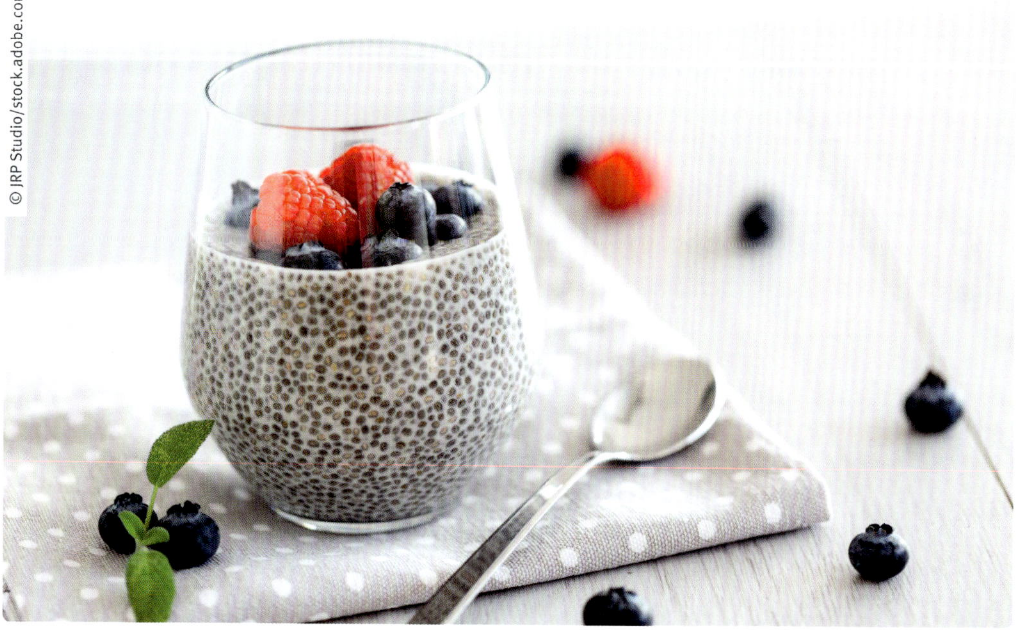

Mandel-Kokos-Energy-Balls

10–12 KLEINE KUGELN | 15 MIN. +MIND. 30 MIN. KÜHLZEIT

100 g gehackte Mandeln **50 g** Kokosraspeln **2 EL** Kokosöl **1 EL** Ahornsirup (optional) Nach Geschmack: Vanillemark oder gemahlene Vanilleschoten

Alle Zutaten in einer Schüssel gut vermischen, bis eine klebrige Masse entsteht.

Mit den Händen kleine Kugeln formen.

Die Energy Balls mind. 30 Min. im Kühlschrank fest werden lassen.

TIPPS: *Mandeln sind reich an Magnesium und Vitamin E, die beide wichtig für die Nerven- und Darmgesundheit sind. Sie helfen, den Blutzuckerspiegel stabil zu halten, was bei SIBO- und Low-FODMAP-Diäten von Vorteil ist.*

Low-FODMAP-Blaubeer-Muffins

6–8 MUFFINS | 10 MIN.+25 MIN. BACKZEIT

50 ml Kokosöl **200 g** glutenfreies Mehl **1 TL** Backpulver **½ TL** Natron **1** Ei **100 ml** laktosefreie Milch **2 EL** Ahornsirup (optional) **100 g** frische Blaubeeren

Backofen auf 180 °C vorheizen. Kokosöl schmelzen. Muffinformen leicht einfetten.

Mehl, Backpulver und Natron in einer Schüssel mischen.

In einer 2. Schüssel Ei, Milch, Kokosöl und Ahornsirup verquirlen.

Die nassen Zutaten zu den trockenen Zutaten geben und gut vermengen. Blaubeeren vorsichtig unterheben.

Teig in die Muffinformen füllen. Ca. 20–25 Min. backen, bis die Muffins goldbraun sind.

TIPPS: *Blaubeeren enthalten Antioxidantien und Ballaststoffe, die die Darmgesundheit unterstützen und Entzündungen lindern können. Sie sind in kleinen Mengen zudem FODMAP-arm.*

Knochenbrühe

Knochenbrühe ist eine sehr gute Quelle von Nährstoffen, leicht verdaulich, wohlschmeckend und gut für unseren Darm [85]. Sie wirkt beruhigend, tröstend und stärkend für unsere Energie und unseren Geist. Ideal also für SIBO-Patienten!

Grundlage der Brühe sind Knochen von Rind-, Lamm- oder Geflügelfleisch, eventuell sind auch Fisch oder Schalentiere möglich. Die Knochen können mit oder ohne Haut oder Fleisch verwendet werden. Gegebenenfalls können Haut und Fleisch zur Geschmacksverbesserung vorher angebraten werden.

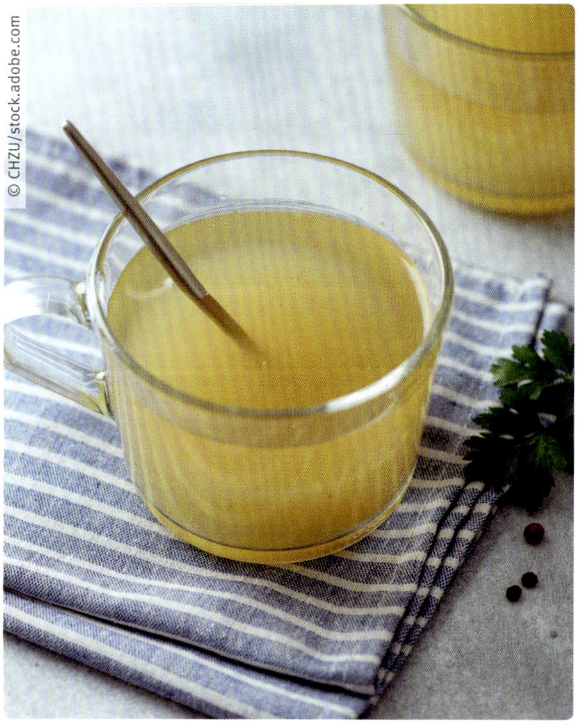

© CHZU/stock.adobe.com

Knochenbrühe

1–2 KG KNOCHEN FÜR 3–4 LITER BRÜHE (4–6 PORTIONEN) | 6–72 STD.

Knochen (und ggf. Haut und Fleisch) von Rind, Lamm oder Geflügel • so viel kaltes Wasser, dass die Knochen gerade bedeckt sind
1–2 EL Essig oder Zitronensaft • optional zusätzlich (Suppen-)Gemüse, z. B. Sellerie, Karotten und Petersilie (jedes Gemüse ist geeignet)

Knochen, Wasser und Essig in einem Topf zum Kochen bringen, aufsteigenden Schaum entfernen und die Hitze reduzieren.

Hähnchen 6–48 Std., Rindfleisch 12–72 Std. köcheln lassen, je länger, desto besser (24 Std. sind am besten). Um die Kochzeit zu verkürzen, können Sie die Knochen vorher zerkleinern.

Falls gewünscht, Gemüse hinzufügen.

Brühe durch ein Sieb abgießen und Knochen entsorgen. Gegebenenfalls können Sie das (Knochen-)Fleisch weiterverwenden.

Die Brühe lässt sich monatelang einfrieren oder im Kühlschrank ca. 5 Tage aufbewahren.

▶ **TIPPS:** *Wenn Sie Fett für eine Bratensoße entfernen möchten, verwenden Sie einen Saucentrenner, solange die Brühe warm ist. Oder schöpfen Sie das Fett nach dem Abkühlen ab. Kalte Brühe wird gelieren, wenn genügend Gelatine vorhanden ist.*

Verwendung der Knochenbrühe

Die Knochenbrühe lässt sich auf vielfältige Weise verwenden.

SUPPE: Geben Sie Gemüse, Bohnen, Getreide, Nudeln, Pfannkuchen oder Fleisch in die Brühe. Am besten braten Sie Gemüse und Fleisch vorher in Öl oder Butter im Suppentopf kurz an. Fügen Sie dann die Brühe und ggf. zuvor eingeweichte Bohnen hinzu und lassen Sie sie köcheln, bis alles durchgekocht ist. Die Dauer hängt von den Zutaten ab, rechnen Sie mit mindestens 20 Minuten. Schmecken Sie die Brühe mit Salz und Pfeffer oder anderen Gewürzen ab. Die traditionellste Verwendung für eine (gewürzte) Brühe ist als »erster Gang« eines mehrgängigen Menüs, um die Verdauung der nächsten Mahlzeit zu fördern.

KOCHFLÜSSIGKEIT: Verwenden Sie Brühe anstelle von Wasser, um Gemüse zu dämpfen oder Reis, Bohnen oder Getreide bzw. Samen zu kochen. Dazu stellen Sie einen Korb mit Gemüse in die Brühe oder geben das Getreide/die Samen oder die Bohnen im richtigen Verhältnis direkt in die Brühe. Lassen Sie sie dann nach Packungsanweisung köcheln.

SOSSE: Sie können auch eine Soße für Gemüse, Fleisch oder Klöße machen: Geben Sie das Fett, das Sie zuvor von der Brühe entfernt haben (oder alternativ Butter) in eine Pfanne. Fügen Sie einen Esslöffel Mehl hinzu und rühren Sie ständig, bis es bräunt. Rühren Sie die Brühe mit dem Schneebesen ein und lassen Sie sie kochen, bis sie eindickt. Schmecken Sie sie mit Salz und Pfeffer ab.

TEE: Sie können die Brühe auch wie einen Tee trinken. Fügen Sie dann ggf.etwas Salz hinzu. Das ist besonders in den Wintermonaten oder wenn Sie sich krank fühlen, sehr angenehm. Da die Brühe gleichzeitig anregend und beruhigend ist, kann sie den morgendlichen Kaffee, den Nachmittagstee oder den abendlichen Schlummertrunk ersetzen. Am besten geben Sie die Brühe in eine Thermoskanne und trinken sie über den Tag verteilt.

Damit bleibt der Darm gesund

Die folgenden Rezepte sind komplex und enthalten viele für die Darmgesundheit förderliche Nahrungsmittel. Patienten mit Darmbeschwerden (und/oder dem Vorliegen einer SIBO) werden zumindest am Anfang aufgrund ihrer eingeschränkten Verdauungsfähigkeit Probleme haben, sie zu tolerieren. Deswegen bitte erst (nach-)kochen, wenn Sie sich wieder gesund fühlen und Ihre Darmprobleme Vergangenheit sind.

Dann aber können diese Rezepte helfen, Ihren Darm gesund zu erhalten und die richtigen Mitbewohner dort drinnen mit dem richtigen Futter zu versorgen. Und nicht zuletzt werden sie Ihnen helfen, die Freude am Kochen und Essen wieder zurückzugewinnen.

Glasierte Aubergine mit fermentiertem Cashew-Käse

3–4 PORTIONEN | 20 MIN. + 4 STD. EINWEICHZEIT + MIND. 24 STD. FERMENTIERZEIT + 25 MIN. BACKZEIT

Für den Cashew-Käse:
130–150 g rohe Cashewkerne **50 ml** Wasser **1 EL** Zitronensaft **1 EL** Nährhefe **½ TL** Salz **1** probiotische Kapsel (nur Inhalt)

Für die Auberginen:
2 mittelgroße Auberginen **2–3 cm** frischer Ingwer **2** Knoblauchzehen **2** Frühlingszwiebeln ca. **4 EL** weiße Miso-Paste **2 EL** Mirin (japanischer süßer Reiswein) **2 EL** Sojasauce oder Tamari **1 EL** Erythrit (oder anderer natürlicher Süßstoff) **1 EL** Sesamöl **1 EL** Sesamsamen

Für den fermentierten Käse Cashews 4 Std. oder über Nacht einweichen, dann Wasser abgießen und abspülen.

Cashews, Wasser, Zitronensaft, Nährhefe, Salz und den Inhalt des Probiotikums pürieren, bis die Masse glatt und cremig ist.

Cashew-Mischung in ein sauberes Glasgefäß füllen, mit einem atmungsaktiven Tuch abdecken und mit einem Gummiband befestigen.

Cashew-Käse bei Raumtemperatur 24–48 Std. fermentieren, je nach gewünschtem Schärfegrad. Danach bis zur Verwendung im Kühlschrank lagern.

Für die Auberginen Backofen auf 200 °C vorheizen, Blech mit Backpapier belegen.

Auberginen der Länge nach in 4 cm breite Stücke schneiden. Ingwer reiben, Knoblauch und Frühlingszwiebeln getrennt hacken.

Für die Glasur Miso-Paste, Mirin, Sojasauce (oder Tamari), Erythrit, Sesamöl, Ingwer und Knoblauch verrühren.

Jede Auberginenscheibe mit der Glasur bestreichen, sodass beide Seiten gut bedeckt sind.

Auberginenscheiben 20–25 Min. backen, bis sie zart und goldbraun sind. Aus dem Ofen nehmen und leicht abkühlen lassen.

Ein paar glasierte Auberginenscheiben auf einem Teller anordnen. Einen Klecks fermentierten Cashew-Käse dazugeben. Mit Frühlingszwiebeln und Sesam garnieren. Sofort servieren und genießen!

TIPP: *Die Kombination von Umami-Aromen, cremigen Texturen und leuchtenden Farben macht dieses Gericht zu einem gastronomischen Erlebnis, visuell und ernährungsphysiologisch.*

Apfel-Fenchel-Sauerkraut

3–4 PORTIONEN | 30 MIN.+1–2 WOCHEN GÄRZEIT

1 mittelgroßer Grünkohl (1 kg) **1 mittelgroße** Fenchelknolle **1 großer** Granny-Smith-Apfel
1 EL Kümmel **1 EL** Meersalz oder koscheres Salz (nicht jodiert)

Äußere Kohlblätter entfernen und beiseitelegen. Kohl in Viertel schneiden und Strunk entfernen. Mit scharfem Messer oder Mandolinenhobel zerkleinern. In eine Schüssel geben.

Von Fenchelknolle Wedel und Stiel entfernen, in dünne Scheiben schneiden. Apfel schälen, entkernen, in dünne Scheiben schneiden. Beides in die Schüssel geben.

Kümmel und Salz hinzufügen. Mit den Händen Salz und Kümmel ca. 5–10 Min. in die Mischung einmassieren, bis das Gemüse weich geworden ist und Saft abgegeben hat.

Mischung in ein sauberes, weithalsiges Gefäß füllen und gut verschließen. Dabei darauf achten, dass am oberen Rand ein Freiraum von ca. 2,5 cm bleibt. Restliche Flüssigkeit in das Glas gießen.

Eins der beiseitegelegten Kohlblätter so falten, dass es in die Öffnung des Glases passt. Oben auf die Mischung legen und nach unten drücken, damit das Gemüse in den Saft eintaucht. Bei Bedarf ein sauberes, kleines Glasgefäß oder ein Gärgewicht verwenden, um die Mischung unter Wasser zu halten.

Glas mit einem sauberen Tuch abdecken und mit einem Gummiband befestigen. An einem kühlen, dunklen Ort ohne direktes Sonnenlicht bei 15–21 °C mind. 1 Woche gären lassen. Täglich kontrollieren, dass das Gemüse untergetaucht bleibt.

Nach 1 Woche Sauerkraut probieren. Ist ein stärkerer Geschmack gewünscht, noch 1–2 Wochen gären lassen. Sobald es den gewünschten Geschmack erreicht hat, Stoff durch normalen Deckel ersetzen. Sauerkraut entwickelt mit zunehmender Reifung mehr Geschmack und kann mehrere Monate im Kühlschrank aufbewahrt werden.

Sauerkraut als Beilage, auf Sandwiches oder unter Salate gemischt genießen – eine würzige, probiotikareiche Ergänzung zu Ihren Mahlzeiten!

TIPPS: *Der natürliche Fermentationsprozess verwandelt die Zutaten in ein Kraftpaket mit lebenden Kulturen, die die Vielfalt und Funktionalität Ihres Darms verbessern können. Die Äpfel bringen einen Hauch von natürlicher Süße und liefern gleichzeitig Ballaststoffe und essenzielle Nährstoffe, während Fenchel für seine verdauungsfördernde und magenberuhigende Wirkung bekannt ist.*

Fermentierter Rote-Bete-Karotten-Salat

2 PORTIONEN | 15 MIN.+5–7 TAGE FERMENTIERZEIT

2 mittelgroße Rote Bete **2 große** Möhren **½ kleine** rote Zwiebel **120 ml** Wasser **120 ml** Apfelessig **1 EL** Meersalz **1 TL** Kümmel **1 TL** Senfkörner **½ TL** schwarze Pfefferkörner **½ TL** rote Paprikaflocken (optional)

Gemüse schälen. Rote Bete reiben, Karotten raspeln, Zwiebeln in dünne Scheiben schneiden. Alles in eine Schüssel geben.

Wasser, Apfelessig, Meersalz, Kümmel, Senfkörner, Pfefferkörner und Paprikaflocken in einer 2. Schüssel verrühren.

Über die Gemüsemischung gießen. Bei Bedarf mehr Wasser hinzugeben, damit das Gemüse vollständig bedeckt ist.

Mischung in ein sauberes Glasgefäß füllen. Darauf achten, dass das Gemüse vollständig in Salzlake eingetaucht ist. Gegebenenfalls Gärgewicht oder kleinen Teller auf das Gemüse legen, um es unter Wasser zu halten. Glas mit einem atmungsaktiven Tuch abdecken, mit Gummiband sichern.

Bei Raumtemperatur 5–7 Tage fermentieren lassen. Dabei täglich kontrollieren, ob das Gemüse noch untergetaucht ist. Sobald der gewünschte Gärungsgrad erreicht ist, Deckel entfernen. Salat im Kühlschrank aufbewahren.

TIPP: *Dieser Salat eignet sich perfekt als Beilage oder als leichte Mahlzeit – ein köstliches und nahrhaftes Gericht, das einen gesunden Darm und die Verdauung fördert.*

Rucola-Avocado-Salat

2 PORTIONEN | 20 MIN.

2 Handvoll Rucola **1 große** Avocado **100 g** Kirschtomaten **3** Radieschen **½ kleine** rote Zwiebel **2 EL** Kürbiskerne **1 EL** schwarze Sesamkörner

Für das Dressing:

2 Knoblauchzehen **2 EL** natives Olivenöl extra **2 EL** Apfelessig **½ EL** Dijon-Senf **1 TL** Dattelpaste **¼ TL** Salz **⅛ TL** schwarzer Pfeffer

Rucola waschen und trockenschleudern. Avocado in Scheiben schneiden. Tomaten waschen und halbieren. Radieschen waschen und in dünne Scheiben schneiden. Zwiebel schälen, vierteln und Segmente trennen. Alles in eine Schüssel geben.

Für das Dressing Knoblauch hacken. Dressing-Zutaten mischen und über den Salat gießen.

▶ **TIPPS:** *Avocados enthalten gute Fette, die die Freisetzung von Gallenflüssigkeit fördern. Ihre antioxidativen Eigenschaften helfen, freie Radikale zu neutralisieren. Der bittere Rucola regt die Verdauung an und verbessert den Stuhlgang, indem er die Produktion von Magensäure und Verdauungsenzymen ankurbelt.*

Kamille-infundierter Chia-Pudding

1 PORTION | 15 MIN.+MIND. 4 STD. RUHEZEIT

ca. **200 ml** ungesüßter Mandeldrink **2** Beutel Kamillentee **40 g** Chiasamen **½ EL** Dattelpaste **1–2 EL** Erythrit, Xylit oder Mönchsfrucht-Süßstoff (optional) **½ TL** reines Vanilleextrakt frisches Obst und gehackte Nüsse zum Bestreuen (optional)

Mandeldrink bei mittlerer Hitze erhitzen, bis er leicht zu köcheln beginnt. Vom Herd nehmen.

Kamillenteebeutel in den warmen Drink geben, 5–7 Min. ziehen lassen.

In einer mittelgroßen Schüssel Kamille-Mandeldrink, Chiasamen, Dattelpaste, Süßstoff (optional) und Vanilleextrakt verrühren. Gut umrühren.

Schüssel mit Plastikfolie abdecken. Mind. 4 Std. oder über Nacht in den Kühlschrank stellen, damit die Chiasamen die Flüssigkeit aufnehmen und den Pudding andicken.

Sobald der Pudding die gewünschte Konsistenz erreicht hat, gut umrühren und evtl. nachsüßen.

Mit frischem Obst und gehackten Nüssen servieren.

▶ **TIPPS:** *Die Inhaltsstoffe von Kamille entspannen die Muskeln im Verdauungstrakt und verringern Blähungen und Völlegefühl auf natürliche Weise. Chiasamen sind eine ausgezeichnete Quelle von Ballaststoffen, die eine gesunde Verdauung fördern und Verstopfung vorbeugen.*

Die Elementardiät

Die im Kapitel »Starving« (S. 109) beschriebene Elementardiät stellt eine Alternative zur (klassischen oder pflanzlichen) antibiotischen Therapie dar, bei der aufgewucherte Bakterien während der Behandlung der SIBO ausgehungert werden [54].

Bei dieser Elementardiät handelt es sich um eine Ernährung mit einem flüssigen Cocktail aus Fettsäuren, Aminosäuren und Zuckern zusammen mit essenziellen Vitaminen, Mikronährstoffe und Elektrolyten. Der Cocktail enthält keinerlei Ballaststoffe. Alle Makro-Nährstoffe (Fett, Eiweiß, Kohlenhydrate) sind bereits in ihre Einzelbestandteile aufgebrochen, quasi vorverdaut. Dadurch muss unser Darm keine Verdauungsleistung mehr erbringen, und eine komplette Aufnahme dieses Cocktails bereits im ersten Dünndarmabschnitt ist möglich. Wird diese Ernährungsform für mindestens zwei Wochen als alleinige Nahrungsaufnahme durchgeführt, gelingt es, die in den Dünndarm aufgewucherten Bakterien verhungern zu lassen, sodass die SIBO verschwindet.

Sie können im Rahmen einer solchen Elementardiät kommerziell erhältliche Produkte verwenden, die bereits eine geeignete Mischung der verschiedenen Komponenten enthalten. Das ist am einfachsten, aber auch teuer (S. 110).

Eine kostengünstigere Alternative ist eine selbst hergestellte Elementardiät. Im Internet finden Sie ein beispielhaftes Rezept, das freundlicherweise von der amerikanischen SIBO-Ärztin Dr. Siebecker zur Verfügung gestellt wird (S. 182). Eine etwas angepasste Variante mit in Deutschland verfügbaren Produkten stelle ich Ihnen hier vor.

TIPP

Damit es besser schmeckt

Crystal Light enthält das gesundheitlich bedenkliche Aspartam, aber die geschmackliche Verbesserung soll sehr groß sein. Deshalb ist es für den zeitlich begrenzten Einsatz vermutlich für die meisten akzeptabel. Auch die Zugabe von Honig oder die Verwendung von geschmacksintensiven Ölen kann zur Verfeinerung eingesetzt werden.

EINKAUFSLISTE FÜR DIE »HAUSGEMACHTE« ELEMENTARDIÄT (FÜR 2 WOCHEN):

- 1000 g Aminosäuren
- 5000 Glukose (Traubenzucker) oder eine Mischung aus ⅔ Dextrose und ⅓ Maltodextrin (für bessere Konsistenz, Geschmack und weniger Gefahr einer Candida-Überwucherung)
- 1600–1900 ml Öle (z. B. MCT-Öl oder Kokosnuss-, Oliven-, Macadamia-, Fischöl)
- 1 Dose synthetisches Multivitamin (ohne Zusatzstoffe)
- 1 Flasche Salz (z.B. Meersalz, Himalaya Salz)
- kleine Mengen an Geschmacksstoffen (optional, z. B. Vanille, Crystal Light, Honig, geschmacksintensive Öle)

MENGE PRO MAHLZEIT:

- 2 EL Aminosäuren (24 g Protein, insgesamt 72 g/Tag)
- 3,5–5 EL Dextrose (35–51 g Kohlenhydrate/Tag)
- 3–3,5 Öl EL (49–57 g Fett, insgesamt 123–147 g/Tag)
- 2 Multivitamin-Kapseln oder 5,5 g Multivitamin-Pulver
- ¼–½ TL Salz nach Geschmack

ZUBEREITUNG: Menge für eine Mahlzeit mit Wasser nach Packungsbeilage mischen. Essen Sie drei Mahlzeiten täglich.

Wie viele Kalorien brauche ich?

Die genauen Mengen hängen vom Kalorienbedarf ab, den Sie am besten mit einem Ernährungsberater besprechen.

KALORIENGEHALT: lässt sich mit folgenden Werten berechnen: 1 g Kohlenhydrate oder Protein hat 4 kcal, 1 g Fett hat 9 kcal.

ÜBLICHE TAGESZUFUHR: 1600–2000 bei Frauen, 2400–3000 kcal bei Männern (je nach Aktivitätslevel)

Welche Inhaltsprodukte gibt es wo?

Im Folgenden finden Sie Beispiele für Produkte und ungefähre Preise:

AMINOSÄUREN (MIT VOLLSTÄNDIGEM AMINOSÄUREPROFIL):

- Jo Mar Labs Amino Acids: Black Label Pure Form 21 Blend (215 €/1 kg)
- G&G Full Spectrum Amino Acid Powder, erhältlich bei Amazon-UK und G&G (100€/1 kg)

Statt des reinen Aminosäurenpulvers können ggf. zur Geschmacksverbesserung auch die folgenden Proteinpulver genommen werden. Dadurch wird die Elementardiät zu einer semi-elementaren Diät.

PROTEINPULVER:

- Bulk Powders Pure Whey Isolate™ 97 (geschmacksneutral)
- Bulk Powders Hydrolysed Whey Protein Isolate (geschmacksneutral)

Wer Milcheiweiße nicht verträgt, kann alternativ auch HydroBeef 97 (geschmacksneutral) verwenden.

DEXTROSE (GLUKOSE/TRAUBENZUCKER):

- MyProtein Dextrose (16 €/5 kg)

HONIG:

- Klee Bio-Honig (Kohlenhydrate aus Glukose und Fruktose)
  Der Honig sollte durchsichtig sein.

Verschiedene Kohlenhydratquellen können verwendet werden, z.B. Honig für die eine Mahlzeit, Dextrose für eine andere oder beide zusammengemischt.

TIPP

Tipps für die Elementardiät

- Mit Eis in einem Mixer gemischt schmeckt der Shake vielen erheblich besser.
- Sie können die Zutaten auch alle einzeln einnehmen, z. B. Honig zwischen Schlucken von Aminosäuren.
- Elementardiäten können Verdauungsbeschwerden auslösen. Gut ist es, die Shakes wirklich langsam zu trinken.
- Pausen zwischen den »Mahlzeiten« müssen nicht eingehalten werden.
- Zur Verbesserung der Verträglichkeit können Sie die oben für drei Mahlzeiten angegebenen Mengen auch in fünf Mahlzeiten zu sich nehmen.

MULTIVITAMIN:

- Pure Nutrient 950 (45 €/180 Kapseln)
- Klaire VitaSpectrum (Pulver mit Zitrus-Geschmack, 35 €/165 g)
- New Beginning Spectrum-Mate oder Klaire Vita Spectrum

Kaufen Sie Vitamine und Mineralien am besten als Pulver oder als Gelatinekapseln und leeren die Kapseln dann aus.

ÖL:

- MCT-Öl (20 €/l), nicht mehr als 1–2 EL pro Mahlzeit
- Safloröl (bis zu 3 EL pro Mahlzeit)
- Kokos-, Oliven-, Macadamia-, Fischöl

MCT (»Medium-Chain-Triglycerides«)-Öl, besteht aus besonders leicht aufzunehmenden mittelkettigen Fettsäuren (in der Regel aus Kokosöl) und empfiehlt sich für alle, die Fette schlecht aufnehmen können. Die Menge sollte nur langsam erhöht werden, weil es sonst zu Verdauungsbeschwerden kommen kann. Verschiedene Öle können zusammengemischt werden, z. B. Fischöl mit MCT-Öl.

Nach der Elementardiät

Der Darm ist nach zwei Wochen Elementardiät am Anfang sehr träge und die Darmzotten haben sich (leicht) zurückgebildet, weshalb die Aufnahme und der Transport von Nahrung noch nicht gut funktionieren. Es kann zu Verstopfung, Blähungen und anderen Symptomen kommen. Das macht einen Rückfall wahrscheinlicher. Daher ist es wichtig, auf eine gute Darmmotilität zu achten und den Darm langsam wieder an Nahrung zu gewöhnen.

Hilfreich sind Prokinetika, die Sie mit jeder Mahlzeit einnehmen, z. B. Ingwer oder Iberogast: 500 mg Ingwer und/oder 20 Tropfen Iberogast zu jeder Mahlzeit. Nach 10 Tagen sollte sich die Trägkeit normalisiert haben, und der Ingwer und das Iberogast zu den Mahlzeiten können weggelassen werden. Eine Einnahme zur Nacht im Rahmen der generellen Motilitäts-Förderung (Säule 3 der SIBO-/IMO-Therapie, S. 111) kann jedoch weiterhin sinnvoll sein.

Übergangsdiät

Halten Sie eine Übergangsdiät ein, um den Darm langsam wieder an feste Nahrung gewöhnen:

TAG 1–2: Keine Ballaststoffe, nur Fleisch, Eier, harter Käse, laktosefreie Milchprodukte und weiterhin Elementardiät-Shakes zu einzelnen Mahlzeiten (1–3 × tgl.)

TAG 2–3: Gekochtes und püriertes Low-FODMAP-Gemüse (z. B. Karotten, Zuchini) und weiterhin Elementardiät-Shakes für einzelne Mahlzeiten

TAG 4–21: Beginn einer Diät mit wenigen Ballaststoffen und schwach fermentierbaren Nahrungsmitteln (z. B. die Low-FODMAP, auf den hinteren Buchinnenklappen). Achten Sie darauf, was Ihnen guttut (Symptome!), und passen Sie die Diät entsprechend an.

INFO

Pilzbefall (Candida) während der Elementardiät

Der hohe Traubenzuckeranteil in der Elementardiät kann ein Aufwuchern von Candida-Hefepilzen begünstigen, besonders wenn man ohnehin schon Candida-Probleme hat oder hatte [84]. Viele Patienten nehmen daher während der Elementardiät ein Antipilzmittel ein, andere machen eine Pilzkur im Anschluss. Geeignet für eine solche Pilzbehandlung (während oder nach der Elementardiät) ist Nystatin.

Nystatin ist ein nicht resorbierbares, exzellent verträgliches, gut gegen Candida-Hefe-Pilze im Mund oder auf Schleimhäuten wirkendes Medikament. Die Einnahme erfolgt in der Regel 3 × täglich. Bitte nehmen Sie möglichst keine Kapseln ein, weil die Kapselhüllen Futter für Bakterien darstellen könnte. Greifen Sie besser auf Suspensionen, Öle oder ggf. auf Nystatinpulver (Apothekenherstellung, Warnung: furchtbarer Geschmack!) zurück. Alternativ können Sie Caprylsäure in Gelantine-Kapseln einnehmen: NOW Carprylic Acid 600 mg, Softgels, 3600 mg/Tag.

Wer bereits Candida-Probleme hat oder in der Vergangenheit hatte, sollte zur Vorbeugung während der Elementardiät ein solches Mittel einnehmen. Für alle anderen ist es eher optional. Bei tatsächlichem Pilzbefall im Rahmen der Elementardiät kann man auch nach deren Abschluss eine nachgelagerte Pilzkur durchführen.

Gegen eine im Rahmen der Elementardiät oft auftretende (Pilz-)belegte Zunge kann es helfen, die Drinks nur mit einem Strohhalm zu trinken und/oder sich ggf. mit dem in jedem Supermarkt erhältlichen Kaiser-Natron den Mund nach dem Trinken auszuspülen (1½ TL auf 200 ml Wasser). Die basische Natronlauge lässt ein Pilzwachstum nicht zu.

Wenn Sie eine Elementardiät wählen, die mehr auf Maltodextrin statt Dextrose basiert, kann das einen evtl. Candida-Wuchs etwas eindämmen.

QUELLENANGABEN

Alle Websites wurden vom 14.5.–15.5.2025 aufgerufen.

1 Internisten im Netz. Was ist ein Reizdarm? Online-Lexikon. Aufgerufen unter: www.internisten-im-netz.de/krankheiten/reizdarm/was-ist-ein-reizdarm.

2 Betz C, Mannsdörfer K, Bischoff SC: Auswirkung des Reizdarmsyndroms auf die Lebensqualität. Aktuelle Ernährungsmedizin 2011; 36 - P3_1. doi: 10.1055/s-0031–1276770

3 Rao SSC, Rehman A, Yu S, Andino NM. Brain fogginess, gas and bloating: a link between SIBO,probiotics and metabolic acidosis. Clin Transl Gastroenterol. 2018 Jun 19;9(6):162. doi: 10.1038/s41424–018–0030–7. PMCID: PMC6006167. www.pubmed.ncbi.nlm.nih.gov/29915215

4 El Halabi M, Arwani R, Rao SC, et al. Brain Fog in Gastrointestinal Disorders: Small Intestinal Bacterial Overgrowth, Gastroparesis, Irritable Bowel Syndrome. J Clin Gastroenterol. 2024 Oct 29. doi: 10.1097/MCG.0000000000002094. Epub ahead of print. https://pubmed.ncbi.nlm.nih.gov/39495803.

5 Rajendra Acharya U, Paul Joseph K, Kannathal N, et al. Heart rate variability: a review. Med Biol Eng Comput. 2006 Dec;44(12):1031–51. doi: 10.1007/s11517–006–0119–0. Epub 2006 Nov 17. www.pubmed.ncbi.nlm.nih.gov/17111118.

6 Tiwari R, Kumar R, Malik S, et al. Analysis of Heart Rate Variability and Implication of Different Factors on Heart Rate Variability. Curr Cardiol Rev. 2021;17(5):e160721189770. doi: 10.2174/1573403X16999201231203854. PMCID: PMC8950456. www.pubmed.ncbi.nlm.nih.gov/33390146

7 Deutsche Gesellschaft für Gastroenterologie, Verdauungs- und Stoffwechselkrankheiten (DGVS). S3-Leitlinie Reizdarmsyndom. Stand 06/2021. Aufgerufen unter: www.dgvs.de/leitlinien/unterer-gi-trakt/reizdarmsyndrom

8 Drossman DA, Hasler WL. Rome IV-Functional GI Disorders: Disorders of Gut-Brain Interaction. Gastroenterology. 2016;150(6):1257–1261

9 Warren JR, Marshall B. Unidentified curved bacilli on gastric epithelium in active chronic gastritis. Lancet. 1983;1(8336):1273–1275.

10 Minkoff NZ, Aslam S, Medina M, Tanner-Smith EE, Zackular JP, Acra S, Nicholson MR, Imdad A. Fecal microbiota transplantation for the treatment of recurrent Clostridioides difficile (Clostridium difficile). Cochrane Database of Systematic Reviews 2023, Issue 4. Art. No.: CD013871. doi: 10.1002/14651858.CD013871.pub2. Aufgerufen unter: www.cochrane.org/de/CD013871/GUT_stuhltransplantation-zur-behandlung-einer-wiederholten-infektion-mit-clostridioides-difficile

11 Goldenberg JZ, Yap C, Lytvyn L, et al. Probiotics for the prevention of Clostridium difficile-associated diarrhea in adults and children. Cochrane Database Syst Rev. 2017;12:CD006095

12 Beglinger C. Gastrointestinale und biliäre Parasitosen – Update. Gastroenterologie up2date 2015; 11(02): 101 – 117. doi:10.1055/s-0034–1392228. Aufgerufen unter: www.thieme-connect.de/products/ejournals/html/10.1055/s-0034–1392228?innWidth=412&offsetWidth=412&device=desktop&id=&lang=de

13 Kapselendoskopie. Doccheck Flexikon. Webseite. Aufgerufen unter: www.flexikon.doccheck.com/de/Kapselendoskopie

14 Villanueva-Millan MJ, Leite G, Wang J, et al. Methanogens and Hydrogen Sulfide Producing Bacteria Guide Distinct Gut Microbe Profiles and Irritable Bowel Syndrome Subtypes. Am J Gastroenterol. 2022 Dec 1;117(12):2055–2066. doi: 10.14309/ajg.0000000000001997. Epub 2022 Sep 6.; PMCID: PMC9722381. www.pubmed.ncbi.nlm.nih.gov/36114762.

15 Lim J, Rezaie A. Pros and Cons of Breath Testing for Small Intestinal Bacterial Overgrowth and Intestinal Methanogen Overgrowth. Gastroenterol Hepatol (N Y). 2023 Mar;19(3):140–146. PMCID: PMC10496284. www.pubmed.ncbi.nlm.nih.gov/37706108.

16 Rezaie A, Buresi M, Lembo A, et al. Hydrogen and Methane-Based Breath Testing in Gastrointestinal Disorders: The North American Consensus. Am J Gastroenterol. 2017 May;112(5):775–784. doi: 10.1038/ajg.2017.46. Epub 2017 Mar 21. PMID: 28323273; PMCID: PMC5418558 www.pubmed.ncbi.nlm.nih.gov/28323273

17 Takakura W, Pimentel M. Small Intestinal Bacterial Overgrowth and Irritable Bowel Syndrome - An Update. Front Psychiatry. 2020 Jul 10;11:664. doi: 10.3389/fpsyt.2020.00664. PMCID: PMC7366247. www.pubmed.ncbi.nlm.nih.gov/32754068.

18 Macdougall JD, Thomas KO, Iweala OI. The Meat of the Matter: Understanding and Managing Alpha-Gal Syndrome. Immunotargets Ther. 2022 Sep 15;11:37–54. doi: 10.2147/ITT.S276872. PMCID: PMC9484563. www.pubmed.ncbi.nlm.nih.gov/36134173.

19 Patterson MF, Dorris SL. Food Allergy: Unproven diagnostics and therapeutics. J Food Allergy. 2020 Sep 1;2(1):91–94. doi: 10.2500/jfa.2020.2.200013. PMCID: PMC11250541. www.pubmed.ncbi.nlm.nih.gov/39022151

20 Birkhäuser M, Böttcher B, Germeyer A et al. 69. Arbeitstreffen des »Zürcher Gesprächskreises« November 2022. Empfehlungen zur Hormontherapie mit Estrogenen und Gestagenen im Klimakterium und in der Postmenopause. PDF-Datei. Aufgerufen unter: www.zuercher-kreis-hormone.eu/downloads/2022/10%20Gebote%20ZGK%20zur%20HRT%20November%202022.pdf

21 Farzaei MH, Bahramsoltani R, Abdollahi M, et al. The Role of Visceral Hypersensitivity in Irritable Bowel Syndrome: Pharmacological Targets and Novel Treatments. J Neurogastroenterol Motil. 2016 Oct

30;22(4):558–574. doi: 10.5056/jnm16001. PMCID: PMC5056566. www.pubmed.ncbi.nlm.nih.gov/27431236.

22 Camilleri M, Boeckxstaens G. Irritable bowel syndrome: treatment based on pathophysiology and biomarkers. Gut. 2023 Mar;72(3):590–599. doi: 10.1136/gutjnl-2022–328515. Epub 2022 Oct 28. PMCID: PMC9990119. www.pubmed.ncbi.nlm.nih.gov/36307180.

23 Sun XX, Liu H, Qin XZ, et al. The Diagnostic Value of Carnett's Test with Chronic Abdominal Pain: A Narrative Review. Curr Pain Headache Rep. 2024 Apr;28(4):251–257. doi: 10.1007/s11916–024–01223–9. Epub 2024 Feb 10. www.pubmed.ncbi.nlm.nih.gov/38340209.

24 Shi X, Hu Y, Zhang B, et al. Ameliorating effects and mechanisms of transcutaneous auricular vagal nerve stimulation on abdominal pain and constipation. JCI Insight. 2021 Jul 22;6(14):e150052. doi: 10.1172/jci.insight.150052. PMCID: PMC8410029. www.pubmed.ncbi.nlm.nih.gov/34138761.

25 Nucera G, Gabrielli M, Lupascu A, et al. Abnormal breath tests to lactose, fructose and sorbitol in irritable bowel syndrome may be explained by small intestinal bacterial overgrowth. Aliment Pharmacol Ther. 2005 Jun 1;21(11):1391–5. doi: 10.1111/j.1365–2036.2005.02493.x. www.pubmed.ncbi.nlm.nih.gov/15932370.

26 Sarna S, Siebecker A, Hawrelak J. SIBO Testing: Is it time for a change in protocol? SIBO SOS. Aufgerufen unter: www.join.sibosos.com/page/372559

27 REVIEW article Front. Psychiatry , 10 July 2020 Sec. Psychological Therapy and Psychosomatics Volume 11 – 2020 | https://doi.org/10.3389/fpsyt.2020.00664

28 Shah A, Talley NJ, Jones M, et al. Small Intestinal Bacterial Overgrowth in Irritable Bowel Syndrome: A Systematic Review and Meta-Analysis of Case-Control Studies. Am J Gastroenterol. 2020 Feb;115(2):190–201. doi: 10.14309/ajg.0000000000000504. www.pubmed.ncbi.nlm.nih.gov/31913194.

29 Lacy BE, Pimentel M, Brenner DM, et al. ACG Clinical Guideline: Management of Irritable Bowel Syndrome. Am J Gastroenterol. 2021 Jan 1;116(1):17–44. doi: 10.14309/ajg.0000000000001036. www.pubmed.ncbi.nlm.nih.gov/33315591.

30 Leite G, Rezaie A, Mathur R, Barlow GM, Rashid M, Hosseini A, Wang J, Parodi G, Villanueva-Millan MJ, Sanchez M, Morales W, Weitsman S, Pimentel M; REIMAGINE Study Group. Defining Small Intestinal Bacterial Overgrowth by Culture and High Throughput Sequencing. Clin Gastroenterol Hepatol. 2024 Feb;22(2):259–270. doi: 10.1016/j.cgh.2023.06.001. Epub 2023 Jun 12. www.pubmed.ncbi.nlm.nih.gov/37315761.

31 AAPC. ICD-10-CM Code for Small intestinal bacterial overgrowth K63.821. Webseite. Aufgerufen unter: www.aapc.com/codes/icd-10-codes/K63.821

32 Sharabi E, Busam JA, Mathur K et al. Changes in anti-vinculin antibodies over time correlate with symptom improvement in irritable bowel syndrome (IBS). DDW ePoster Library. Sharabi E. 05/21/2024; 416680; Tu1650. Aufgerufen unter: eposters.ddw.org/ddw/2024/ddw-2024/416680/eden.sharabi.changes.in.anti-vinculin.antibodies.over.time.correlate.with.html?f=menu%3D6%2Abrowse-by%3D8%2Asortby%3D2%2Ace_id%3D2673%2A-ot_id%3D28937%2Amarker%3D5086

33 Siebecker A. SIBO Updates and Q&A with Dr Mark Pimentel. 21.07.2024. Video. YouTube. Aufgerufen unter: www.youtube.com/watch?v=HMXV16065hA

34 Pimentel M, Saad, R, Long, MD, et al. ACG Clinical Guideline: Small Intestinal Bacterial Overgrowth. The American Journal of Gastroenterology 115(2):p 165–178, February 2020. | doi: 10.14309/ajg.0000000000000501

35 Zenzeri L, Tambucci R, Quitadamo P, et al. Update on chronic intestinal pseudo-obstruction. Curr Opin Gastroenterol. 2020 May;36(3):230–237. doi: 10.1097/MOG.0000000000000630. www.pubmed.ncbi.nlm.nih.gov/32073506

36 Wilding JPH, Batterham RL, Calanna S, et al. Once-Weekly Semaglutide in Adults with Overweight or Obesity. N Engl J Med. 2021 Mar 18;384(11):989–1002. doi: 10.1056/NEJMoa2032183. Epub 2021 Feb 10. www.pubmed.ncbi.nlm.nih.gov/33567185

37 Jastreboff AM, Aronne LJ, Ahmad NN,et al. Tirzepatide Once Weekly for the Treatment of Obesity. N Engl J Med. 2022 Jul 21;387(3):205–216. doi: 10.1056/NEJMoa2206038. Epub 2022 Jun 4. www.pubmed.ncbi.nlm.nih.gov/35658024

38 Lee DH, Rezende LFM, Joh HK, et al. Long-Term Leisure-Time Physical Activity Intensity and All-Cause and Cause-Specific Mortality: A Prospective Cohort of US Adults. Circulation. 2022 Aug 16;146(7):523–534. doi: 10.1161/CIRCULATIONAHA.121.058162. Epub 2022 Jul 25. PMCID: PMC9378548. www.pubmed.ncbi.nlm.nih.gov/35876019

39 Lombardo L, Foti M, Ruggia O, et al. Increased incidence of small intestinal bacterial overgrowth during proton pump inhibitor therapy. Clin Gastroenterol Hepatol. 2010 Jun;8(6):504–8. doi: 10.1016/j.cgh.2009.12.022. Epub 2010 Jan 6. www.pubmed.ncbi.nlm.nih.gov/20060064

40 Targownik LE, Fisher DA, Saini SD. AGA Clinical Practice Update on De-Prescribing of Proton Pump Inhibitors: Expert Review. Gastroenterology. 2022 Apr;162(4):1334–1342. doi: 10.1053/j.gastro.2021.12.247. Epub 2022 Feb 17. www.pubmed.ncbi.nlm.nih.gov/35183361

41 Yago MR, Frymoyer AR, Smelick GS, et al. Gastric reacidification with betaine HCl in healthy volunteers with rabeprazole-induced hypochlorhydria. Mol Pharm. 2013 Nov 4;10(11):4032–7. doi: 10.1021/mp4003738. Epub 2013 Sep 10. PMCID: PMC3946491. www.pubmed.ncbi.nlm.nih.gov/23980906

42 Rezaie P, Bitarafan V, Horowitz M, et al. Effects of Bitter Substances on GI Function, Energy Intake

and Glycaemia-Do Preclinical Findings Translate to Outcomes in Humans? Nutrients. 2021 Apr 16;13(4):1317. doi: 10.3390/nu13041317. PMCID: PMC8072924. www.pubmed.ncbi.nlm.nih.gov/33923589

43 Pimentel M, Lembo A, Chey WD, et al. Rifaximin therapy for patients with irritable bowel syndrome without constipation. N Engl J Med. 2011 Jan 6;364(1):22–32. doi: 10.1056/NEJMoa1004409. www.pubmed.ncbi.nlm.nih.gov/21208106

44 Lembo A, Pimentel M, Rao SS, et al. Repeat Treatment With Rifaximin Is Safe and Effective in Patients With Diarrhea-Predominant Irritable Bowel Syndrome. Gastroenterology. 2016 Dec;151(6):1113–1121. doi: 10.1053/j.gastro.2016.08.003. Epub 2016 Aug 13. www.pubmed.ncbi.nlm.nih.gov/27528177

45 45 Peinado Fabregat MI, Gardner RM, Hassan MA, et al. Small Intestinal Bacterial Overgrowth in Children: Clinical Features and Treatment Response. JPGN Rep. 2022 Mar 17;3(2):e185. doi: 10.1097/PG9.0000000000000185. PMCID: PMC10158461. www.pubmed.ncbi.nlm.nih.gov/37168915

46 Rao SSC, Bhagatwala J. Small Intestinal Bacterial Overgrowth: Clinical Features and Therapeutic Management. Clin Transl Gastroenterol. 2019 Oct;10(10):e00078. doi: 10.14309/ctg.0000000000000078. PMCID: PMC6884350. www.pubmed.ncbi.nlm.nih.gov/31584459

47 von Muhlenbrock C, Landskron G, Madrid AM. Treatment of small intestinal bacterial overgrowth in Chilean patients with irritable bowel syndrome: A prospective and comparative study. Rev Gastroenterol Mex (Engl Ed). 2025 Jan-Mar;90(1):54–62. doi: 10.1016/j.rgmxen.2024.08.003. Epub 2025 Apr 15. www.pubmed.ncbi.nlm.nih.gov/40240267

48 Banaszak M, Górna I, Woźniak D, et al. Association between Gut Dysbiosis and the Occurrence of SIBO, LIBO, SIFO and IMO. Microorganisms. 2023 Feb 24;11(3):573. doi: 10.3390/microorganisms11030573. PMCID: PMC10052891. www.pubmed.ncbi.nlm.nih.gov/36985147

49 Leite, G., Rezaie, A., Morales, W. et al. Low dose rifaximin combined with N-acetylcysteine is superior to rifaximin alone in a rat model of IBS-D: a randomized trial. Sci Rep 14, 18140 (2024). https://doi.org/10.1038/s41598–024–69162–4

50 Chedid V, Dhalla S, Clarke JO, et al. Herbal therapy is equivalent to rifaximin for the treatment of small intestinal bacterial overgrowth. Glob Adv Health Med. 2014 May;3(3):16–24. doi: 10.7453/gahmj.2014.019. PMCID: PMC4030608. www.pubmed.ncbi.nlm.nih.gov/24891990

51 Siebecker A. Herbal Antibiotics. SIBO - Small Intestinal Bacterial Overgrowth. Webseite. Aufgerufen unter: www.siboinfo.com/herbal-antibiotics.html

52 Brenner D. Atrantil for Intestinal Bacterial Overgrowth. Study Record. Aufgerufen unter: www.clinicaltrials.gov/study/NCT04755673

53 Brown K, Scott-Hoy B, Jennings L. Efficacy of a Quebracho, Conker Tree, and M. balsamea Willd Blended Extract in a Randomized Study in Patients with Irritable Bowel Syndrome with Constipation. Journal of gastroenterology and hepatology Research. Aufgerufen unter: http://www.ghrnet.org/index.php/joghr/article/view/1299

54 Nasser J, Mehravar S, Pimentel M, et al. Elemental Diet as a Therapeutic Modality: A Comprehensive Review. Digestive Diseases and Sciences (2024) 69:3344–3360. www.pubmed.ncbi.nlm.nih.gov/39001958

55 Rezaie A, Mathur R, Brimberry D, et al. Compliance, Safety and Effekt of exclusive Palatable Elemental Diet in Microbial Overgrowth: A prospective Clinical Trail. DDW 2024 Poster

56 Lauritano EC, Gabrielli M, Scarpellini E, et al. Small intestinal bacterial overgrowth recurrence after antibiotic therapy. Am J Gastroenterol. 2008 Aug;103(8):2031–5. doi: 10.1111/j.1572–0241.2008.02030.x. www.pubmed.ncbi.nlm.nih.gov/18802998

57 Pimentel M, Morales W, Lezcano S, et al. Low-dose nocturnal tegaserod or erythromycin delays symptom recurrence after treatment of irritable bowel syndrome based on presumed bacterial overgrowth. Gastroenterol Hepatol (N Y). 2009 Jun;5(6):435–42. PMCID: PMC2886395. www.pubmed.ncbi.nlm.nih.gov/20574504

58 Manabe N, Rao AS, Wong BS, et al. Emerging pharmacologic therapies for irritable bowel syndrome. Curr Gastroenterol Rep. 2010 Oct;12(5):408–16. doi: 10.1007/s11894–010–0124–1. www.pubmed.ncbi.nlm.nih.gov/20694841

59 Ottillinger B, et al. STW 5 (Iberogast) – a safe and effective standard in the treatment of functional gastrointestinal disorders. Wien Med. Wochenschr. 2013; 163: 65–72.

60 Ploesser J, Weinstock LB, Thomas E. Low dose naltrexone: side effects and efficacy in gastrointestinal disorders. Int J Pharm Compd. 2010 Mar-Apr;14(2):171–3. www.pubmed.ncbi.nlm.nih.gov/23965429

61 Leiber KK, Parker RW. Therapeutic Uses and Efficacy of Low-Dose Naltrexone: A Scoping Review. Cureus. 2025 Mar 24;17(3):e81086. doi: 10.7759/cureus.81086. PMCID: PMC12017383. www.pubmed.ncbi.nlm.nih.gov/40271304

62 McCormack PL. Linaclotide: a review of its use in the treatment of irritable bowel syndrome with constipation. Drugs. 2014 Jan;74(1):53–60. doi: 10.1007/s40265–013–0157–5. www.pubmed.ncbi.nlm.nih.gov/24293117

63 Di Lorenzo C, Khlevner J, Rodriguez-Araujo G, et al. Efficacy and safety of linaclotide in treating functional constipation in paediatric patients: a randomised, double-blind, placebo-controlled, multicentre, phase 3 trial. Lancet Gastroenterol Hepatol. 2024 Mar;9(3):238–250. doi: 10.1016/S2468–1253(23)00398–9. Epub 2024 Jan 8. www.pubmed.ncbi.nlm.nih.gov/38211604

64 Suez J, Zmora N, Zilberman-Schapira G, et al. Post-Antibiotic Gut Mucosal Microbiome Reconstitution Is Impaired by Probiotics and Improved by Autologous FMT. Cell. 2018 Sep 6;174(6):1406–1423. e16. doi: 10.1016/j.cell.2018.08.047. www.pubmed.ncbi.nlm.nih.gov/30193113

65 Fernández-Alonso M, Aguirre Camorlinga A, Messiah SE, et al. Effect of adding probiotics to an antibiotic intervention on the human gut microbial diversity and composition: a systematic review. J Med Microbiol. 2022 Nov;71(11). doi: 10.1099/jmm.0.001625. www.pubmed.ncbi.nlm.nih.gov/36382780

66 Han S, Lu Y, Xie J, et al. Probiotic Gastrointestinal Transit and Colonization After Oral Administration: A Long Journey. Front Cell Infect Microbiol. 2021 Mar 10;11:609722. doi: 10.3389/fcimb.2021.609722. PMCID: PMC8006270. www.pubmed.ncbi.nlm.nih.gov/33791234

67 Cotillard A, Kennedy SP, Kong LC, et al. Dietary intervention impact on gut microbial gene richness. Nature. 2013 Aug 29;500(7464):585–8. doi: 10.1038/nature12480. Erratum in: Nature. 2013 Oct 24;502(7472)580. www.pubmed.ncbi.nlm.nih.gov/23985875

68 Camilleri M. Leaky gut: mechanisms, measurement and clinical implications in humans. Gut. 2019 Aug;68(8):1516–1526. doi: 10.1136/gutjnl-2019–318427. Epub 2019 May 10. PMCID: PMC6790068. www.pubmed.ncbi.nlm.nih.gov/31076401

69 Lacy BE, Wise JL, Cangemi DJ. Leaky Gut Syndrome: Myths and Management. Gastroenterol Hepatol (N Y). 2024 Aug;20(5):264–272. PMCID: PMC11345991. www.pubmed.ncbi.nlm.nih.gov/39193076

70 Camilleri M, Vella A. What to do about the leaky gut. Gut. 2022 Feb;71(2):424–435. doi: 10.1136/gutjnl-2021–325428. Epub 2021 Sep 11. PMCID: PMC9028931. www.pubmed.ncbi.nlm.nih.gov/34509978

71 Jochum C. Histamine Intolerance: Symptoms, Diagnosis, and Beyond. Nutrients. 2024 Apr 19;16(8):1219. doi: 10.3390/nu16081219. PMCID: PMC11054089. www.pubmed.ncbi.nlm.nih.gov/38674909

72 Comas-Basté O, Sánchez-Pérez S, Veciana-Nogués MT, et al. Histamine Intolerance: The Current State of the Art. Biomolecules. 2020 Aug 14;10(8):1181. doi: 10.3390/biom10081181. PMCID: PMC7463562. www.pubmed.ncbi.nlm.nih.gov/32824107

73 Medical Tribune. Histamin-bildende Bakterien als Ursache? Online-Artikel. Aufgerufen unter: https://www.medical-tribune.de/im-fokus/therapie-funktioneller-magen-darm-beschwerden/fuer-die-praxis/therapieansaetze/histamin-bildende-bakterien-als-ursache

74 Schink M, Konturek PC, Tietz E, et al. Microbial patterns in patients with histamine intolerance. J Physiol Pharmacol. 2018 Aug;69(4). doi: 10.26402/jpp.2018.4.09. Epub 2018 Dec 9. www.pubmed.ncbi.nlm.nih.gov/30552302

75 Afrin LB, Ackerley MB, Bluestein LS, et al. Diagnosis of mast cell activation syndrome: a global »consensus-2". Diagnosis (Berl). 2020 Apr 22;8(2):137–152. doi: 10.1515/dx-2020–0005. www.pubmed.ncbi.nlm.nih.gov/32324159

76 Malik F, Wickremesinghe P, Saverimuttu J. Case report and literature review of auto-brewery syndrome: probably an underdiagnosed medical condition. BMJ Open Gastroenterol. 2019 Aug 5;6(1):e000325. doi: 10.1136/bmjgast-2019–000325. PMCID: PMC6688673. www.pubmed.ncbi.nlm.nih.gov/31423320

77 Rezaie, A, Chang, BW, Houser, K, et al. Organoleptic acceptability of an novel palatable elemental Diet versus a commercially available Elementary Diet: a prospective, single-blind comparative Trial. ACG 2024 Presidential Poster Award – Outstanding Research Award in the Small Intestine Category

78 Halmos EP, Power VA, Shepherd SJ, et al. A diet low in FODMAPs reduces symptoms of irritable bowel syndrome. Gastroenterology. 2014 Jan;146(1):67–75. e5. doi: 10.1053/j.gastro.2013.09.046. Epub 2013 Sep 25. www.pubmed.ncbi.nlm.nih.gov/24076059

79 Siebecker A. Low Fermentation Diet. Handouts. SIBO - Small Intestinal Bacterial Overgrowth. Webseite. Aufgerufen unter: http://www.siboinfo.com/handouts.html

80 Jacobi N. The SIBO bi-phasic diet, herunterzuladen unter: www.thesibodoctor.com/sibo-bi-phasic-diet-e-book

81 Giannini EG, Mansi C, Dulbecco P, et al. Role of partially hydrolyzed guar gum in the treatment of irritable bowel syndrome. Nutrition. 2006 Mar;22(3):334–42. doi: 10.1016/j.nut.2005.10.003. Epub 2006 Jan 18. www.pubmed.ncbi.nlm.nih.gov/16413751

82 Furnari M et al.: The combination of rifaximin with partially hydrolyzed guar gum is more effective than rifaximin alone in eradicating small intestinal bacterial overgrowth. Aliment Pharmacol Ther 2010;32(8):S1000-S1006

83 Ding M, Satija A, Bhupathiraju SN, et al. Association of Coffee Consumption With Total and Cause-Specific Mortality in 3 Large Prospective Cohorts. Circulation. 2015 Dec 15;132(24):2305–15. doi: 10.1161/CIRCULATIONAHA.115.017341. Epub 2015 Nov 16. PMCID: PMC4679527. www.pubmed.ncbi.nlm.nih.gov/26572796

84 Integrative Medicine. Elemental Diet Challenges & Clinical Tips. 27.12.2016. Video. Vimeo. Aufgerufen unter: https://vimeo.com/197190974

85 Matar A, Abdelnaem N, Camilleri M. Bone Broth Benefits: How Its Nutrients Fortify Gut Barrier in Health and Disease. Dig Dis Sci. 2025 Apr 3. doi: 10.1007/s10620–025–08997-x. Epub ahead of print. www.pubmed.ncbi.nlm.nih.gov/40180691

STICHWORTVERZEICHNIS

Liebe Leserin, lieber Leser,

hat Ihnen dieses Buch weitergeholfen? Für Anregungen, Kritik, aber auch für Lob sind wir offen.
So können wir in Zukunft noch besser auf Ihre Wünsche eingehen.
Schreiben Sie uns, denn Ihre Meinung zählt!

Ihr TRIAS Verlag

support.thieme.com/de-DE • thieme.com/produktsicherheit

/trias.tut.mir.gut

/trias_verlag

naturlich.thieme.de/naturlich-gesund

www.trias-verlag.de/newsletter

Empfehlungen von Dr. Thomas Fiedler

(Alle Websites wurden zwischen dem 8. 4. und 16. 5. 2025 aufgerufen.)

Im Folgenden finden Sie einige Videos, Webseiten und Bücher als Anregung für die weitere Lektüre oder Beschäftigung mit dem Thema. Außerdem werden die wichtigsten Bezugsquellen für die im Buch genannten Tests sowie Nahrungsergänzungsmittel und nicht verschreibungspflichtige Medikamente genannt.

Videos

How to med it: Untersuchung des Abdomens www.youtube.com/watch?v=1HuliCi4PEA

Verschiedene Videos des wahrscheinlich aktivsten SIBO-Forschers der letzten Jahre, Dr. Mark Pimentel, auf Youtube, z. B. www.youtube.com/watch?v=swaFE-vkOMM

Bücher

Hoppe G. Therapieleitfaden SIBO. 1. Aufl. Stuttgart: TRIAS; 2025.

Mayr P, Stossier H. Candida-Diät. 7. Aufl. Stuttgart: TRIAS; 2019.

Sharna S. Healing SIBO. Penguin 2021 (Englisch)

Ernährung

Deutsche Zöliakie Gesellschaft e.V.
www.dzg-online.de/ernaehrung

Tabelle der nützlichen Ballaststoffe der FDA:
www.fda.gov/regulatory-information/search-fda-guidance-documents/guidance-industry-scientific-evaluation-evidence-beneficial-physiological-effects-isolated-or

Oxalathaltige Lebensmittel:
www.zentrum-der-gesundheit.de/ernaehrung/lebensmittel/inhaltsstoffe/oxalsaeure

Histaminarme Lebensmittel
www.aok.de/pk/magazin/koerper-psyche/haut-und-allergie/die-richtige-ernaehrung-bei-histaminintoleranz

https://www.histaminintoleranz.ch/downloads/SIGHI-Merkblatt_histaminarmeErnaehrung.pdf

´Rezepte mit oder ohne bestimmte Lebensmittel
www.kochenohne.de

Beispiel für eine Low-FODMAP-Tabelle
www.fodmap-info.de/wp-content/uploads/2017/01/FODMAP-Tabelle-Blog.jpg

Elementardiät
sehr informative Website von Dr. Siebecker (auf Englisch)
www.siboinfo.com/elemental-formula.html

Bei Unklarheiten oder nötiger Beratung empfehlen ich die Kontaktaufnahme mit einer der Ernährungsberaterinnen auf unserer Internetseite
www.reizdarm-SOS.de.

Andere Diäten
Low Fermentation Diet:
www.siboinfo.com/uploads/5/4/8/4/5484269/low_fermentation_diet.pdf

SIBO Biphasic Diet, herunterladen unter: www.thesibodoctor.com/sibo-bi-phasic-diet-e-book

Salicylat-Unverträglichkeit:
samter-trias.de

Labore

Biochemische Stuhlanalysen und Mikrobiombestimmung
- www.imd-berlin.de
- www.ganzimmun.de
- www.biovis.eu
- www.ifm-herborn.de

Zytokin-Muster
- www.imd-berlin.de

Atemtests
- www.reizdarm-SOS.de

Vollblutanalyse
- www.imd-berlin.de
- www.ganzimmun.de
- www.biovis.eu

Bezugsquellen

für verschiedene Testkits:
- www.reizdarm-SOS.de
- www.imd-Berlin.de
- www.medivere.de

Test für Anti-Vinculin-Antikörper:
- www.ibssmart.com

Test für alle drei bakteriellen Gase bei SIBO:
- www.triosmartbreath.com

Schimmelmessung:
- www.wassertest-online.de/Schimmel-Tests/Schimmel-Labor-Komplettest::393.html

Bezugsadressen für

Nahrungsergänzungsmittel:
Ich empfehle Produkte von Firmen, die nach dem »Reinstoffprinzip« arbeiten. Das bedeutet, dass sich in den Pillen und Kapseln keine weiteren Zusatzstoffe, Füllmittel, Überzugsstoffe oder Ähnliches befinden. Diese Zusatzstoffe sind unnötig, oft für Darmpatienten schwierig zu verdauen und manchmal sogar gesundheitlich problematisch. Beispiele für Hersteller »sauberer« Produkte sind:

- www.sunday.de
- www.biogena.com
- www.formmed.de
- ww.purecaps.net

Pflanzliche Antibiotika und Darmtherapeutika:
Alle verschreibungspflichtigen Stoffe (immer im Kapitel angemerkt) wie Antibiotika oder klassische Prokinetika sind natürlich nur in (Online-)Apotheken unter Rezeptvorlage erhältlich. Präparate mit Pflanzen-, Bitter- oder Ballaststoffen sind in Apotheken, Drogerien oder online bei verschiedenen Nahrungsergänzungsmittel-Herstellern erhältlich.

Atrantil
Informationen:
- www.atrantil.com
- www.atrantilpro.com

Bezugsquellen:
- www.reizdarm-shop.de
- www.newtraceuticals.com

Betain-HCL:
- www.reizdarm-shop.de

Berberin:
- www.sunday.de

Bismut (Peptobismol):
- www.iherb.com

Enzympräparate:
FlatuZym 200:
- www.biogena.com

EffektivEnzyme:
- www.fairment.de

EasyEnzyme:
- www.mibiota.de

Ingwer:
- www.sunday.de
- www.reizdarm-shop.de
- www.iherb.com

Neem:
- www.iherb.com

Optifibre:
- www.reizdarm-shop.de

Oregano ADP, Allimed:
- www.reizdarm-shop.de

Probiotikum Saccharomyces boulardii:
- www.sunday.de

Empfehlungen bei Leaky Gut, Dysbiose, Histaminintoleranz

Activomin:
- www.allergosan.com

Glutamin-Pulver:
- www.sunday.de
- www.hauer-naturprodukte.com

Mucosa Formula:
- www.biogena.com

Mukozink:
- www.nutrimmun.de

PMA Zeolith:
- www.sunday.de

Präbioma sensitive:
- www.sunday.de

Pro Mukosa:
- www.tisso.de

Pro Präbioma:
- www.tisso.de

SuperMikroben:
- www.fairment.de

Hilfe bei der Stuhlentleerung

Stuhlbank: Stilvoll unter
- www.kackhocker.de

oder als bunter »Selbstbaukasten« unter
- www.stuul.com

Übertragung von rhythmischen Bewegungen von außen auf den Darm
- www.mowoot.com

Anleitungen

Joghurtzubereitung:
www.joghurt.de oder www.fairment.de/wissen/joghurt

Darmgymnastik:
www.dorispaas.de/darmgymnastik

Darmhypnose:
Storr M, Babst B, Dempe D. Darmhypnose. 1. Aufl. Stuttgart: TRIAS; 2017.

Der Autor hat gegen Gegenleistung im Rahmen von Anwendungsbeobachtungen, Kooperationen, Studien oder Vorträgen bisher gelegentlich Honorare von folgenden Firmen erhalten:

- Biogena, www.biogena.com
- Sunday natural, www.sunday.de
- Formmed, www.formmed.de
- Institut für medizinische Diagnostik Berlin, www.imd-berlin.de
- Fairment, www.fairment.de
- Tisso, www.tisso.de
- Lavita, www.lavita.com

Bibliografische Information der Deutschen Nationalbibliothek
Die Deutsche Nationalbibliothek verzeichnet diese Publikation in der Deutschen Nationalbibliografie; detaillierte bibliografische Daten sind im Internet über http://dnb.d-nb.de abrufbar.

Programmplanung: Uta Spieldiener
Projektmanagement: Elisa Salemi
Redaktion: Ursula Brunn-Steiner, Vaihingen/Enz
Bildredaktion: Marie Crämer
Umschlaggestaltung: © Thieme
Innen-Layout: CYCLUS · Visuelle Kommunikation, Stuttgart

Bildnachweis
Bildnachweis Cover und S. 3: Darm und Lupe © pikovit/stock.adobe.com – edited by Thieme
Autorenfoto: © Detlef Eden
Fotos im Innenteil: S. 4 © kei907/stock.adobe.com; S. 10 © Graphicroyalty/stock.adobe.com; S. 70 © Kiattisak/stock.adobe.com; S. 144 © fotoduets/stock.adobe.com; S. 153 © Tatyana/stock.adobe.com; S. 159 © fahrwasser/stock.adobe.com; S. 164 © JRP Studio/stock.adobe.com; S. 166 © CHZU/stock.adobe.com

Zeichnungen: Christine Lackner, Ittlingen

Die abgebildeten Personen haben in keiner Weise etwas mit der Krankheit zu tun.

1. Auflage 2026

TRIAS Verlag in Georg Thieme Verlag KG
Oswald-Hesse-Straße 50, 70469Stuttgart

Satz: CYCLUS · Media Produktion, Stuttgart
Druck: AZ Druck und Datentechnik GmbH, Kempten

Gedruckt auf chlorfrei gebleichtem Papier

Printed in Germany

ISBN 978-3-432-11961-8
eISBN (ePub) 978-3-432-11962-5

1 2 3 4 5 6

MIX
Papier aus verantwortungsvollen Quellen
FSC
www.fsc.org
FSC® C110508

Wichtiger Hinweis: Wie jede Wissenschaft ist die Medizin ständigen Entwicklungen unterworfen. Forschung und klinische Erfahrung erweitern unsere Erkenntnisse. Ganz besonders gilt das für die Behandlung und die medikamentöse Therapie. Bei allen in diesem Werk erwähnten Dosierungen oder Applikationen, bei Rezepten und Übungsanleitungen, bei Empfehlungen und Tipps dürfen Sie darauf vertrauen: Autoren, Herausgeber und Verlag haben große Sorgfalt darauf verwandt, dass diese Angaben dem Wissensstand bei Fertigstellung des Werkes entsprechen. Rezepte werden gekocht und ausprobiert. Übungen und Übungsreihen haben sich in der Praxis erfolgreich bewährt.
Eine Garantie kann jedoch nicht übernommen werden. Eine Haftung des Autors, des Verlags oder seiner Beauftragten für Personen-, Sach- oder Vermögensschäden ist ausgeschlossen.

Marken, geschäftliche Bezeichnungen oder Handelsnamen werden nicht in jedem Fall besonders kenntlich gemacht. Aus dem Fehlen eines solchen Hinweises kann nicht geschlossen werden, dass es sich um einen freien Handelsnamen handelt.

Wo datenschutzrechtlich erforderlich, wurden die Namen und weitere Daten von Personen redaktionell verändert (Tarnnamen). Dies ist grundsätzlich der Fall bei Patient*innen, ihren Angehörigen und Freund*innen, z.T. auch bei weiteren Personen, die z.B. in die Behandlung von Patient*innen eingebunden sind.

Thieme Publikationen streben nach einer fachlich korrekten und unmissverständlichen Sprache. Dabei lehnt Thieme jeden Sprachgebrauch ab, der Menschen beleidigt oder diskriminiert, beispielsweise aufgrund einer Herkunft, Behinderung oder eines Geschlechts. Thieme wendet sich zudem gleichermaßen an Menschen jeder Geschlechtsidentität. Die Thieme Rechtschreibkonvention nennt Autor*innen mittlerweile konkrete Beispiele, wie sie alle Lesenden gleichberechtigt ansprechen können. Die Ansprache aller Menschen ist ausdrücklich auch dort intendiert, wo im Text (etwa aus Gründen der Leseleichtigkeit, des Text-Umfangs oder des situativen Stil-Empfindens) z.B. nur ein generisches Maskulinum verwendet wird.

Unsere Umwelt ist uns wichtig!
Papier aus nachhaltigen und kontrollierten Quellen
Druck in Deutschland mit kurzen Lieferwegen
Druckereien mit hohen Ansprüchen an Ökologie

Energiegeladen & **selbstbewusst**

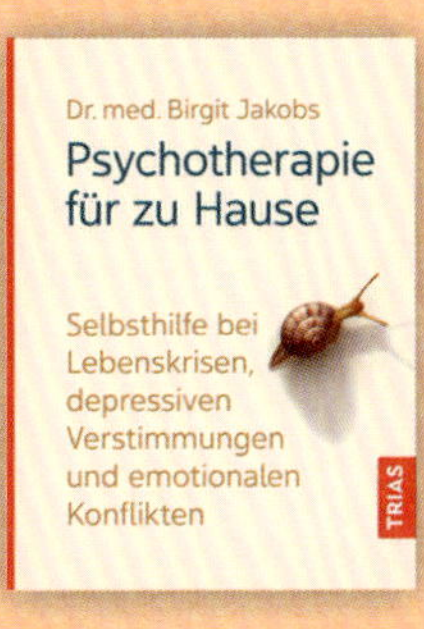

Birgit Jakobs
Psychotherapie für zu Hause

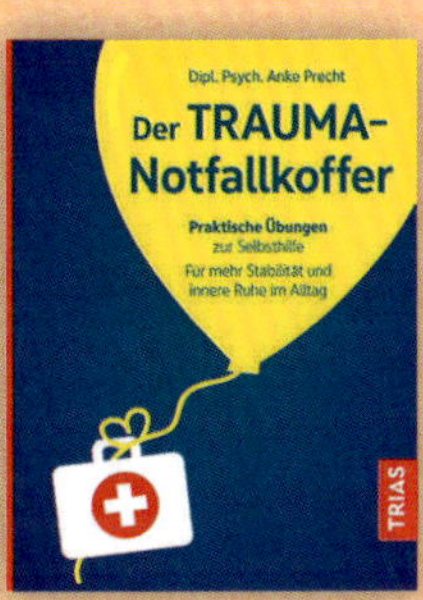

Anke Precht
Trauma-Notfallkoffer

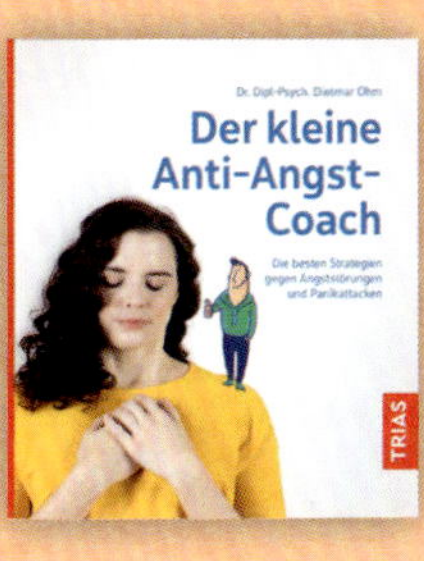

Dietmar Ohm
Der kleine Anti-Angst-Coach

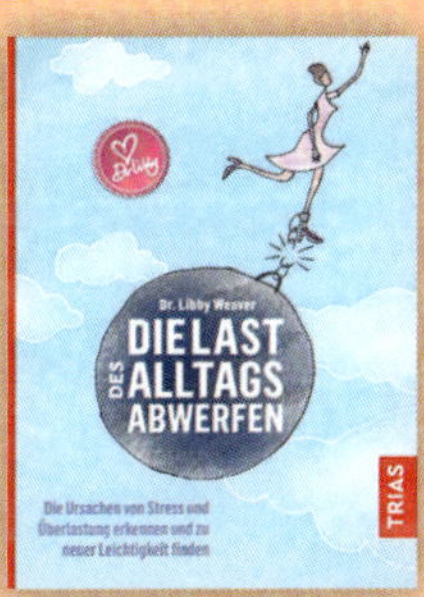

Libby Weaver
Die Last des Alltags abwerfen

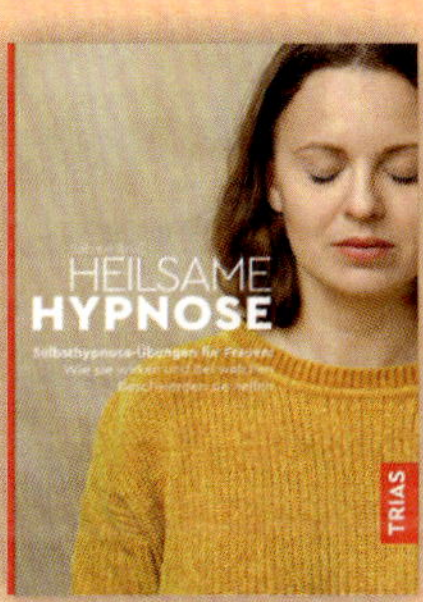

Sabine Brüß
Heilsame Hypnose

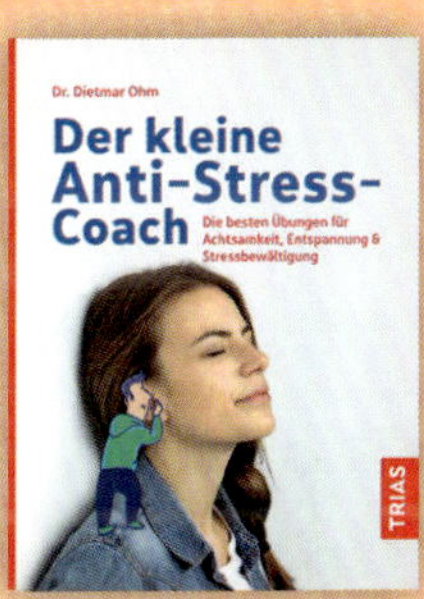

Dietmar Ohm
Der kleine Anti-Stress-Coach

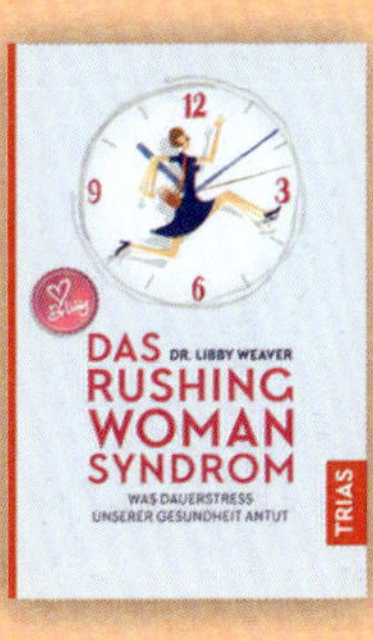

Libby Weaver
Das Rushing Woman Syndrom

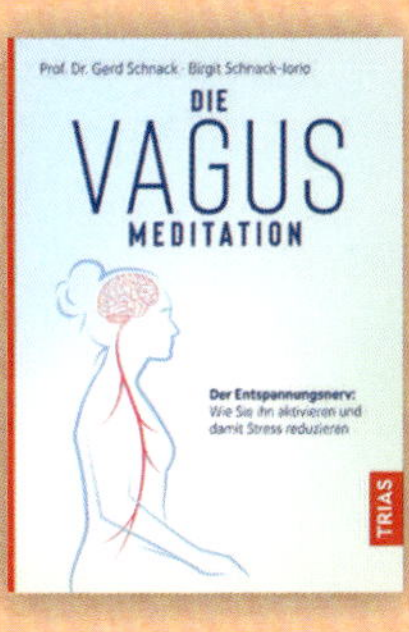

Gerd Schnack/
Birgit Schnack-Iorio
Die Vagus-Meditation

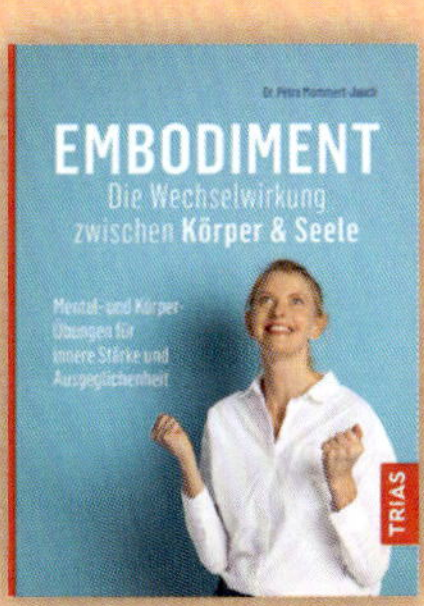

Petra Mommert-Jauch
Embodiment

Auch erhältlich als E-Book!

Mehr Bücher finden Sie hier:
www.trias-verlag.de

TRIAS